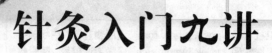

针灸入门九讲

主编　谷世喆

编委　谷世喆　图　雅　朱　江
　　　马文珠　张露芬　侯中伟

U0385493

人民卫生出版社

图书在版编目(CIP)数据

针灸入门九讲/谷世喆主编.—北京:人民卫生
出版社,2014
　ISBN 978-7-117-18653-7

　Ⅰ.①针…　Ⅱ.①谷…　Ⅲ.①针灸学　Ⅳ.①R245

中国版本图书馆 CIP 数据核字(2014)第 045752 号

人卫社官网　**www. pmph. com**	出版物查询,在线购书	
人卫医学网　**www. ipmph. com**	医学考试辅导,医学数 据库服务,医学教育资 源,大众健康资讯	

针灸入门九讲

主　　编:谷世喆
出版发行:人民卫生出版社 (中继线 010-59780011)
地　　址:北京市朝阳区潘家园南里 19 号
邮　　编:100021
E－mail:pmph @ pmph. com
购书热线:010-59787592　010-59787584　010-65264830
印　　刷:北京市卫顺印刷厂
经　　销:新华书店
开　　本:850×1168　1/32　印张:11
字　　数:276 千字
版　　次:2014 年 4 月第 1 版　2015 年 12 月第 1 版第 2 次印刷
标准书号:ISBN 978-7-117-18653-7/R·18654
定　　价:28.00 元

打击盗版举报电话:010-59787491　E -mail:WQ @ pmph. com
　(凡属印装质量问题请与本社市场营销中心联系退换)

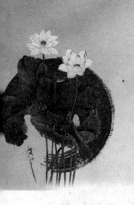

前言

中国针灸学是世界文化遗产。近年在国内外产生了巨大影响,笔者就曾经接待了来华访问的葡萄牙总统夫人、美国卫生部长及夫人、伊拉克卫生部副部长等高官名人参观我的诊室,并向他们展示了传统的针灸疗法。作为一种疗法,针灸已经进入欧、美、日各国的医疗保险体系。全世界从事针灸医疗、保健的医师已经大批涌现。1989年世界卫生组织(WHO)确定针灸是世界医学的一部分。一个世界性的"针灸热"方兴未艾。目前广为国人应用的砭石与刮痧及足疗等外治法都属于针灸推拿学科。喜爱绿色的、传统中医保健法,尤其喜爱针灸推拿类医疗保健的人群愈来愈大。一大批年轻白领和中老年人都想进入这个领域为自己和家人服务。

针灸学是中国医药学的重要组成部分,它是研究如何运用针刺和艾灸等方法预防和治疗疾病的学科,是既深奥又便捷的传统疗法。因其疗效确定,方法简便快速,又绿色无毒副作用,千百年来深受广大人民欢迎。

我国近三十年来在针灸镇痛、针刺麻醉、针灸治疗疾病适应证研究方面取得了很大的成就。为了进一步普及科学知识,繁荣和发展我国科学文化事业,接受21世纪知识经济时代的挑战,实现人人拥有健康的目标,也为了实现"中国梦",我们组织编写了《针灸入门九讲》一书,以期更加普及针灸学知识。

本书分别由"针灸发展趣话"、"经络与针灸"、"针灸与腧穴"、"针灸的方法和工具"、"针灸治疗常见病"、"现代针灸治病机制研究"及"针灸名家医案举隅"、"实体经络理论分部研究"、"针灸歌诀选讲"九讲组成。

　　每一讲可以单独成章分节讲述或阅读。前六讲可算针灸入门，后三讲是"提高班"。当然也可以穿插参考学习。全书文字力求生动活泼，重视基础性、知识性、科学性、趣味性；力求图文并茂，章节独立，易于接受，开卷有益。

　　当今健康保健知识空前普及，人人希望掌握一些实际本领帮助自己家人和亲朋保持健康，远离疾病。相信本书读后，必能使读者有所收获或启迪，甚至能掌握一些治疗常见病的方法。

　　本书可以作为针灸培训教材，并适宜医学生学习参考，还可用于传统养生保健的入门读物。

　　本书在编写过程中得到图娅、朱江、马文珠、张露芬及侯中伟、徐立鹏、郝晋东、金春兰、王美卿、程金莲的帮助。

　　编写本书还得到了人民卫生出版社编辑们的指导与帮助。衷心希望在中国农历马年得以出版，献给热爱针灸和传统中医养生的人们。

　　因时间仓促，书中的缺点谬误，还请读者不吝指正。

北京中医药大学教授　谷世喆

2014 年 1 月

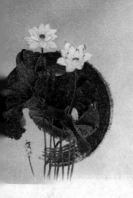

目录

目　录

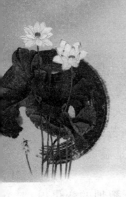

第一讲
针灸发展趣话

第一节 针灸医术 源远流长

一、从火的使用说起

针灸学有着悠久的历史,是我国几千年来广大劳动人民在与疾病长期做斗争的实践中,逐渐创立和发展起来的。据考古学方面的考察和有关文献记载,针灸术大约起源于新石器时代,而且灸术的使用,肯定是在人类发现和使用火之后才出现的事。考古学家发现,火的使用可以追溯到五十万年前的北京猿人时代。在北京周口店发现的北京猿人居住过的山洞里,有被火烧过的石块和兽骨。这表明他们当时已经能掌握火种,保留和使用火了。火的使用使人类生活的各方面发生了巨大的变化。例如用火可以把生食变为熟食,人类食物的来源扩大了,增强了人的体质;此外使用火还可以御寒、克服气候带来的困难、抵御野兽侵袭等。因此,世界上有很多关于火的美丽的神话传说,像我国古代燧人氏"钻木取火"的传说,欧洲的普罗米修斯从天上偷火种给人间的神话等,都反映了人们对火的赞美。恩格斯《反杜林论》曾经说过:"毫无疑问,就世界性的解放作用而言,摩擦生火还是超过了蒸汽机,因为摩擦生火第一次使人支配了一种自然力,从而最终把人同动物界分开。"由此可见,火的使用在人类进化史上,标志着从猿人到人的分水岭。同时也可以想象,当时先民们的食物没有保障,在饥饿了数日后,有幸猎得一头大动物,急忙放火上烧烤,在狼吞虎咽之后有的人发生剧烈腹痛,特别是儿童常常多见,先民们尝试着用兽皮包裹篝火边烧热的卵石放在腹部,发现腹痛可以缓解。就这样,在烤火取暖的生活过程中经过多次的熏烤、烧灼之后,消除了某些痛苦,从而认识到用火烧灼皮肤可以治疗某些疾病,这可以看作是温灸疗法的开端。它是和我们祖先使用火的历史相联系的。

火的使用的确给我们祖先的生活带来了翻天覆地的变化。当人们在生火取暖的时候,发现了烘烤和偶然的烧灼也能使身体上一些病痛减轻或消除,于是他们想到了利用温热刺激可以祛邪镇痛。但怎样才能使热刺激保持较为长久的时间呢?最初他们发现用树皮包上烧热的石块和沙土,就可以使热度持久。这样就产生了原始的局部热敷方法。热敷可以更有效地消除某些病痛,如因寒冷潮湿而致的关节疼痛,或因受寒而引起的腹痛等,这就是最早的热熨法。后来逐渐改进,形成了用干树枝和柴草取火,进行局部温热刺激的治疗方法,这就是最初的灸法。

灸法古称灸焫,汉代学者许慎的《说文解字》中说:"灸,灼也,从火,音久"。焫也是火烧的意思,灸焫就是用火烧灼的一种治病方法。《素问·异法方宜论》中曾这样指出:"北方者,天地所闭藏之域也,其地高陵居,风寒冰冽,其民乐野处而乳食,藏寒生满病,其治宜灸焫。故灸焫者,亦从北方来。"由此看来,灸法是在我国北方首先发明使用的,这大概是由于我国北方气候比较寒冷的缘故吧。相传在北方的内蒙古地区有一位放牧的老大爷,由于长年操劳,饱经风霜,患了严重的腰腿痛疾病。但他还强忍着病痛去放牧。每到夜晚为了御寒和防止野兽的侵袭,他就点起一大堆篝火,而自己就躺在篝火旁边的一块大石板上,由于长时间的燃烧烘烤,石板也被烧得很热,而当他每天早晨起来的时候,就感觉到自己的腰腿疼痛减轻了许多。于是他天天在睡觉前将石板烧热,然后再睡觉,没多久他发现自己的腰痛病痛完全消失了。以后他将这种办法传授给别人,使许多患腰痛的患者都采取这种温热的治疗方法,目前在我国北方地区,家家都有睡在火炕上的习俗,大概就是这一时期发明的吧。

后来人们发现,艾绒是一种很好的施灸材料。因此灸法也就称为"艾灸"。艾是一种中药,为多年生草本植物,叶似菊,南朝梁代陶弘景《名医别录》中记载"艾味苦,微温,无毒,主灸百病"。艾绒是用干燥的艾叶捣研后除去杂质而制成,因其柔软如绒,故称"艾绒"。施灸用的艾叶一般越陈越好,因而有"七年之疾,求三年之艾"的说法。为了治疗的需要和医生使用的方便,艾绒常常被做成艾炷或艾条,于是灸法又可分为艾炷灸和艾条灸。艾炷灸是用手将艾绒搓成麦粒或枣核大小的圆锥体,每一个称为一壮,放在穴位上直接点燃(直接灸)或在下面垫一层姜蒜等物(隔物灸)。古代盛行隔物灸也多种多样,有隔姜灸、隔蒜灸、隔盐灸、隔附子饼灸、隔巴豆饼灸等,许多方法一直沿用至今。艾条灸法最早见于 15 世纪初的《寿域神方》,后来又发展为在艾条中加入某些芳香药物,制成药艾条。药艾条可以具体辨证用药,配方各异,根据不同的配方,制成雷火针、太乙针、阴症散毒针等具有不同作用,适宜不同病症的药艾条。一般艾条长 20cm,直径 1.5cm。

施灸的材料除通常采用的艾绒外,也有因施灸方法不同,而采用其他材料的,如桑枝、竹茹、麻叶、黄蜡、灯火等。还有采用可对皮肤起刺激作用而致发疱的药物,如毛茛、班蝥、白芥子等。《荆楚岁时记》中曾提到以朱砂、墨和刺激性药物混合涂于穴位,谓之"天灸"。

在治疗方面,主要就是采用灸法治疗各种痛证,既可减轻或消除腰痛、夹脊痛、胁痛、头项痛、齿痛、耳前痛等四肢头面躯体的疼痛,也能治疗心痛、腹痛、胃脘痛、肝痛等内脏病证。具体操作方法是艾灸其所属的经脉和穴位,往往可以达到"久(灸)几(即)息,则病已矣"(《五十二病方》)的效果。现在,古老的灸法随着科技的发展,不断涌现出许多新方法、新器械,如温灸器、温针仪和电子针灸按摩仪器等。相传名医葛洪的妻子鲍姑是灸疗的专家，甚至用灸法治好了老虎的病呢！

二、高氏山下砭石出

大约在两百多万年以前，我们的祖先在生活劳作的过程中，逐渐地从茹毛饮血的蛮荒时代，进化到以氏族部落群居的原始人类，他们用兽皮、树皮做衣服，靠采集野果、猎取动物来充饥。在生活环境极其恶劣，劳动生产力极为低下的情况下，为了生存需要，他们常常利用一些简单的不加磨制的石块，作为生活用具和抵御野兽的武器，这个时期在人类发展史上称为"旧石器时代"。后来，在生产劳动的经验积累过程中，人们掌握了打造磨制石器的技术，开始创造出一些作用不同、形状各异的石斧、石刀等工具，这一期间距今在一万年至六千多年，我们把它称为"新石器时代"。那时我们的祖先还不懂得什么叫医学，在劳动生产以及同野兽搏斗的过程中，当身上出现了创伤或疼痛，就不自觉地用自己的手，或用随手拾到的树叶、兽皮来覆盖，或信手抓来一块石头在患处刺、压、擦、刮，以减轻疼痛，久而久之发现使用某些形状的石块触及身体的某个部位时，疼痛减轻会比较明显。于是他们就把这种现象记下来，逐渐地从一种不自觉的生理保护行为，过渡到有意识地使用这种方法去消除病痛，可以说，这就是医疗的原始萌芽。

大约在这一时期，在我国东部有一座山，因山下有一部落的族人姓高，就把它称为高氏山，山上有质地坚硬而有光泽的玉石，于是他们世代就以开采玉石为生。有一次，一位族人患头痛，经久不愈，痛苦不堪，但为了生计，他还是拖着疲惫的身子向山上走去，当行至山下一处废弃的碎石场处，突然打了一个趔趄，跌倒在地上，脚心被一块尖利的石块划破，出血不止，他顾不上出工，急忙跑回家去，找东西包扎好伤口，这时，他的脚虽然有些痛，但折磨他很长时间的头痛病却意外地好了。从此，他便把几块尖锐的石块带在身边,当遇见其他患有头痛的病人,就叫他们用尖利的石块把脚心划破(相当现代针刺涌泉穴),每当包扎好伤口之后,病人都感觉头部疼痛消失了。后来,他看到身体某处长有脓包的患者,也用尖利的石片刺破或划开放出脓血,于是这种治病方法就慢慢地流传开来,当人们问他这个工具叫什么,他就把使用的石块起名叫"砭石"。

砭石最初也只是用来按压痛处和刺破痈肿,排脓放血。后来才逐渐发展成为针刺治疗的工具。为了适合穿刺和切割的应用,砭石的种类也日趋多样化,由于形状不同用途也不同,名称也不一样,于是就分成了砭石、镵石、针石等石器,但一般人往往把它们统称为砭石。南北朝时期医家全元起说过:"砭石者,是古外治之法,有三名,一针石,二砭石,三镵石,其实一也。古来未能铸铁,故用石为针"。针石是指细长呈圆柱形,头部圆钝类似针状的石棒,可用于按摩,也有的形状呈球形、扁圆形。《五十二病方》载:"燔小隋石,淬醯(醋)中以熨"。小隋石即椭圆形石头,梁代金息候《砭经》记载球形的砭石可用于水温法(温石于水以保其热)、火煨法(煨石于灰以传其热)、藏身法(藏石于身以养其热,相当于现代暖炉)。1964年湖南长沙下麻战国墓发掘的一件扁圆形石器,两端有琢磨痕迹和火烧裂痕,一面光滑如镜,可以判断是用于熨法的砭石;而砭石是一边锐利的扁薄石片,有刀形、剑形、锥形等,镵石是一端呈锥形,形如箭头,唐代文学家韩愈《苦寒》诗中记载:"铓刃甚割砭",即指刀形砭石,用于刺破痈肿或排脓放血(图1-1)。1963年在内蒙古自治区多伦旗头道洼新石器时代遗址中,出土了一根石针,长4.5cm,石针的一头有尖锋,呈四棱锥形,另一头扁平,有弧刃,刃宽0.4cm,它的中段则是现四棱略扁,大概是为了便于拿持操作。距今四千多年前的古人能磨制出这么精细的石针,的确让人敬佩。

让我们分析一下"针"这个字,它的古体为"箴"或"鍼",从字体结构的竹字头来看,这在它发展过程中,可能曾经先有用竹

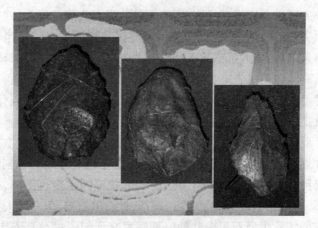

图1-1　出土的古砭石

子为原料的历史,后来才发展到使用金属针具,虽然至今考古发掘出的文物中,尚未挖掘出竹针实物,可能是由于竹针易于腐烂损坏,又难于保留的缘故。另外,古人所用的针具还有骨针,在山顶洞文化时期,我们的祖先就能用石刀等工具制造出比较精细的骨针了。在距今七千年前的新石器时代遗址中也发现不少骨针实物,这些骨针有的一端尖锐,另一端无孔,有的两头均尖,估计远古居民除用于缝制衣物以外,也用它来治疗疾病。到了仰韶文化时期,在以黄河流域为中心的大片地区内,又发展起了彩陶文化,于是又出现了陶针,陶针的应用面比较窄,流行的时间也不长,直到目前,在我国少数民族医药支脉——壮医中,还保存用陶制针具治病的方法。近年流行的各种砭具、砭贴等新砭石疗法治病保健有很好的功用,很值得研究推广。

三、伏羲制九针

　　进入夏商周时代,古人发明了冶炼术,当时冶炼术主要是炼制铜器,于是一种金属针具——青铜针就随之出现了。以后随着冶炼技术的发展,黄金、白银等重金属也相继出现,于是又有了金针、银针。我国最早的医学理论著作《黄帝内经》中所记载的"九针"大概就萌芽于这一时期。据西晋时期皇甫谧《帝王世纪》中论述古代文化发展起源时说："伏羲氏仰观象于天，俯观法于地……乃尝味百草而制九针，以拯夭枉焉"。伏羲氏是我国传说中的上古时代人物，为"三皇五帝"之一，今甘肃天水有伏羲庙，伏羲氏对中华民族文明的贡献是教习子民结网，从事渔猎畜牧，并发明了八卦。在远古时代，人们采用"结绳记事"的方法，后来伏羲氏采用了画八卦的记事方法，同时他创制九针，以治疗子民疾病。《灵枢·九针论》曰："九针者，天地之大数也，始于一而终于九。故曰：一以法天，二以法地，三以法人，四以法时，五以法音，六以法律，七以法星，八以法风，九以法野。""夫圣人之起天地之数也，一而九之，故以立九野，九而九之，九九八十一，以起黄钟数焉，以针应数也。"其理论认为：九针的起源和产生，是取法了天地之人数，天地之数理，从一到九，这是自然事物普遍的发展规律，九针和自然界相应，大地分为九个分野，九九相乘得八十一，从而建立"黄钟"之数，而九针正与此数相应。

现将九针的名称、形状、应用介绍如下（图1-2）：

镵针

形状：长一寸六分，形似箭头，头大末锐，当末端一分处收小，形成尖端，后人有称为"箭头针"。近人在此基础上发展为皮肤针。

用途：浅刺皮肤而不能深入，用于泻血，治头身热证等。

圆针

形状：长一寸六分，针身圆柱形，针头则是卵一样的椭圆形。后人称为"圆头针"。如果外邪侵袭肌肉，就可以用它按摩局部，使气血流通。

用途：揩摩体表，治分肉间气滞，又不至于伤及肌肉。为按摩用具。

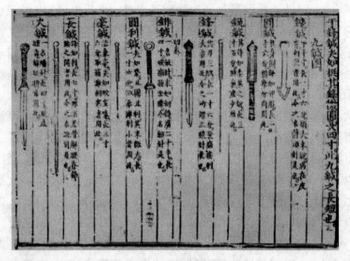

图1-2　古九针图

锓针

形状：长三寸半，针头像黍粟一样，圆而微尖，用于按压。近人有称为"推针"。为了适应治疗血脉的病证，针身必须较大，针尖微小如黍粟。

用途：主要用来按摩经脉，使气血流通，正气充实，邪气排出，但不能深入刺入皮肤或血管（按脉勿陷），为按压穴位用具。

锋针

形状：长一寸六分，针身圆柱形，针头锐利，呈三棱锥形。后人称为"三棱针"，可用它刺络放血。

用途：点刺泻血，治痈肿、热病等。

铍针

形状：长四寸，宽二分半，形如剑。针的尖端像剑锋一样锐利，后人有称为"剑头针"。

用途：可作为外科切开排脓的用具。主治寒热不调和痈疡外证割治用。

圆利针

形状:长一寸六分,末端尖锐,中部略膨大,针身反细小,圆而且利,像牦牛的尾巴,使能深刺。

用途:协调阴阳,主治痈肿和痹证,深刺可治疗暴痛。

毫针

形状:长一寸六分至三寸六分,针身细小如毫毛,在九针中,毫针最细,它的针尖就像蚊虻的喙一样,可以刺入各经的孔穴,不伤正气。为临床最常用的针具。

用途:通调经络,治寒热、痛痹等。使用毫针既可以散去邪气,又可以扶养正气,具有补益作用。

长针

形状:长七寸,针身细而特长,针尖锋利。后人称为“环跳针”,近人又发展为芒针。

用途:在体内可深刺很长距离,治疗“深邪远痹”日久不愈的病证,如半身不遂,肢体麻木等。

大针

形状:长四寸,针身粗圆,像手杖一样,针尖略圆。

用途:治疗壅滞一类的疾病,用于泻水,主治水肿、关节积液等。后人把这种针用作“火针”。治疗瘰疬、痈肿。

虽然九针出现了,但由于生产力限制,在最初一段时期,金属针具的使用并不普遍,春秋战国时期以后,由于铁器的出现并普遍使用,砭石才逐渐被金属的九针取代。许多地区尤其是北方地区仍沿用石针。直到宋代,还盛行用砭石治疗和保健的方法,南宋医学巨著《圣济总录》中,还有专节叙述砭石针法,著名爱国诗人陆游晚年多病,在他《白发》诗中“偶赖针石功,寓世成久客。”也盛赞砭石针法的疗效。

1978年在内蒙古自治区达拉特旗树林召公社,从一批古铜器中发现了一枚青铜针。这根针长4.6cm,中间针身有四棱,横断面成菱形。它的形状、大小与前面提到的在头道洼出土的砭石非常相似,因此人们把它命名为"青铜砭针",据考证,这根青铜砭针大约是战国至西汉时期的实物。由此我们可以推断最初的金属针具也是仿照砭石的形状而生产的。

随着冶炼业发展,黄金、白银等金属也相继出现,因而又有了金针和银针。1968年在河北满城县西汉刘胜墓中发掘出医用的金针和银针,其中四根金针完好无损,针长6.2~6.9cm,针身断面为圆形,针柄断面呈矩形,比针身略粗稍大,针锋的形状各不相同,一根针头锐利,三面有锋,像古代的锋针;一根针头微大,像古代的圆利针;另外两根针纤细得如同毫毛一样,是古代的毫针。另外五根银针都已残缺,很难确定它们原来的形状,其中只有一根上部缺损,下部完好。这根银针残长5.3cm,比金针粗,横断面是圆形,末端钝圆,恰似古代的锃针。从金针和银针的发现,可以看出,早在两千多年前,我们的祖先就已应用金、银制造医疗工具了。但黄金和白银成本较高,很难广泛应用,所以当铁器问世后,就广泛地开始应用铁制针具了。铁制针具多用马衔铁制成。古人认为,马嚼口上用过的铁,柔纯无毒,不易折断,适宜制造针具。因此在很长一段时间内,针灸医生都使用马衔铁打制成的针具,直到近代才广泛应用不锈钢制针具。这种针既具有钢铁的坚韧性,又有不易生锈、易于消毒、经久耐用等优点。一般由专业厂家生产出各种规格的针具,按照直径粗细分为26~32号,按照针身长度分为0.5~7寸,临床针灸医生常用28~30号,1~3寸的针具。

古代九针是我国古代针灸学家传统的医疗工具,是根据自然天时应合人体脏腑生理病理情况制造出的九种针具。具有调和阴阳,疏通经络,调气理血,扶正祛邪的作用。每种针具都有其特异的功能与适应病证,需要我们全面地挖掘整理,并在继承的基础上革新应用,扩大治疗范围,提高疗效。

四、针灸学理论的形成

我们中华民族自称是炎黄子孙,实际上是指炎帝族与黄帝族的后裔,这其中炎帝即是神农,传说神农尝食百草,发现中草药物,教人治病。另一位就是黄帝,相传黄帝姓姬,号轩辕氏,也称有熊氏,是生活在黄河流域地区一个部落的首领,先后与其他部落作战,曾联合炎帝族一道,共同击败南方部落首领蚩尤,统一了中原,被拥戴为部落联盟首领。于是黄帝被奉为华夏民族的始祖。岐伯相传是黄帝的大臣,兼太医职位,黄帝称他为天师,传说"岐伯为黄帝之臣,帝师之,问医,著为《素问》、《灵枢》,总为《内经》十八卷"。也就是说《黄帝内经》一书,系托名黄帝与岐伯、雷公等人讨论医学理论的著作,后世所称"岐黄医学"即代指中医学术,将岐伯、黄帝奉为传说中的医学始祖。事实上,《黄帝内经》约成书于公元前2世纪。它并非出于一人之手,亦不是一个时期的产物,而是秦汉以前许多医家共同努力的结果。通过总结前人的经验,结合当时的文化,把一些医学观点和丰富经验加以理论化、系统化,形成了这部我国现存较早且较完整的医学古籍。

在我国春秋时代,诸子百家奋起,各家之学纵横,最有代表性的古代哲学思想——阴阳五行学说与老子的道、德、气的理论观念相结合,用来说明客观存在的物质及其发展规律。这些哲学思想有机地渗透到中医学的生理、病理、药理以及诊断、治疗、养生、针灸、气功等各方面,而哲学原理与医学事例的简单相加,中医理论就形成为一个系统完整的理论体系。把长期以来简单的经验医学升华为哲理医学,被人们视为中医理论巨著的《黄帝内经》诞生了。它既是中医的经典著作,又是一部哲学巨著,可以说是一部医学与哲学结合的圣典。《黄帝内经》是中国医学早期具有总结性的代表著作。涉及范围很广,内容极其丰富。主要论述阴阳五行、脏腑气血、经络腧穴、四诊八纲、疾病防治等,成为中医理论的渊源,被历代医家奉为圭臬。明代张景岳在《类经·序》中说:"《内经》者,三坟之一,盖自轩辕黄帝同岐伯、鬼臾区等六臣,互相讨论,发明至理,以遗教后世。其文义高古渊微,上极天文,下穷地纪,中悉人事,大而阴阳变化,小而草木昆虫,音律象数之肇端,脏腑经络之曲折,靡不缕指而胪列焉。大哉!至哉!垂不朽之仁慈,开生民之寿域"。

关于书名含义,所谓《素问》是指黄帝平素与岐伯等几位大臣讨论医学问题及其疑难解答;而《灵枢》则有"神灵之枢要"的含义,这里的"神灵"表示此书在论述人体医学内容方面的特殊重要性。《素问》和《灵枢》二书虽以介绍中医基础理论为主,但两者也有区别,《素问》详于脏腑、阴阳、脉诊、治则和预防养生等方面论述;而《灵枢》则以经络、针灸、色诊(即望面部气色,作为诊断依据的方法)、营卫、解剖等方面的介绍较有特色。其中《灵枢》对针灸学的基本理论、经络腧穴、刺灸方法和临床治疗各方面,已经有了比较全面详细的记载,而且占有很大的篇幅。如《素问》共81篇,涉及针灸的就有59篇。《灵枢》共81篇,涉及针灸的就有55篇。特别是《灵枢》一书,系统而又集中地讨论了针灸及其基础理论,故被称为《针经》。

《灵枢》中还有关于人体解剖的记载,指出人死亡后,可以通过解剖手段,观察其脏腑的部位、大小、坚脆,经脉的长短,气血的清浊、多少等。说明古代医家很重视对人体结构的研究,力图根据人体解剖来探求机体的生理联系和疾病的变化机制。古人结合解剖知识,论述人体内存在着一种内联脏腑、外络肢节、运行气血的通路,这就是经络。《内经》关于经络学说的确立,是对血液循环概念和神经学说的最早描述。国外关于血液循环的认识,还是1628年由英国学者哈维提出的,当时曾被世界医学界誉为科学史上划时代的创见。

《内经》中对针刺方法的论述也是丰富多彩的,提出了几十种针刺方法,并对针具形状、刺灸部位、针刺深浅、艾灸多少、补泻手法和刺灸禁忌等问题做了全面的阐述。其中还十分强调了"凡刺之真,必先治神","刺之要,气至而有效"这些针刺手法中至关重要的问题。此外,《内经》还特别注重人体的生理活动、病理变化和自然界四时寒温、日月星辰相应的密切关系。开创了世界上最早的时间生物医学理论,为后世"子午流注针法"的形成打下了基础,极大地丰富了针灸医学的内容。

总之,《内经》一书,不但确立了中医学一整套理论体系,也奠定了以经络学说为核心的针灸理论基础。两千多年来,一直有效地指导着各科的临床实践。后世日益发展的针灸疗法,大都是在《内经》的理论基础之上形成发展起来的。虽然由于历史条件和科学技术发展水平的限制,其中还存在许多不足之处,甚至缺点错误,但其仍不失为一部业医者必读的经典书籍。《内经》不仅为我国医学的发展奠定了基础,而且对世界医学也产生了深远的影响,被誉为世界医学科学史上极有价值的著作,近代已有日、英、法、德、俄文版的全译本和节译本在世界范围出版发行。随着国际学术交流的日益广泛,《内经》必将为中国医学和世界医学发展做出更大的贡献。

五、汉墓帛书的出土

中国是针灸疗法的故乡,自 562 年吴人知聪携《明堂图》等书至日本,到六百多年前意大利学者马可·波罗在他的《东方游记》中,将中国"神奇的针"介绍给西方以来,针灸术如今已风靡世界。许多西方学者认为:中华民族的祖先对世界文明的贡献,除造纸、火药、指南针、印刷术这四大发明之外,还应当将针灸纳入第五大发明,也正是为人类健康所做出巨大贡献的这第五大发明,在现代医学以及未来科学中的地位和影响正与日俱增。

从人类社会发展史来看,任何一个古老的民族,都曾有过使用火的历史,也都曾经历过使用石头磨制工具的新石器时代,我们不能排除其他民族的祖先同样也使用过砭刺、温熨、烧灼等原始方法进行治疗的尝试。那么为什么针灸术的发明,最终归结为我们中华民族的祖先而不是其他民族的祖先呢? 其中最主要原因是我们的祖先在两千多年前,归纳总结出了作为阐明针灸治疗的理论工具——经络系统。

关于经络系统的全面论述,最早记载在《黄帝内经》即《素问》和《灵枢》两本书中,这个系统包括十二经脉、奇经八脉、十二经别、十五络脉、十二经筋、十二皮部以及经络所属的150个穴位。其中以纵行的线路为经,横行的分支为络,通过十二经脉和无数络脉,将人体内在的脏腑,外在的四肢百骸、五官九窍、肌腱、皮肤联结成为一个有机的网络系统。这个系统的主体是十二经脉,所以《灵枢·经脉》说:"经脉者,所以能决死生,处百病,调虚实,不可不通"。由于《黄帝内经》所奠定的经络学说的基础是如此坚实,尽管以后新发现的穴位增加到361个,但最早的经络学说的基本框架几乎没有任何改变。经络学说从一开始就以整体完成的面貌出现在《黄帝内经》中,以至于历代医家都把《黄帝内经》视为经络学说的最早源头。

从1972年1月至1974年初,湖南长沙东郊马王堆相继发掘了三座西汉时期的古墓,出土了一大批罕见的珍贵古物,它们的出土对研究我国古代文化史和科学技术史有着十分重要的意义(图1-3)。尤其是三号汉墓出土了许多帛书和竹木简,其中包括了相当一批在后世已经亡佚的古代医书。著名的当属《五十二病方》、《足臂十一脉灸经》、《阴阳十一脉灸经》等,经考证形成于春秋战国时期(公元前6世纪至公元前2世纪),是目前发现的最早的针灸文献。分别记载了人体十一经脉的脉名、循行路径,疾病证候和治疗法则。这是迄今我国已发现的最古老的医学文献。2000多年来,它们被封存在汉代古墓中,保存了原著的本来面貌,从而真实地反映了比《内经》更原始古朴的医学特色。

马王堆医学帛书的出土,在中医理论界引起了巨大的轰动,原来经络学说源上有源,其成书年代明显早于《黄帝内经》,并且是《黄帝内经》经络系统构架的主要资料来源。两种帛书的

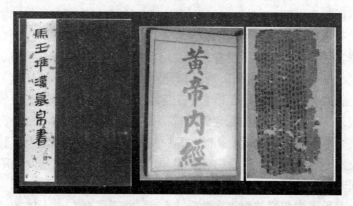

图1-3 马王堆汉墓出土的帛书

所有内容,均被《黄帝内经》所吸收和继承,在《黄帝内经》的各个篇章,处处都可见到医学帛书的痕迹和影响。其中两部医书是专门论述人体经脉与灸法的,考古工作者给它们起了不同的书名,叫《足臂十一脉灸经》和《阴阳十一脉灸经》,因这两部灸经都是书写在丝帛的材料上,所以也称"帛书经脉"。其中《足臂十一脉灸经》共计列出了11条经脉的循行方向,以及每条脉发生疾病时所出现的病候,这十一条经脉的名称分别叫作足泰阳温、足少阳温、足阳明温、足少阴温、足泰阴温、足帚阴温、臂泰阴温、臂少阴温、臂泰阳温、臂少阳温、臂阳明温。在《阴阳十一脉灸经》中也列出了十一条经脉的名称,及其生病时所出现的病候,这十一条经脉的名称叫钜阳脈、少阳脈、阳明脈、肩脈、耳脈、齿脈、太阴脈、厥阴脈、少阴脈、臂钜阴脈、臂少阴脈。从这两部帛书脉灸经的内容来看,第一,它们的文字比较古老,如把"脉"字写成"脈"或"温",把厥字写成了"帚"。第二,它们的内容虽与《灵枢·经脉》中有同样的论述,但不论是在经脉的数目、名称、循行方向和路线方面都不尽相同。比较而言,《灵枢·经脉》中所列的经络内容,比较完整有系统。而帛书中的经络内容则比较古朴且不够完整,经脉的数目也只有11条,其

15

循行路线也不如《灵枢·经脉》篇中所说的那样有规律。

帛书经脉的名称与内容比较古朴,用人体上具体部位像齿、肩、耳等部位命名,还没有完全采用后来的经脉学说中与阴阳学说相挂钩的名称,由此来看,作为经络学说的主干——《灵枢·经脉》,是直接从《阴阳十一脉灸经》发展而来的,甚至连其中的叙述文字和所主病候都大致相同。因此,目前学术界一致认为《阴阳十一脉灸经》是《灵枢·经脉》的直系祖本,《足臂十一脉灸经》是《灵枢·经脉》的旁系祖本,而且它们本身也是两种不同时期的经络学著作,其中以《足臂十一脉灸经》更为原始。

正因为我们的祖先在两千多年前,发现了存在于人体的经络系统,并且清楚地描记出经络循行的线路、分布和经络之上的治疗穴位。使建立在经络学说基础上的针灸已不再是一种原始、简单、带有盲目性的经验治疗方法,而是上升成为一门在理论指导下主动、有目的地调节身体功能、治疗各种疾病的医疗技术。尽管至今为止人们仍未找到经络系统实质性的形态结构,但按照经络系统理论,辨证施针,已被古今中外医学家无数临床医学实践所证实。我们相信,在不远的将来,一定会揭开经络之谜。

第二节 精诚大医 拯危救逆

一、起死回生赖神针

司马迁是一位伟大的文学家,他写的《史记》被鲁迅先生称为"史家之绝唱,无韵之离骚"。其中《扁鹊仓公列传》是历史上第一篇医学家传记,比较详细地介绍了扁鹊和仓公两位我国古代著名医学家的生平事迹。

扁鹊姓秦,名越人,渤海漠州(今河北省任丘县)人,约生于公元前5世纪至春秋战国时期。青年时代的扁鹊,当过客馆的管理人员,后来认识了一位名叫长桑君的良医,跟随他学习医术。长桑君对扁鹊进行了较长时期的考察,发现他是一个诚恳勤奋、为人正直的青年,就把自己的医疗经验和珍藏多年的药方传授给他。扁鹊刻苦学习了十多年,成为了一名能"尽见五脏癥结"的杰出医生。他云游各地,深入民间,在陕西、山西、河南、河北一带行医,为当地劳动人民解除疾苦。相传他著有《扁鹊内经》等书,但均已佚失。后世将中医经典著作之一的《难经》,托名为扁鹊所作。

扁鹊行医民间,"周游列国,随俗为变",能为满足群众需要而施展自己的医术。当他行医来到赵国的都城邯郸,发现当地的人民很关心妇女,他就在那里做了"带下医"(即妇科医生)。后来他行医路过洛阳,看到洛阳的人们非常尊敬老人,于是他又做了耳目痹医(即五官科医生)。他还行医到达了秦国的都城咸阳,由于秦国是一个经过一系列政治制度改革刚刚兴起的强大国家,为充实其后备力量,当时的秦国人民养成了一种爱小儿的优良风尚。于是扁鹊又在那里做了小儿医(儿科医生)。他充分发挥了自己特有的才能,游历了大半个中国,积累了相当丰富的医疗经验。

扁鹊精通临床各科,集多种治疗技术于一身,例如砭石、针灸、汤液、熨法等,对中医学诊断疾病的传统方法——望、闻、问、切四诊有很深的造诣。四诊之中尤其擅长望诊和切诊。相传他在齐国的都城拜见齐桓侯的时候,利用望诊发现了齐桓侯患有重病,说:"君侯,你现在毛孔和皮肤里已经有了疾病,如果不治就要加深",齐桓侯听后摇摇头说:"我的身体很好,什么病都没有"。待扁鹊走后还对身边的人说:"这些做医生的,常常喜欢吓唬别人,只会医治一些没有病的人,来显示他们的医术多么高明"。过了几天扁鹊又见到齐桓侯,观察了一下对他说:"你的病已经发展到血脉里了,要赶紧医治,不然就会严重的"。齐桓侯听了很不愉快,没有理睬。又过了几天扁鹊见到齐桓侯,经过仔细观察郑重地对他说："你的病已经深入到内脏，假如再拖延不治，恐怕就来不及了！"齐桓侯听了非常不高兴。后来又过了五天，扁鹊重新见到齐桓侯，只是望了一下，什么也没说便走了。齐桓侯感觉扁鹊这种举动很奇怪，就特地派人问他不言而走的原因，扁鹊说："疾病在皮肤中，可以用汤熨法治疗；疾病在血脉，可以用针石法治疗；要是疾病在肠胃里，也还可以用酒醪内治法治疗；可是疾病要是入了骨髓，则无药可救了。现在齐桓侯的病已经到了骨髓，已不能治疗了"。不久齐桓侯果然感觉到自己身体有病了，后来终于因为病重无法医治而死去。由此可见，当时扁鹊不仅善于望诊，而且已经有了早诊断、早治疗的思想。

　　有一次，他来到一个名叫虢的小国，发现都城的民众都沉浸在悲哀的气氛中，正在举行一种求福祛邪的祭祀活动。一打听才知道，原来虢国的太子在凌晨突然死亡了，虢君下令让全城的民众参加吊唁的祭祀。扁鹊从一个宫中小官那里了解到虢太子患病的经过后，就让他去通报虢君，说自己可以让太子复生。这位小官开始一点儿也不相信，等他得知扁鹊的大名后，才将这消息报告给虢君。虢君知道后惊喜交集，亲自到宫门口把扁鹊接进宫中。扁鹊对太子的"尸体"进行了仔细的检查，发现太子还有微弱的呼吸，脉搏还在轻轻地跳动，两大腿的内侧并没有完全冰冷，就判断虢太子患的是"尸厥证"（一种休克性的晕厥症），并没有真的死亡，就立即让他的学生子阳准备好砭石和针具，针刺太子的三阳五会（百会穴）。不一会儿太子就苏醒了。扁鹊又让徒弟子豹制作了热敷的敷料，放在太子的两胁下交替熨烫，太子就慢慢能坐起来了。然后用汤药调理太子的阴阳，过了20多天，虢太子就完全恢复了健康。这一消息被人们知道后，大家都说，扁鹊是个能起死回生的医生。但是他并不居功自傲，谦虚地说："我并不是能起死回生，我只是振奋了他的阳气，让他的机体恢复正常的功能罢了"。事情传开以后，扁鹊就被人们称之为能"起死回生"的神医。从此,他便以他崇高的威望和精湛的技术而闻名于天下。后来《史记》中曾以"至今天下言脉者,由扁鹊也"的记载,称赞他在切脉诊断上的贡献。

扁鹊是一位优秀的民间医生,由于他医术高超,常常为人民解除疾苦,具有高尚的医德思想,博得了广大人民群众对他的爱戴和尊敬。然而,他却受到代表腐朽势力的太医令们的嫉妒,当扁鹊来到秦国的时候,秦国的太医令李醯是一个不学无术、心胸狭隘的阴险小人,他自知医术不如扁鹊,怕扁鹊的到来会影响自己的地位,于是就派人在路上把扁鹊刺死。扁鹊惨遭暗害后,使人民对封建势力更加愤恨,同时更深切地怀念这位被人敬仰的名医,在各地纷纷为他建立了许多陵墓和庙宇,将他供奉为我国的"医学祖师"。并希望他能像喜鹊鸟一样到处飞来飞去,利用针灸医术治病救人,称他为"扁鹊"。在山东省微山县西城山出土的东汉时期画像砖上,就反映了人们的这种愿望,刻画着人们幻想中的扁鹊形象,这是一幅带有浓厚神话色彩的针灸行医图,上面画着一位人头鸟身的医生,正拿着一根针具在为患者解除病痛(图1-4)。从这个画像砖也可以印证,我国早在两千多年前,针灸医术的发展就已达到了相当高的水平。

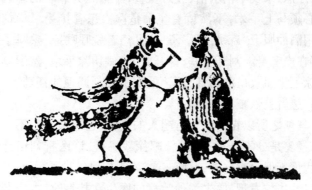

图1-4　扁鹊行医图

二、一代名医的悲惨遭遇

看过《三国演义》的人都知道，名将关羽在征战中受到箭伤之后，箭毒发作，生命危急，这时正好有位医生求见，于是就有一段"刮骨疗毒"的美谈，文学作品中主要描述的是关羽的英雄气概，但我们这里要说的是这位具有高超技艺的名医——华佗。

华佗，生活于公元141至208年间，又名旉，字元化，沛国谯人（今安徽亳县）。年轻时他曾游学于徐州，"兼通数经，晓养性之术"，但他淡泊名利，乐于深入民间行医，不但精通针灸、妇产科和儿科，而且还发明了用酒冲服"麻沸散"进行全身麻醉，是世界上最早使用麻醉法施行外科手术的医生。

华佗生活在东汉末年三国时期，当时河南、安徽、江苏一带是魏、蜀、吴三国相争的战略要地，连年的战祸给人民带来严重的灾难，除瘟疫流行外，还带来外伤与疾病，由于缺乏麻醉药物及时救治，许多外伤患者都痛苦地死去。华佗根据《神农本草经》中关于乌头、莨菪子、羊踯躅的功效记载，结合自己的临床经验，将这几种具有麻醉作用的药物组成一个医方，命名为"麻沸散"，从此在外科手术中广泛应用。据记载，有一位患者感到腹部疼痛，来找华佗求治，经过检查，华佗认为患者的脾脏已腐烂，必须马上手术，不然就有生命危险。患者接受了华佗的意见，用酒冲服下"麻沸散"，不一会儿患者就呼呼地"熟睡了"，华佗就在患者身上割开皮肤，打开腹腔，做切除手术，然后缝合腹腔，涂上生肌收口的药膏，还让他吃了几剂调理的汤药，一个多月后，患者就恢复了健康。

华佗之所以在针灸上有超人的技术，这与他善于不断总结临床经验是分不开的，一次督邮徐毅患病，请医官刘租针灸治疗，病情不但没有好转，反而咳嗽，不得安卧。过了一天，又请华佗诊治，华佗发现，原先为他治病的医生在扎针时，本应刺在胃管部位的附近，却错误地扎进了肝脏。华佗就告诉他因为针扎错了,伤及了肝脏,此后饮食将渐渐减少,不出五天就会死亡,后来华佗的判断果然应验了。华佗根据这个病例反复研究,认为刘租之所以会刺伤内脏,是完全按照古人"挟脊相距三寸"(即以脊椎骨为正中,旁开 1.5 寸)的取穴方法所导致,于是他根据自己的临床实践,提出"挟脊相去一寸"(即以脊椎骨为正中,旁开 0.5 寸)的新取穴方法。用现代解剖生理来看,华佗取穴的位置,比较接近脊椎两旁神经分布的"交感链"部位,在这个部位扎针,不仅确保安全,又能使针感很强,有一位患者患了双脚跛痛的病证,无法行走。他的家人用轿子把他抬到华佗家来求治。华佗一见他,就说:"你用针灸治疗已经很久了,汤药也吃的够多了。不用再看脉了"。华佗就让他家人揭开他的衣服,用手指蘸上墨汁在他脊背两侧点了几十个穴位,它们上下之间有的间隔一寸,有的间隔一寸半,然后华佗告诉患者的家属,回家后就在这些墨汁点的穴位上烧艾,每处各灸 10 壮,等到艾灸的创伤平复后,患者也就痊愈了。后来,这位患者果真能自由地行走了。但他的脊背上留下了两道艾灸的痕迹,刚好分布在脊柱两侧一寸的位置上,从上到下,像两条笔直的线条一样。看到这情景的人,没有不感到惊奇的。这些穴位现在被称为"华佗夹脊穴"。可以治疗许多脏腑疾病。

华佗在针灸上也有许多独到见解,"若当灸,不过一二处,每处不过七八壮,病亦应除;若当针,亦不过一二处,下针言'当引某许,若至,语人'。病者言'已到',应便拔针,病亦应除"。概括说来就是他临床治疗特点,取穴精,进针深,注重针感传导,因此收到显著疗效。李将军的妻子流产,请华佗去治病。华佗诊脉后说他妻子体内的胎儿还没有出来。但是李将军却不信,因为他知道已经流产了一个胎儿。过了百余日,将军妻子的病情更加严重了,又来请华佗。华佗说:患者怀的是双胞胎,流产时只产下了一个胎儿,第二个胎儿因母亲失血过多没有产下,依然在母体内。华佗让她服用了催产的汤药,又给她在"至阴穴"

扎了一针。不一会儿，就有了临产的感觉，并产下了一具已干枯变黑的男胎儿来，保全了李夫人的性命。

华佗有一个叫樊阿的学生，他的针术继承了华佗的特点，又有自己的发挥；当时许多医生认为背部、胸部是针刺的禁区，不宜扎针；即使要扎针，最多也只能扎进四五分深，然而樊阿不仅敢在这些部位扎针，而且进针还很深，例如背部的腧穴，能进针深入到 1～2 寸（汉代度量衡，1 尺相当 23.76cm），胸部的穴位如巨阙穴，竟然深入到 5～6 寸，结果疗效都很好。樊阿敢于打破针灸的陈规，为后人研究针刺疗法开辟了一条新的途径。

曹操听说华佗医术高超，便派人把他请到许昌（今河南许昌），安排在自己身边，曹操常年患头风病。每次发作都会心乱目眩，痛苦异常。华佗诊断为"风眩症"，是由风邪流窜经络引起的，于是每次发病时就为他在"膈俞穴"扎针，只要一扎针完毕，曹操就像没生过病一样了。后来曹操杀害了华佗，他也最终因头风病而离开了人世。华佗不仅有高明的医术，还有高贵的品格，他不图名利不求富贵，宁愿做一个四处奔波、治病救人的民间医生，曹操几次要求把他留在身边做侍医，都被他拒绝了，后来以妻子生病为理由，离开了许昌，曹操多次派人到他家里催促他早日返回，华佗迟迟不从王命，最后曹操以欺诈罪名，将华佗逮捕治罪，华佗预料自己将遭不测，就将携带的医书一卷，交给狱卒，希望他能保存下来，流传后世，狱卒害怕受到连累，不敢收下，华佗非常失望，只好将书付之一炬。谋士荀彧曾向曹操请求说："华佗的医术高明，是人们生死攸关的好医生，应当宽恕他。"曹操说："我不信天下就再没有这样的人了吗？"曹操认为，华佗本来是可以根治自己的头痛病，只是不愿意治疗，而故意留下病根。华佗去世不久，当曹操心爱的儿子仓舒年幼患病而死，他悲痛欲绝，这才感叹说："我后悔杀掉了华佗，不然这孩子也不会眼睁睁地死去啊。"

华佗的被害和著作被焚毁，是我国医学史上的一大损失，后人曾借华佗之名撰写一部《中藏经》来纪念他，并在他曾游学过的扬州和徐州设立了华佗墓和华祖庙，表达人们对名医的怀念之情，华佗的名字连同他对中医学的贡献都将永世长存。

三、皇甫谧与《针灸甲乙经》

皇甫谧，字士安，幼名静，出生于公元214年（东汉建安二十年），卒于公元282年（晋太康三年），晚年自号玄晏先生，安定朝那（今甘肃省灵台县朝那镇）人，后迁居新安（今河南省渑池县）。据《晋书》记载，皇甫谧是汉代太尉皇甫嵩的曾孙，他的叔祖也曾做过高官，唯独他家道中落，从小过继给叔父抚养，叔父母对他很宠爱。但他自幼贪玩，不爱学习，到了20多岁还整天东跑西颠，游荡无度。叔父很生气，常为他不务正业而忧虑。一天，皇甫谧兴冲冲地将上山攀树采来的野果敬献给叔父母，叔母见了双眉紧锁，沉默了一会儿，对他说："静儿，你年纪不小了，为何这么不长进，叫你努力读书，并非图你日后对我们有什么报答，而是为了你自己将来能有所作为啊！"听了叔母这番语重心长的教导，皇甫谧深受感动，决心改弦易辙，矢志发奋读书。从此他虚心好学，到处拜师求教，从不懈怠。但因家境贫寒，无钱买书，他便到处借书抄阅，不畏路途远近。并且他每天"躬自稼穑"，边耕作、边读书，常常"带经务农"，无论种地或放牧，都把书本带在身边。功夫不负有心人，经过长期刻苦钻研，"遂博综典籍百家之言"，成为一位有多方面成就的学者。他全力以著述为务，"所著诗赋诔颂论难甚多"，他曾撰写过《帝王世纪》、《高士传》、《逸士传》、《列女传》、《玄晏春秋》等著作，大家都知道的成语"洛阳纸贵"，就是因为皇甫谧为西晋文学家左思《三都赋》写的序文而备受大家喜爱，一时争相传抄，造成京城纸张脱销。由于他博学多才，曹魏及西晋王朝曾先后多次荐举和征召他做官，他都以有病为由谢绝了。

皇甫谧中年以后患了风痹证，四肢麻木，耳朵也失聪了，处于偏瘫状态,又受当时腐朽的服石风气影响,误服了"五石散"(是由五种矿物药组成的方剂),险些丧命。尽管身体病残,却仍然精勤好学,手不释卷。大约从42岁开始,悉心攻读医学,尤其对针灸学有着特殊的爱好,这与他患病后接受针灸治疗是分不开的。他认为学习医学知识十分重要,提倡人人都应掌握医学知识。"有八尺之躯而不知医事",就如同碌碌无为的游魂一般,一旦"君父危困,赤子涂地",面对着家人痛苦,"虽有仁慈之心",也只能束手无策。他对扁鹊、淳于意、华佗、张仲景等医家十分仰慕,"徒恨生不逢乎若人",非常惋惜不能拜他们为师,决心向前贤那样为中医学作出贡献。他博览群书,广为涉猎,凡是古代与针灸有关的论著,几乎搜罗殆尽。他把《素问》、《针经》(即《灵枢》)和《明堂孔穴针灸治要》等几部古典名著汇集起来,加以综合比较,发现这三部书的内容大体相同,但"文多重复,错互非一",于是决心"删其浮辞,除其重复,论其精要",他夙兴夜寐,废寝忘食,经过多年的辛勤努力,终于编成了《针灸甲乙经》这部驰名中外的针灸学巨著(图1-5)。

《针灸甲乙经》是我国第一部针灸学专著,全书共12卷,分128篇。其内容包括生理、解剖、脏腑、经络、腧穴、病机诊断、治

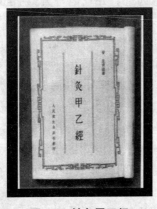

疗等,并且根据针灸的需要把有关内容系统化、专门化起来,奠定了针灸专科化的基础。全书纲举目张,有条不紊,查阅翻检十分方便。古人常习惯用甲乙丙丁或子丑寅卯来表示文章的序数和事物的次第,因此按照"事类相从"的原则,取名为"甲乙经",即表明书中的内容是经过井然有序的系统整理的。尽管这是一部针灸学专著,但也概

图1-5 针灸甲乙经

括了中医学的基本理论,甚至论述了人与自然的密切关系,以及人体各个部分的相互联系,充分体现了中医学的整体观念和辨证论治这两个最显著的特点。书中不仅对五脏六腑、十二经脉、奇经八脉等脏腑经络学说进行了全面的论述,而且根据头、面、颈、背、胸、腹、手、足等解剖部位,论述了各个具体腧穴的分布。更加有利于人们的辨认和掌握。书中厘定了当时腧穴总数为349个,对各经各穴的准确位置及主治病症也有明确的论述。凡属过去对腧穴位置定位有错误的地方都一一予以纠正。例如治疗胃痛的主穴"中脘穴",古代又称为太仓穴。据三国时期吴国的太医令吕广所著《募腧经》中说在脐上3寸,而皇甫谧经过反复查对和考证,认为吕广的说法是错误的,于是改正为脐上4寸,今天我们定位中脘穴,就是根据皇甫谧的记载来确定其位置的。

《针灸甲乙经》在论述疾病的诊断与治疗时,除分述具体病症,如霍乱吐下、消渴黄疸、溏泄下痢等的病理特征和配方取穴原则外,还按目病、耳病、口齿病等各解剖部位的多种疾病,综合予以介绍。并且对"妇人杂病"、"小儿杂病"等做了专节论述。这些都说明皇甫谧在前人著述的内容基础上,又做出了创造性发挥。该书还讨论了针灸的操作手法、禁忌和各种注意事项。强调针灸治疗要"法则天地",注意结合自然环境的不同和四季气候的变化,要求医生必须"属意病者","审视血脉",根据患者的年龄、性别、胖瘦和体质强弱,决定针刺的深度、刺激强度,以及艾灸的壮数。在进行针刺操作时,医生要做到"手如握虎,神无营于众物",精神凝聚,一丝不苟,这些论述都反映了古代医家对待工作认真负责的良好医德。书中还指出"道无鬼神,独往独来",告诉人们针灸医术并不神秘,只要努力钻研、灵活运用,就能领会、掌握。言语谆谆,颇能发人深省。

皇甫谧的《针灸甲乙经》全面总结了我国3世纪前的针灸学成就,为后世的针灸医生提供了临床治疗的理论依据和具体方法。既有系统的针灸理论知识，又很注重结合临床实践，为我国的针灸学发展起到承前启后、继往开来的推动作用，后世一直把它看作针灸学经典之作，之后产生的针灸学专著，几乎都是在参考此书的基础上编写出来的。唐朝时设立的医学校里，针灸被列为医学教育的一门专科，而《针灸甲乙经》就被定为医学生的必修教材。该书问世不久，便相继流传到了朝鲜、日本等许多国家，受到了各国的高度重视，日本文武天皇曾于公元701年仿效唐制设立"太医署"，同样把《针灸甲乙经》作为针科学生的必读教材。直到今天，它仍有很高的学术价值，国际针灸学会已把《针灸甲乙经》列为从事针灸人员的必读参考书之一。

四、妙手回春孙思邈

如果你来到陕西省耀县孙家塬药王山，就会看到山上矗立着一通宏伟高大的石碑，上面刻着唐太宗李世民赐赠给名医孙思邈的一首评赞诗：

凿开径路，名魁大医；羽翼三圣，调合四时。

降龙伏虎，拯衰救危；巍巍堂堂，百代之师。

孙思邈是我国唐代的名医，京兆华原（今陕西耀县）人，据说他活了101岁（581—682年）。他从小多病，身体很弱，因为买药治病，几乎倾尽家产，生活十分困难，可是他从来不放松读书学习。由于他勤奋刻苦地钻研，在20岁的时候，就精通了诸子百家学术和古代名医著作，开始在乡邻亲友之间行医。他细心寻求民间的治疗经验，又重视古人积累下来的宝贵遗产，所以医术不断提高，声望也愈来愈大。于是隋文帝征召他做"国子博士"，他推托有病不愿出任。后来唐太宗、唐高宗都先后征召，并许以高官厚禄，可是他不慕名利，每次都推辞了，一生隐居在太白山上。他经常带着药箱和金针，到处奔走，为老百姓治病。有一次路上，他看见人们抬着一口棺材往前走，后面还跟着一个哭得十分伤心的老妇人。突然，孙思邈发现棺材经过的地上，留下了点点的血迹。他赶忙追上去，问那个老妇人："死的是什么人？得了什么病？"老妇人说："死的是我女儿，因为难产，孩子没生下来，倒把女儿的命丧了。"孙思邈说："你女儿也许还没有死，快打开棺材，可能还有救。"说罢，大家动手把棺材打开，只见那女人面色苍白，没有一丝血色，孙思邈仔细地摸了她的脉搏，发现还在极微弱地跳动。他赶紧选定穴位，给患者扎针。过了一会儿，一个胖娃娃伴随着"哇哇"的哭声生了下来，不一会儿产妇也睁开了眼睛。大家都称赞孙思邈是"妙手回春"的神医，一针救活了两条生命，这件起死回生的事很快就传遍了整个村子。

孙思邈一生勤奋好学，学识渊博，并具有数十年丰富的临床经验。他编著了《备急千金要方》和《千金翼方》两部巨著，两书也合称《千金方》。为什么将著作命名为《千金方》？孙思邈在"自序"中做了这样的解释："人命至贵，贵于千金，一方济之，德逾于此"。由此看出他以患者生命为重，富于人道主义的高尚医德思想。《千金方》这部书，内容非常丰富，不仅继承了唐代以前的医学成就，还搜集了当时流传在广大人民群众以及少数民族之间、文人学士和国外传入的很多医方，可以说是集唐代以前医方之大成。其中有一部分是专论针法和灸法的。他所用的针灸部分，据说是依照甄权的《明堂人形图》，同时也有自己的见解，纠正了旧明堂图因年代久远而传抄错误的地方。另外他首次绘制了三幅彩色针灸挂图，把人体正面、侧面和背面的十二经脉、奇经八脉分别用不同的颜色标记出来，使人看后一目了然（图1-6）。

此外，孙思邈对针灸学的突出贡献，就是他发明了同身寸折量取穴法。同身寸是针灸取穴的一种长度标准，早在《灵枢·骨度》中已有关于骨度分寸折量法的记载，即把人体各个部位规定成不同的长度和宽度，如头部直寸：前发际至后发际折量为12寸；横寸：两完骨（即耳后乳突）之间或两边额上侧面发角（头

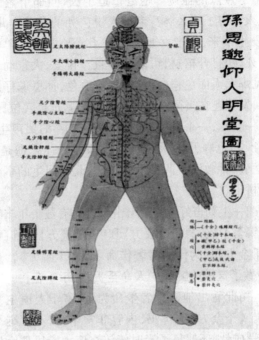

图1-6 孙思邈仰人明堂图

维穴)之间折量为9寸。这种方法,无论被测量的人胖瘦、高矮都可以使用,这也叫作"定点折寸法",是一种相对的假定寸数。而孙思邈的同身寸折量取穴法是在"定点折寸法"的前提下,为医生取穴方便设计的。这种方法是:医者用自己手指取得与折寸相当的长度,如中指同身寸是使患者的中指与拇指尖连成环状,以中指侧面两横纹头之间的距离作为一寸,这叫做"中指同身寸法"。同理,将拇指第一指节横纹宽度规定为一寸,称为"拇指同身寸法",适用于四肢的直寸和横寸折量取穴。另外,孙思邈将"以痛为腧"的取穴方法命名为"阿是穴",就是取穴部位不是按照经络、经穴的位置,而是根据疼痛或其他异常症状发生的部位,哪里有病就往哪里扎针的方法。据说有一天,他给一个患腿痛的患者扎针，但是扎了几次，效果都不满意，他想：除了古书上记载的穴位之外，还能不能再找出一个新的穴位来呢？于是他就用拇指在患者的腿上按压，一边压一边问道："是不是这里疼？"当他按压了几个部位后，突然患者一下子叫喊起来："啊……是，是，就是这儿疼！"于是，孙思邈就在这个痛点上扎了一针，患者的腿痛果然止住了。后来别人问及他这种"哪里有病就往哪里扎针"的穴位叫什么名字，孙思邈根据当时"啊……是！"的形声，取名叫"阿是穴"。这种"以痛为腧"的取穴方法一直沿用至今。

孙思邈对于针灸学理论也有非常独特的创见，他首先提倡针药并重。认为针灸是中医学治疗疾病手段的重要组成部分，临床上应当是针药并重，古代名医扁鹊、华佗都是既善用针，又善用药的典型人物。司马迁《史记》中记载的"扁鹊救治虢太子"就是一例针约并用、绝妙手法的表现，但自东汉末年张仲景《伤寒杂病论》问世，与西晋皇甫谧《针灸甲乙经》的著成，使人们在瞻仰两部医著的同时，又将其奉为医家圣典，作为指导临床医疗的行为准则。但前者只谈及理法方药，辨证论治，未谈针法；后者又详谈针灸，未及用药。以致后世效之者频频，结果导致针药分家了。孙思邈鉴于当时这种弊端，因此他特别提出针药并重的临床重要性，在《千金要方·诊候》说："形色未改，病未入腠理。针药及时，能节将调理，委以良医，病无不愈"。因此他在临床上当针即针，当药则药，当合则合。尤其是画龙点睛地提出"汤药攻其内，针灸攻其外，则病无所逃矣。方知针灸之功，过半于汤药矣"（《备急千金要方·针灸上》）。强调了针灸与中药两者相辅相成的辩证关系。

其次提倡针灸并重，古代中医针灸系一科，针灸同时并用，既包括针刺，又包括艾灸。后世医家多重针而不重灸，或只知用针刺，而少用艾灸，殊不知针灸并重在临床治疗上，对调和气血，疏通经络，功效神速。因为艾灸可助针力，孙思邈说："若针而不灸,灸而不针,皆非良医。针灸不药,药不针灸,尤非良医也。但恨下里间知针者鲜而。所以学者深须解用针,燔针白针,皆用妙解,知针知药,固是良医!"同时,他引用典故委婉地批评了神医华佗,"昔者华佗为魏武帝(即曹操)针头风,华佗但针即瘥。华佗死后多年,魏武帝头风再发。若佗当时针讫即灸,头风岂可再发。只由不灸,其本不除。所以学者不得专恃于针与汤药等,望病毕瘥,既不苦灸,安能拔本塞源,是以虽丰药饵,诸疗之要,在火艾为良。"(《千金翼方·中风下》)曹操杀害华佗铸成大错,但华佗为曹操针治头风,只针不灸,也算是医疗上的失误,原因是他忽视了针灸并重这一"医之大术"的"要中之要"。

孙思邈在临床治疗时,也非常重视灸法,这与晋唐之际盛行灸法的历史背景有关。据说在唐朝末年,有位驻守河堤的士兵,为了躲避战乱,在逃荒回家乡时,恰巧遇到行医的孙思邈,孙思邈看到他很可怜,经过询问发现他是一个心地善良的青年,就教给了他一些医术,后来这位青年也成为了一名很有名气的医生,大家都尊称他为赵三翁。有位姓顿的大官的夫人,害了冷疾,人消瘦得只剩下一副骨架了,一天家人正在灼艾,碰巧赵三翁来访,问起她患病的原因,顿公如实地讲了夫人的病情,并说已经病了两年,总也医不好。赵三翁让他们停下来,不要再灸了。然后让家人把屋顶的瓦掀掉几块,开了三个小天窗。再让患者仰卧在床上,并且把揉细的艾绒铺在她的腹部,用了十几斤艾绒才铺满。这时正值盛夏季节,太阳光射入天窗时,阳光透过天窗直照在她的腹部上。一个时辰以后,患者觉得脐部灼热,大喊快受不了啦;又过了一会儿,从她腹中发出阵阵雷鸣般的响声,同时还矢气不止,还从嘴和鼻子里都冒出很浓郁的艾气来,这时赵三翁才让她起来。像这样在阳光下灸治了一个月,她的病就好了,接着又调理了三个月,患者不仅痊愈了,还恢复了青春容貌。赵三翁说他用的这种方法叫"日灸法",是孙思邈教给他的。

孙思邈去世后,人们为了纪念他,尊称他为"药王"。并把他生前隐居的太白山改名为"药王山"，山上还建有"药王庙"，庙中供有孙思邈的塑像。人们在当地还保留了许多的古迹，有太玄洞、洗药池、升仙台等。有关传颂他的故事也很多。一千多年来，人们总是以深厚的感情来纪念孙思邈，这主要是因为他生活在群众中间，能为群众解除病痛，既有高超的医疗技术和丰富的经验，又有高贵的道德品质，在当时的社会的确是难能可贵。

五、铜人见证历史

"东南形胜，三吴都会，钱塘自古繁华。烟柳化桥，风帘翠幕，参差十万人家。云树绕堤沙，怒涛卷霜雪，天堑无涯。市列珠玑，户盈罗绮，竞豪奢。重湖迭巘清嘉，有三秋桂子，十里荷花。羌管弄晴，菱歌泛夜，嬉嬉钓叟莲娃。千骑拥高牙，乘醉听萧鼓，吟赏烟霞。异日图将好景，归去凤池夸。"

这是宋代词人柳永的成名之作《望海潮》，作者以钦慕之情，从不同角度描绘了北宋前期杭州的繁华盛况。据说这首词流传到当时北方金国统治者手里，使得其长期觊觎中原的野心一下子膨胀起来，以致后来频频发动战争。由于宋王朝的腐朽怯弱，终于在1126年酿成了"靖康之变"，金人攻入都城汴梁（今河南开封），掳走徽宗和钦宗，占据了黄河流域，于是赵构在商丘做了皇帝。后来迁都临安（即杭州），建立南宋政权。然而，仍不思抗战，一味屈膝媾和，但对金国统治者再三索要"天圣铜人"的要求却不答应，那么这"天圣铜人"是什么宝物，为什么对宋朝政府这么重要呢？

我国宋朝时的经济有较大发展，造纸、冶铁业的发达和活字印刷术发明，有力地促进了文化的传播交流与繁荣。当时的统治者对医药方面比较重视，设立"太医局"，培养医学专门人才，使得医学进一步得到发展，这时的针灸学发展进入了隆盛时期。

王惟一是北宋时期的著名医学家，生活于987—1067年间，历任宋仁宗和宋英宗两朝的医官，对针灸学的发展做出了突出贡献。他学识渊博，技术精湛，不仅精通古代医学理论，而且具有丰富的实践经验，尤其对针灸学方面有着高深的造诣和成就。他编著了《铜人腧穴针灸图经》，设计塑造了两座立体针灸铜人模型，对于统一、普及和发展针灸学术起到了积极的作用。

隋唐以前的针灸书籍，到宋代时不少已经失传，当时流传的一些针灸图书也多是经过辗转传抄，以致经络腧穴有很多错乱不一致的地方。如果医生照这样的书去治病，患者受了伤害，而医生尚不自知。王惟一鉴于此，便决心整理、校正以前的针灸书籍。他参考了《黄帝内经》中有关针灸的内容，并根据皇甫谧所著《针灸甲乙经》，对照了许多"明堂图"一类的书，结合自己的临床实践经验，进行综合分析，去掉迷信的地方，改正错误的地方，著成《铜人腧穴针灸图经》三卷。全书共记载穴位名称354个。并按照所附铜人图谱的解剖部位，将十二经脉、督脉、任脉等经络走行的路径，依次叙述各孔穴的位置，注明各穴位相距的尺度。详细讨论了针灸各穴位的主要治疗作用和针刺的深浅度。从而校正了经络的走行，明确固定了腧穴位置及穴位的主治作用。全书体例非常严谨，一方面继承了古代针灸著作的经络系统，另一方面又便于临床取穴治疗与研究。可以说集宋代之前针灸学之大成，起到了承前启后的作用。

王惟一不仅是一位医学家，同时还是一位雕刻艺术家，他设计立体铜人模型，并和工匠一起在天圣五年（1027年）铸造了两座针灸铜人，这种把一向画在纸上的人体图像，改用铜铸成立体模型的做法，的确是一个创举（图1-7），对腧穴名称部位的固定和统一起到了决定性的作用。据记载，当时的铜人是用精铜雕塑的，工艺非常精巧，是一件珍贵的文物。铜人与真人一般大小，外壳分腹背两半，可以开合，扣合起来就是一个整身，体内脏腑齐全。体表外面绘刻经络名称，腧穴部位有钻透至内的小孔，旁边的穴名不是用刀锥所刻，而是用一种错金（即镀金）镀写。使"观者烂然而有第，疑者涣然而冰释"。当时的铜人主要是作

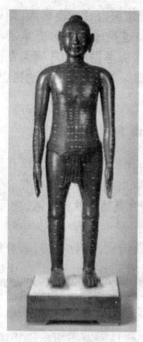

**图1-7　古针灸腧穴
铜人(仿)**

为医学教学模型和进行针灸技术测验考核医生用的。在铜人体内每个穴道里灌入水银,外表用黄蜡封涂,将所注的穴位名称涂盖住。考试时让学生按穴试针,如果刺中了某穴位,起针时则水银随针而流出,否则稍许偏斜,则针扎不进。在当时能采用这种既精确又严格的训练方式和考核办法,是难能可贵的。

针灸铜人的问世,不仅表明我国针灸学在11世纪时所取得的成就,同时也表明我国古代劳动人民的才能智慧和高超的工艺技术水平。当时的皇帝宋仁宗看了以后,很是赞赏,当即命令把一座放在医官院,另一座放在大相国寺仁济殿。医官院是北宋时期官方的医学院,大相国寺则是京都汴梁(今河南开封)城内一座规模盛大的庙宇,中庭两厢可容万人。每月开放五次,为买卖货物的大市场,也是游客往来的公共场所。北宋政府将针灸铜人安置在这两处,一方面为了敦促医官及生徒研究学习之用,另一方面显然是弘扬针灸学成就以及从事医学知识在国内推广普及之目的。不料被奸细报告给金国的统治者,于是金国首领决心据为己有。可惜的是在天圣铜人制成后约一百年,北宋的首都失陷于金人,这两具铜人也下落不明,其中一具由民间辗转送回南宋政府,但只保留了十几年的时间,苟且贪安的南宋政府就将这仅存的铜人作为战败国进贡品之一,献给了蒙古统治者。随着历史的演变,经过元、明、清朝代的变迁,这具饱经沧桑的天圣铜人也不幸在战火中遗失了。目前在日本国立博物馆内有一座铜人，据日本史书记载说"相传由中国渡来"，经过我国一些医史学者考证，可以断定就是一具宋代铜人。据今人考据另一尊铜人在俄国圣彼得堡博物馆，中华民族的国宝却保存在外国的博物馆中，的确是我国医学史上的一个重大损失。

六、《针灸大成》的辉煌成就

明代嘉靖隆庆二年秋（1568 年），在皇宫圣济殿上，正在进行着太医院医官的任职考试，当考官取出敕封的考题念道："针灸医道，以往各家都有专著，它们之间究竟孰优孰劣？诸位可谓是熟谙针道之精髓者，请问有何见解？"只见人群中一位中年人款款向前，朗声答道："众所周知，针灸治病，有数有法，只有精通数法本源的人，才能看到先贤医理的深奥之处……"一个时辰过去了，两个时辰过去了，他引经据典，侃侃而谈，将考官的四道问题回答得一气呵成，"……掌握了以上要点，临床应用就能得心应手，达到治疗的预期目的，这就是针法的奥秘之所在，不知您以为如何？"他的回答使得当执考官及满朝文武心悦诚服，嘉靖皇帝当即下诏，委任其为太医院医官。他就是明代著名的针灸医学家——杨继洲。

杨继洲，又名杨济时，浙江衢县人，大约生活于明嘉靖元年（1522 年）至泰昌元年（1620 年）间，年轻时举业有厄，遂而业医，由于出身世医之家，家藏医著和抄本很多，他从小耳濡目染，受到医学的熏陶，也有志于医，深得针灸学术要领。他博览群书，通晓各家学说，一生行医 40 余载，临床经验丰富，尤其擅长针灸，治疗时以针灸为主，针药并用，治愈了不少疑难奇症，积累了极为宝贵的针灸治疗经验。所著《针灸大成》乃于其家传《卫生针灸玄机秘要》的基础上，以《素问》、《难经》为宗，仿铜人像绘图立说，综合纂辑而成。可以说是集明代以前有关针灸学主要精华之力作，为后世学习针灸的必读书籍，其中第十卷所附按摩法,是过去针灸书中未曾记载的。在临床治疗方面,他列举了151 个病症,包括内、外、妇、儿、五官等各科常见病,他治疗取穴一般在 3～5 个,而且疗效颇佳,达到取穴少、疗效佳的境界,为后世学者提供了宝贵的经验和方法。

杨继洲是一代针灸大家。不仅在理论上有自己独特的见解,在临床针灸治疗方面,更是兼采各家之所长,有很多独到之处。吏部一位姓李的官员,胃旁长了一个像茶碗一样大的痞块。杨继洲按照古代的“盘法”为他针刺,又在“中脘穴”施灸,痞块很快就消失了。大理卿李义和患两腿痛已逾十年,吃遍了各种药物也没有效果。杨继洲在他的风市、阴市等穴施灸。没几天他就不再疼痛,而且腿痛再也未复发过。吏部徐静安腰痛,但又畏惧扎针,杨继洲就用手指在他的肾俞穴进行补泻手法的按摩,他的疼痛马上就减轻了,又让他空腹服了一剂除湿行气的汤药,腰痛病就好了。鸿胪吕小山的手臂上长了一个皮下结节,有柿子那么大,但不红又不肿,医生们都说是肿毒。杨继洲说:“这是痰核在皮与内膜间的结块,用药物无法治疗。”就在他的手臂“曲池穴”扎针,针刺了六次,又在穴位上艾灸十四壮,以通经气。几天后结块就消失了。员外郎熊可山,患痢疾和吐血不止,发高烧,伴有咳嗽,脐部周围有一硬块,十分疼痛,脉搏微弱欲绝,许多医生都表示已无法救治了,友人推荐杨继洲来给他治疗,本来当天是针灸的忌日,但为了救命,杨继洲还是立即在他的“气海穴”扎针,并加艾灸,共灸了五十壮,熊可山才醒过来,腹部的包块消散了,疼痛也消失了。后来又一步步为他治好了痢疾和咳嗽等病。工部郎许鸿宇,双腿疼痛,昼夜不休。已卧床一个多月了。有人推荐杨继洲给他治疗,许多官员和医生都有异议,许鸿宇自己也很怀疑。他问道:“我的腿没有一处不痛,难道扎一两针就能有效吗?”杨继洲回答说:“治病要探求它的本源,只要确定了与病有关的经脉和穴位,施以针灸,就可以马上止痛,也能行动,十天之内你就能照常做事了。”许鸿宇是个通情达理的人,于是就同意针灸治疗。杨继洲选择了环跳、绝骨等穴位进行针刺,才拔出针来,疼痛就消失了,果真不到十天,他就可以回部办公了。

　　杨继洲不但是一位理论造诣精深、实践经验丰富的针灸名家,而且还具有一定的革新思想,对针灸学术中的许多问题,都有自己独到的、比较先进的见解。比如,他认为临床运用针法,贵在通常达变,不能束缚于前人立法定数的局限,提出刺法应因人而异,取穴要随证加减,不能机械地死守固定的法度不变。《穴有奇正策》曰:"时可以针而针,时可以灸而灸,时可以补而补,时可以泻而泻……治法因乎人,不因乎数,变通随乎症,不随乎法"。他对一些针刺时不容易掌握而又易于发生事故的医疗技术,多在按语中强调提出,如"玉龙歌"中有针刺肩井穴,可以防止晕针发生,他补充说:"倘或体弱针晕,补足三里"。在鸠尾穴下也加注说"非高手毋轻下针"等,可见其严谨的治学态度。他还非常重视奇穴的临床应用,"奇穴者,则又旁通于正穴之外,以随时疗证者也"。他认为腧穴的数目和针灸疗法的种类不断增加,是针灸医学发展的必然趋势。所以临证用穴时,只要确有其效,于病有利,就不要在乎它是经穴还是奇穴而偏爱,这种求实作风也是十分可贵的。

　　杨继洲一方面十分注重各种针刺手法的实施,另一方面则非常反对将针刺手法神秘化。他抨击有些人在针刺时喜欢用衣袖掩盖双手,暗行手法,实际上是神乎其针,玄乎其技。他主张将针刺手法公开传人。《针灸大成》卷四所载杨氏家传针刺手法,实际上就是一整套针刺操作规程。这种遗教后人的治学精神堪为医家之楷模。此外,在针刺手法方面,他吸取了先人的著述和经验,写出了一首歌诀:"针法玄机口诀多,手法虽多亦不过,切穴持针温口内,进针循摄退针搓,指拈泻气针留豆,摇令穴大拔如梭,医师穴法叮咛说,记此便为十二歌"。这里概括了在针刺操作全过程中的十二个手法,其中除"口温"一法需要改进外,其余十一种说法至今仍在临床中普遍沿用。杨继洲在钻研经络、考证腧穴、探讨手法的过程中,有许多精辟的论述,总结了不少符合实际的心得体会。如在经穴运用方面,他提出了"宁失其穴,勿失其经",在刺法方面提出了"宁失其时,勿失其气",至今仍指导着针灸临床。

《针灸大成》一书于万历八年(1579 年)开始刊刻,至万历二十九年(1601 年)刊成问世,历时 21 载,堪称医学史上的壮举。全书内容丰富且系统,不仅对古代医籍有针灸原文的加以注解,还详注原文出处,是继皇甫谧《针灸甲乙经》之后又一次针灸学总结性著作,书中所载古代针灸资料有的原书已经亡佚,幸有此书得以保存下来。《针灸大成》凭借着其极为丰富的针灸内容,为我国针灸事业发展起到了承前启后、继往开来的作用,至今一直是从事针灸工作必不可少的重要参考书。同时也受到许多国家对针灸学的重视,分别有日、法、德文等译本广传于世,虽然出于历史的局限,《针灸大成》也难免存在一些不足之处。如取材广而不精,间或夹有迷信思想。尽管如此,杨继洲仍然堪称我国医学史上一代巨匠,《针灸大成》仍不失为一本闪耀光辉的针灸典籍。

七、针灸学的艰难岁月

进入 20 世纪初,由于受西方实证科学思想及民族虚无主义思潮的影响,一些医学界、政界人士开始从观念上乃至行政上反对、排斥中医,而且这种反对、排斥中医的势力日渐增强。

1822 年冬(道光二年),清王朝道光皇帝下了一道诏书,宣称"针灸一法,由来已久,然以针刺火灸,究非奉之所宜,太医院针灸一科,着永远停止"。这道命令虽然只在太医院废除了针灸,然而它的影响绝不仅限于太医院。一小撮仇视中医的封建官僚也趁机大肆鼓噪,说什么"针灸小道","有伤大雅"等。使针灸学发展遭受到比中医学其他学科更早、更严重的摧残。但广大人民群众还是需要并且欢迎针灸疗法的,不可能只凭一纸诏书便使针灸疗法永远停止,因此到近代,针灸学仍有一定的发展。

1911年10月,孙中山领导辛亥革命推翻了满清王朝,结束了中国两千多年的封建君主专制政体,建立了资产阶级主共和国——中华民国,但本质上并没有改变中国半殖民地半封建的社会性质,其掌管卫生教育部门的政府官员在医学教育方面,照搬日本明治维新的措施,推行西洋医学,无视中国传统医学,把中医中药完全排斥在医学教育系统之外。1912年11月,北洋军阀政府颁布了医学专门学校条例,根本没有中医的内容,激起了中医药界的强烈抗议。由余伯陶等人发起"医药救亡请愿团",联合19个省市医学团体,终于在1914年1月,迫使北洋政府教育部批复了全国医药救亡请愿团提倡中医中药的八条措施,医药救亡请愿活动取得了初步胜利。

1929年2月23～26日,中华民国中央卫生部在南京召开第一届中央卫生委员会,会上一致通过了余云岫(余岩,江苏武进人)"废止旧医以扫除医事卫生之障碍"的提案(简称"废止中医案"),消息传出,群情激愤。1929年3月17日,全国医药团体代表大会在上海举行,并成立了"全国医药团体总联合会",组织赴京请愿团。使南京政府在舆论的压力下不得不暂缓执行"废止旧医案",最终被迫撤销该项提案。在国民党统治时期,政府当局所推行的限制灭亡中医的反动政策,不仅受到了全国中医药界的坚决反对,而且也遭到了国民政府内部分高层人士的反对,如陈果夫、陈立夫、焦易堂(字希孟,陕西武功人)等便是当时坚定支持和维护中医的著名人士。他们曾联合其他政界要员一道,在1930年5月7日上书国民党中央政府,提出"设立国医馆,以科学方法整理中医学术"。该提案获准后,1931年3月17日举行国医馆筹备大会,公推陈立夫为理事长,焦易堂任馆长;同年8月,"中央国医馆"正式成立,这是一个半官方、半民间、半学术的机构,在当时的社会环境中,对维护中医药地位,发扬中医药学术方面起到了一定作用。

　　20 世纪 70 年代以来,世界医学的发展发生了显著的变化,其中的一个很大的特点就是世界文化掀起了以"东学西渐"为特征的回归热潮。在这场大潮中,古老的中医学重放异彩,针灸医学更是迎来了发展的新时代,它犹如一股强劲的旋风,席卷全球,震撼了世界,其进展之快,影响之大,令世人瞩目。1987 年 11 在联合国世界卫生组织的大力支持下,由世界 55 个针灸学会的 37 000 多名成员组成的覆盖面近 100 个国家和地区的世界针灸学会联合会在北京宣告成立。这不仅表明中国针灸已经走向世界,而且标志着世界针灸医学的发展进入了新的阶段。

（图　娅）

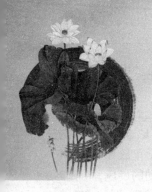

第二讲

经络与针灸

第一节　针灸与针灸热

　　针灸是中华民族的重大发明，大量古籍记载了关于针灸起源的传说，有的说太昊伏羲氏发明了针砭治病技术，有的说是黄帝创立了砭灸之法。"砭"按字典注释是古代治病的石针和其他石具。后世随着生产力的发展，它们被金针、银针和现代各种不锈钢针所替代，也就是说针灸产生于距今 6000 年以前的原始氏族公社制时期。如 1963 年在内蒙古多伦旗头道洼出土的石针，长 4.5cm，一端扁平有半圆形的刃，可以切开脓肿，另一端呈锥形，可以作针刺用，经考证被确认为针刺的原始工具——砭石。1968 年河北满城西汉刘胜墓出土的九支金针和银针都是针灸起源的历史见证。

　　针灸是祖国传统医学的重要组成部分，是以中医理论为指导，主要利用针刺和艾灸的方法预防和治疗疾病的临床学科。针灸可以治数百种疾病，疗效较好的有一百多种。从急救到各种常见病大多数是针灸的适应证。如《史记·扁鹊仓公列传》记载了名医扁鹊经过虢国（公元前 655 年为晋所灭，位于河南三门峡和山西平陆一带），救治太子暴死的病案。《三国志·魏书·方技传》中的《华佗传》，记载名医华佗用针灸治病的高超技艺。"若当针，亦不过一两处，下针言'当引某许，若至，语人'，病者言已到……病既愈。"这段话是说华佗治病用针非常少，仅有一两处，针的循经感传明显，说达到什么地方就达到什么地方,即气至病所,病者立刻就好了。古籍上类似这样的记载数不胜数。而正式的针灸医案更是非常之多。

针灸的适应证广泛,疗效显而易见,既经济,又方便,所以数千年以来深受广大劳动人民的欢迎,对中华民族的繁衍昌盛做出了巨大的贡献,是真正的国粹。

针灸的源头早于中药。著名的中医经典著作《黄帝内经》之《灵枢》部分,即又被称为"针经"。书中80%以上的内容都和针灸有关。既有系统的理论,规范的治病针具,还有具体病症的针灸方法。虽然其成书迄今已有2000余年的历史,但如今仍在指导着针灸的临床工作。至于《针灸甲乙经》、《针灸大成》等针灸专著则应用更广。

6世纪《针灸甲乙经》等针灸书籍被传入朝鲜。公元562年我国和尚知聪,携带有关经络、针灸、穴位的《明堂图》、《针灸甲乙经》等医书到达日本。16世纪针灸传入欧洲,成为世界各地普遍应用的一种疗法。

20世纪70年代我国兴起了研究经络、针灸镇痛和针灸麻醉的热潮,并在此领域取得很大的成绩。1976年尼克松访华前期,《华盛顿邮报》资深记者史密斯在华做了急性阑尾炎手术。术后腹胀疼痛,医生为他采用针灸疗法,霍然而愈。他在华盛顿邮报以他的亲身经历和对针灸的考察,实实在在地介绍了神奇的针灸,在美国引起了不小的轰动,掀起了一场"针灸热"。1997年11月美国国家医学委员会,又围绕针灸治病和治病的机制,举行了有两千多名医学家参加的听证会。我国北京大学医学院韩济生教授和上海曹小定教授等参加了报告会。作为主讲人,他们以有力的实验数据阐述了针灸的治疗作用和镇痛原理。这次会议肯定了针灸对运动系统和神经精神类等病证的治疗作用。对针灸进一步世界化及进入欧洲和美国的医疗保险体系,产生极大的促进作用。

现在全世界120多个国家和地区都有针灸医师学会,采用针灸治疗疾病的医生遍布全球。世界卫生组织（WHO）1989年确定针灸是世界医学的一部分，对六大类四十三种疾病有良好的治疗作用。相当多的外国西医医师以针灸为主业在本国行医。各国都成立了相应的针灸学会。1988年一百多个针灸学会的代表在中国北京集会，成立了世界针灸联合会，简称世界针联，这是我国担任主席的第一个国际学术界学会。

学习针灸，应用针灸治疗各种疑难病症，将针灸纳入医疗保险体系……针灸正日益受到世界人民的欢迎，一个全球性的"针灸热"正方兴未艾。

我国是针灸的故乡，国家又非常重视针灸行业的发展，所以随着医疗改革的深入，针灸必定会大有作为，对世界卫生事业也会做出更大的贡献。

第二节　中医对人体的认识

中医、西医和中西医结合在中国都具有合法地位。中医学、西医学各成体系。中医具有2000多年的悠久历史，是世界传统医学中最具系统性，而且是应用最广泛的医学。

针灸是中医药学的重要组成部分。中医的特点是从整体认识宇宙和人体，认为"人"是天地之气和四时（四季）阴阳变化的产物。《黄帝内经》中记载"人以天地之气生，四时之法成"，即说明了天（自然）与人的相应关系。

人是一个有机的整体。在体内以五脏（心、肝、脾、肺、肾）和六腑（大肠、小肠、胃、胆、膀胱、三焦）为核心。分别联系着五官（耳、眼、口、鼻、舌），五体（筋、骨、脉、肌肉、皮）。而且脏与脏、脏与腑之间又密切联系，形成阴阳相配，表里相合的关系（台湾版书籍称为夫妻配偶关系）。脏腑还与五行相配，如心与小肠相表里属火，脾与胃相表里属土，肾与膀胱相表里属水，肝与胆相表里属木，心包与三焦相表里属火。它们之间的联系见

表2-1：

表2-1 人体各部与五行的联系表

五行	五脏	六腑	五官	五体	五华	五液	五气	五味
木	肝	胆	目	筋	爪	泪	风	酸
火	心	小肠	舌	脉	面	汗	暑	苦
土	脾	胃	口	肌肉	唇	涎	湿	甘
金	肺	大肠	鼻	皮	毛	涕	燥	辛
水	肾	膀胱	耳	骨	发	唾	寒	咸
	心包	三焦						

　　肝与胆关系密切。这两个脏腑从解剖部位看是相依关系，从生理功能看是相互联系，共同完成帮助消化、主疏泄的功能。从病理上看互相影响。如肝开窍于目，所以肝胆病可以导致视物不清，或是目赤红肿。肝主筋，所以还可以有爪甲枯萎的变化，常常还会胁下疼痛。

　　心与小肠关系密切。心有热邪则会影响到小肠功能，小便会黄赤，舌尖会红赤，甚至舌尖溃疡，以及出现心神不安，烦躁等症状。

　　脾与胃关系密切。中医认为脾胃相互配合，是人后天之本。在人出生后，生存发育的关键是脾胃。脾胃主受纳，消化饮食，供给全身营养。凡饮食减少或偏食，必致身体衰弱，但过分的强食暴饮也会伤及脾胃，使身体不能吸收营养，造成肌肉痿软，口唇不荣等。

　　肺与大肠关系密切，有肺病的人常大便干。而大便秘结日久不下，又会加重喘咳，造成皮肤毫毛枯燥，不润泽。

　　肾与膀胱关系密切。肾主贮藏"精"气，是人体先天之本，又控制二便的生成和排泄。贮存在膀胱的尿液要在肾气的作用下才能排出体外。如果肾气虚就会出现遗尿或尿后余沥不尽等症状。另外,肾亦主生殖,并与性功能有关。

　　在五脏之间"心"就如同宫廷中的君主,最为重要,在五行属火。肺如宰相,调节辅佐君主,在五行属金。肝如将军,五行属木。脾如后勤部长,五行属土,是后天之本。肾主藏精气,是先天之本,在五行属水。五脏可谓缺一不可,互相制约又互相支撑,称为相生和相克。只有相生,而无相克,则会使某一脏亢奋,影响到正常生理功能。只是相克,而相生不足,则会发生某一脏衰弱,也会影响到正常生理功能。这种情况就如同生态平衡一样,必须有一常量,才能使人保持健康(图2-1)。

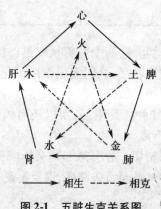

图2-1　五脏生克关系图

　　在脏腑与五体(筋、脉、肉、皮、骨)和五官(目、耳、口、鼻、舌)之间、相表里的脏腑之间,以及五脏之间都有相联系的通道。人体中还有脑、髓、骨、脉、胆、女子胞称为奇恒之腑,也与五脏之间有密切的联系。这些联系都是由体内复杂的网络系统完成的。这个网络系统,给各脏腑器官、组织运送必要的营养物质,即"气"和"血"。并且调节各脏腑器官组织之间的平衡,防御各种疾病,还负责管理人体的发育成长。这个网络系统就是经络系统。所以经络系统就是人体当中除脏腑系统之外的第二个重要的组成部分。经络系统比照西医学,应该包括神经、血管、淋巴、内分泌、体液,还有肌肉和皮肤等组织。这是中医特有的认识,也是针灸治疗疾病的基础。

第三节　经络的发现

传统的经络理论以《灵枢》中记述的最为详细。经络在身体内部直接联系着脏和腑,联系着耳、目、口、鼻、舌和前后二阴,在外联系着肌肉和皮肤。每一条经脉都是运行气血的较粗大的管道,犹如城市的粗大上下水道,位于体内深处,一般看不见。这种运行气血的主干即是二十四条正经(十二经脉)和奇经八脉。

属于第二级的主要分支是十五大络(称十五络脉),犹如二级较粗的管道。其特点是在表浅部位,如四肢前部联络相表里的两条经脉。

属于第二级的分支是从十五大络分出的无数细小分支,它们分布在每一个脏腑、器官和组织的内外,还分布在肌肉皮肤之中,称为孙络,古籍中称为三百六十五络,实际上是数不清的遍布全身内外的网络系统。经脉、络脉把全身各部分联络成一个整体。在皮肤和黏膜上,肉眼可见的细小络脉称为浮络,刺之出血的称为血络。

经脉在体表有许多反应点,这些点称为腧穴或穴位。穴位联系经脉,经脉又联系着五脏六腑、五官、五体等。因此刺激了穴位就能治疗体内各部分的疾病,调节各脏腑的虚实。所以学习针灸首先就应学习经络和腧穴,这是基础。掌握了针刺和灸疗的方法,犹如投枪,腧穴就是靶子。

中医对人体经络的认识在全世界是独一无二的,即使其他传统医学也有类似的认识,但都远不如中国经络理论这样系统和完整,指导意义这样大。这是与中华民族悠久的历史,文化及东方哲学的博大精深,密不可分的。

20 世纪 70 年代,解放军 301 医院为一个战士诊治时刺激商阳穴(位于食指指甲桡侧 0.1 寸),出现了一条走行的线样感觉一直到肩上,与古代记载的大肠经相吻合,大夫们查了该战士的神经系统,一切正常,十分惊讶。其实这就是针灸的作用沿经络走行的气行现象,现在称为循经感传。70 年代,我国进行了二十余万人的循经感传普查,发现无论男、女、老、少,都存在循经感传,大多数表现不明显,但加上电的作用后,可以说普遍存在循经感传。中国中医科学院和著名学者都证实了这个问题,并且在相应的国际会议上得到了公认。

这种刺激穴位(针刺或灸、按、弹……),可以产生走窜、流水、电击、蚁行的气行现象,是古人发现经络的重要依据。日常我们弹肘部(小海穴)麻筋,可以有麻胀感传到小指端,这条线即是小肠经的一部分。

另外,古人十分重视运动和气功。在出土的文物中,有一块佩玉(现在天津博物馆)是战国初期的文物,上面有《行气玉佩铭》,铭文说:"深则蓄,蓄则伸,伸则下",指气行现象。1973 年马王堆汉墓出土,画在帛(丝织品)上的"导引图"清楚地显示 44 个不同姿势的人在练功(图 2-2),此图和记载经脉的文字连在一起。这些都说明导引气功和经络的发现有密切的关系。明代大医药学家李时珍曾说:"唯气功返观者,可以照见经隧",即是指练气功达到较高层次的人可以体验到体内气行的感觉。

另外,古人还发现有许多疾病可以出现一致的上下相连、内外相应的病症。例如,心脏有病常心前区痛,并串连到左臂内侧痛,《素问·脏气法时论》就记载"心病者,胸中痛,胁支满,膺背肩胛间痛,两臂内痛",认为是心经气血运行异常。现今治疗冠心病常采用活血通络药即是源于此。针刺相应穴位也可以治疗心痛,如内关穴在手臂内侧,就是常用穴。

古人还发现穴位有一定的主治。如合谷治牙痛,而其上下

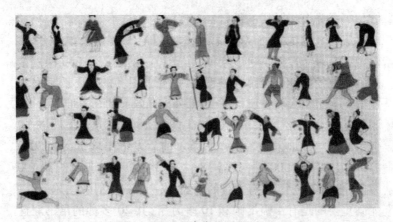

图2-2　帛书导引图

的穴也有类似的作用,联系起来形成线的概念。

虽然中国历代封建思想都较严重,但仍有不少学者做了人体解剖,他们采用观察尸体,用竹签探查犯人尸体和对照动物尸体等方法研究人体构造,并且取得了相当深入的认识。《灵枢·经水》记载:"若夫八尺之士,皮肉在此,外可度量切循而得之,其死可解剖而视之,其脏之坚脆,腑之大小皆有定数……十二经之多血少气,与其少血多气,与其皆多血气,与其皆少血气,皆有大数,其治以针灸,各调其经气。"

可见经络的发现和理论的形成是我国古代先贤深入实践观察和临床治疗的结果。对经络的认识还不可避免地受到当时盛行的阴阳五行学说的影响,表现在经络的命名、脏腑属络关系、与五行的联系、与四时阴阳变化的关系等多方面。因此在学习经络理论时,还应了解中医脏腑理论和阴阳五行学说。学习以应用为主,研究经络实质则是后话。

第四节　帛书经脉与西汉木人

究竟经络的原始状态是什么,古人是怎么发现的? 是先有

47

穴位还是先有经脉线的循行? 这些问题一直不能讲清楚,只能求之于古人的记载,而有关记载又不完全,只能是公说公有理,婆说婆有理。1966—1976 年间,位于长沙的解放军 366 医院全体官兵在挖掘地下医院的过程中,挖掘了很多的地下医疗室和病房。为了扩大救护所,在长沙郊外高高隆起的马王堆下,日夜不停地挖着,突然洞中窜出蛇状蓝色的火焰,院务处长被烧伤,但由此却意外地发现了西汉古墓。前后发掘出珍贵文物 3000多件,其中漆器 500 件,兵器 38 件,竹木简 922 支,丝织品 100余件,木俑 266 个,还有大量的中药、农产品、生活用具、乐器等。尤其重要的是有 4 幅帛画和 10 多万字,共 20 多种的帛书。这即是写在丝织帛上的古文献。其中的内容包括医学、兵学、地图等。有不少是古佚书,是中华文明和智慧的结晶。考古意义非常重大。

马王堆汉墓出土的帛书是由生蚕丝平纹织成,纹理细密均匀,幅宽 48cm,上下界用朱砂划定,每行书写 60～70 字,除个别字用朱砂写的外,全部是松烟墨写出。出土的彩色导引图长100cm,宽 50cm,内画 44 个人,做不同的动作,画用红、蓝、棕、黑四种颜色,当时一定十分艳丽(图 2-2)。

同时出土的素纱蝉衣,衣长 128cm,袖长 190cm,如此一件纱衣仅重 48g,确实如蝉之翼,其精美轻巧令人叹为观止。充分地说明了我国西汉时期的文明程度。

马王堆帛书,医书部分约 3 万字,墓葬于公元前 168 年,而文字是秦小篆,说明成书于秦汉以前,距今 2 千多年。整理发表出《足臂十一脉灸经》、《阴阳十一脉灸经》甲本部分。对照 1984年湖北江陵张家山出土的竹简《脉书》,内容除没有《足臂》部分外基本相同。

从经络角度看帛书的《足臂十一脉灸经》和《阴阳十一脉灸经》确实是目前发现的最早的经络专著。它是《灵枢·经脉》的祖本。

帛书经脉文字简单,较现行的十二正经少一经,基本是向心走向,与脏腑基本无联系,涉及的病种也少,治疗方法都是"灸"法,文中没有涉及一个穴位名称,初步解释了是先有脉后有穴,治疗方法也是只有灸的方法。而后在漫长的认识过程中,人们不断发现新的穴位,穴也延长了经,截止到清代才确立了经穴361个。

1993 年四川省绵阳市永兴镇双包山,在基建中又发掘了一个西汉古墓。墓中出土了一个黑色重漆、28.1cm 高的木人(图2-3)。木人身上有红色漆线,十分清晰。经中国中医科学院古文献专家马继兴教授等人判定,这是中国,也是在世界上所发现的最早标有经脉流注线路的木质人体模型。可以肯定是针灸教学的工具。

此模型工艺光洁,精致,比例合理。经考古认为墓葬在公元前179—公元前141时期,木人属于先秦时期制作无疑。

木人出土的地点在四川省绵阳双包山,位于涪江之畔。

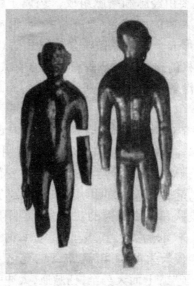

图2-3 四川绵阳出土的西汉木人

涪江即汉代的涪水。《后汉书》记载,这里曾产生过三代师传的著名针灸家涪翁及其弟子程高、再传弟子郭玉。史书记载郭玉在东汉初任太医丞,为贵人治病"一针即瘥(愈)"。可见当时针灸在四川地区广为应用,而且针灸教学已经使用了立体的教具。

　　木人身上红色的线由马继兴先生定名为十脉系统。有督脉、足三阳经和手三阴三阳经。在走行分支上,与《帛书经脉》、《灵枢·经脉》均有不同,别有特色。

　　帛书经脉和双包山木人的发现,充分说明了经络学说是在先秦以前,通过无数的医家逐渐完善起来的。说明经络发现在先,腧穴发现在后,而后两者相辅相成逐渐完善。

第五节　经络的生理功能

　　1. 经络主要由经脉和络脉组成,"内属于腑脏,外络于支节",网络联系人体的脏腑肢节、五官九窍,形成有机的整体,以脏腑为核心形成十二个系统。使全身内外、上下、前后、左右构成一个有机的整体。按照脏腑和经络将人体划分为十二个系统,与现代解剖的神经、肌肉、消化、循环等是完全不同的。

　　2. 经络在体内运行气血,濡养周身,同时调节阴阳,保持稳定。《灵枢·本脏》说:经络"行血气而营阴阳,濡筋骨,利关节"。营气行脉中,起濡养全身的作用,并变化为血液;卫气则散布到脉外,起保卫全身的作用,并具有调节体温,管理汗液分泌,充实皮肤和温煦肌肉的功能。"营阴阳"指调节人体内外、上下、左右、前后、脏腑、表里、每日每时的气血盛衰变化,以及由少年成长为青年、壮年、老年的变化。《素问·上古天真论》说:女子"二七而天癸至,任脉通,太冲脉盛,月事以时下,故有子",又说:"七七任脉虚,太冲脉衰少,天癸竭,地道不通,故形坏而无子也",即明确指出奇经八脉对人生长发育和生殖的影响。

3. 抗御外邪,反映症状。机体中营气行于脉中,卫气行于脉外,随经脉和络脉密布全身各部分,尤其在体表、皮部布满络脉,形成防御外邪的第一道屏障。当人体正气充盛时就不会生病,而正气不足,邪气与正气交争,则会在不同的部位反映出各种症状。如发热,循经热肿、疼痛、厥冷等。可以表现为局部一经、数经或整体发病。十二经脉、奇经八脉、络脉、经筋都各有不同的症状表现。例如,肺经被风寒侵袭就会出现咳嗽、恶风、肩背痛的症状。心经病则表现心前区痛、手臂内侧痛等。

4. 接受刺激,调整虚实。在皮部的腧穴或经脉线上进行针灸、按摩推拿、激光、电疗等,都可以通过经络内外联系,调整内在脏腑经络的虚实,达到通经活络,扶正袪邪的作用。例如,针灸足三里穴则胃迟缓的可以使收缩加强,胃紧张的可以变迟缓;心痛针内关可以缓解疼痛。现代足底按摩、磁疗鞋、耳穴压豆、刮痧疗法、拔火罐等都是袪邪和调整脏腑经络的虚实。

第六节　经络系统概貌

经络系统的组成:经络系统与脏腑系统是构成人体的基本结构。经络系统内联脏腑,外联肢节,由经脉和络脉组成。具体如下:

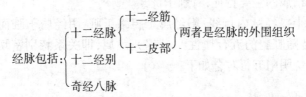

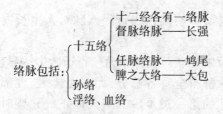

经脉在体内深部，粗大、深长、纵行，是运行气血的主干。络脉是经脉的分支，呈网络状，布散在身体内外各个器官，与经脉共同完成运行气血、调节阴阳、网络全身的作用。

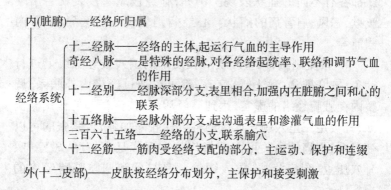

一、十二经脉

十二经脉是经络系统的主体，十二经脉包括手阳明大肠经、手太阳小肠经、手少阳三焦经、手太阴肺经、手少阴心经、手厥阴心包经、足阳明胃经、足少阳胆经、足太阳膀胱经、足太阴脾经、足厥阴肝经、足少阴肾经。十二经脉具有表里经脉相合，与相应脏腑络属的主要特征，有别于奇经。

十二经脉内行线：阳经属于腑络于脏，阴经属于脏而络于腑，各随脏腑的五行属性。"属"是隶属，即关系特别密切。经络系统阴阳五行对合如下：

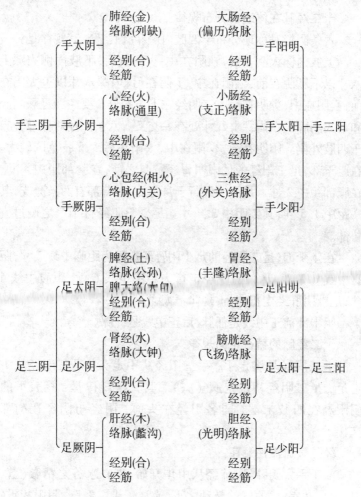

经脉脏腑配合五行见表 2-2：

表 2-2　经脉脏腑配合五行表

阴经(里)	手太阴肺	足少阴肾	足厥阴肝	手少阴心	足太阴脾	手厥阴心包
五行	金	水	木	火	土	相火
阳经(表)	手阳明大肠	足太阳膀胱	足少阳胆	手太阳小肠	足阳明胃	手少阳三焦

十二经脉在体表的分布规律：

六条阴经对称地分布于四肢内侧和胸腹部。其规律是：

上肢内侧太阴在前，厥阴在中，少阴在后；下肢内侧内踝上八寸以下厥阴在前，太阴在中，少阴在后；内踝八寸以上太阴在前，厥阴在中，少阴在后。三阴经在下肢的分布要注意足厥阴经和足太阴脾经在内踝上八寸处有一交叉。六条阳经对称地分布于四肢外侧。阳明在前，少阳在中，太阳在后。下肢范围较大。在躯干部，足三阳经的足阳明胃经行身之前，在胸部距中4寸，在腹部距中2寸。足太阳经行于身之后，在背部有两条分支，其一距中1.5寸，其二距中3.0寸。足少阳胆经行于身之侧过胸胁部。

在躯干部，足三阴经的足少阴肾经走行为距胸中线2寸，距腹中线0.5寸；足太阴脾经走行为距胸中线6寸，距腹中线4寸；足厥阴肝经走行曲折，规律不太强。

躯干部前正中线是任脉，后正中线是督脉。

十二经脉的循行走向规律：

手三阴经从胸走手，手三阳经从手走头，足三阳经从头走足，足三阴经从足走腹（胸）。其交接规律是：相表里的阴阳经在四肢末端，同名阳经在头面，阴经与阴经在胸部交接。

经脉气血流注顺序：

起于手太阴肺经，肺经从中焦开始，带有水谷之精微（营、卫、气），在宗气、原气的鼓动之下，流注于十二经脉，阴阳相贯，首尾相接，如环无端，起到濡养的作用。

后世认为督、任二脉亦参加流注，称为十四经流注规律，即肝经经过督脉注于任脉，回到肺中，如下所示：

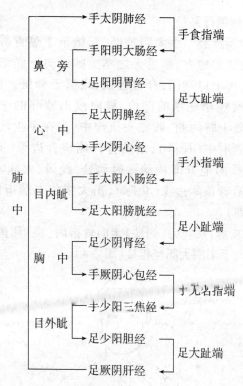

十二经脉流注见表2-3：

表2-3　十二经脉流注（相互衔接）表

项目	起　止	循行特点	作　用
十二经脉	手三阴经　由胸走手 手三阳经　由手走头 足三阴经　由头走足 足三阳经　由足走腹 　　　　　（胸）	1. 与脏腑相属络 2. 阴阳经脉表里相合 3. 深行体内，粗大、纵直，为运行气血的主干 4. 阴阳相贯，首尾相接，如环无端 5. 同名阳经在头部交会，阴阳表里经在手足交会，阴经在胸腹交会 6. 是经络系统的核心	1. 网络连缀形成整体 2. 运行气血，濡养身体，调节阴阳，保持稳定 3. 防御疾病，反映证候 4. 接受刺激，调整虚实

十二经脉循行路径

1. **手太阴肺经**　手太阴肺经,起始于中焦胃部,这里是化生水谷精微的地方,是后天之本。肺经向下联络于大肠,回过来沿着胃上口贲门,穿过膈肌,隶属于肺脏。然后顺着肺与气管、喉咙相联系的部位,横向浅出腋部的中府、云门穴,向下循着上臂内侧,肱二头肌沟中,走在手少阴、手厥阴经前边,下到肘中(尺泽),沿前臂内侧桡骨边缘(孔最),进入寸口(诊脉的地方即桡动脉搏动处,经渠、太渊穴),经过大鱼际部,沿着鱼际边缘(鱼际),出大指的末端指甲角桡侧0.1寸(少商)。

肺经的支脉:从腕后(列缺)走向食指内(桡)侧指甲角0.1寸(商阳),与手阳明大肠经相接(图2-4)。

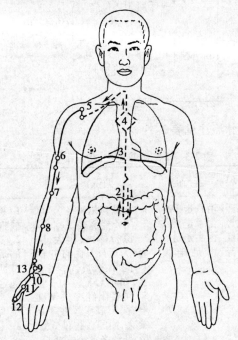

图2-4　手太阴肺经循行示意图

肺经的主要病候:咳嗽,气喘,气短,咯血,咽喉肿痛及经脉所过部分的病。

肺经腧穴主治病候:喉、胸、肺病及经脉所过部分的病。

凡是以上病证应该考虑从肺经辨证,针灸使用本经穴位。共有 11 个穴。

2. 手阳明大肠经　手阳明大肠经,起于食指末端(商阳),沿食指桡侧缘(二间、三间),出第一、二掌骨间经过合谷,进入拇长伸肌腱和拇短伸肌腱间,即拇指伸出其后凹陷之间(阳溪),沿前臂桡侧(偏历、温溜、下廉、上廉、手三里),进入肘外侧大穴曲池,经上臂外侧前边肌沟(手五里、臂臑),上肩,出肩峰部前边肩髃穴,经脉向后上交会于督脉的大椎穴,向前下入缺盆即锁骨上窝进入胸腔,络于肺,向下通过横膈,隶属于大肠。其脉气再下行到足三里下的上巨虚穴。

本经的分支脉:从锁骨上窝上行颈旁 1.5 寸(天鼎、扶突),通过面颊,进入下齿槽,出来夹口旁(地仓),与督脉交会水沟穴(人中)——左边脉向右,右边脉向左,上夹鼻孔旁,在迎香穴与足阳明胃经相接(图 2-5)。

大肠经的主要病候:齿痛,颈项肿痛,咽喉肿痛,鼻流清涕或出血,腹痛,泄泻及经脉所过部分的病。如疼痛,热肿或寒冷。

大肠经腧穴主治病候:头面、五官、咽喉病,热病及经脉所过部分的病。

凡是以上病证应该考虑从大肠经辨证,针灸使用本经穴位。共有 20 个穴。

3. 足阳明胃经　足阳明胃经,起于鼻孔旁(迎香),向上交鼻根中,交会足太阳膀胱经于睛明,然后向下沿鼻外侧瞳孔直下(承泣穴),进入上齿槽中(巨髎),回出夹口旁(地仓),环绕口唇(会人中),向下交会于颏唇沟,与任脉交会于承浆,退回来沿

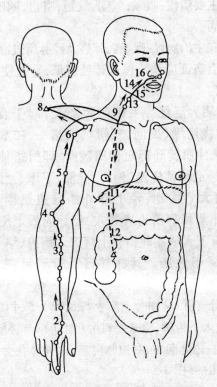

图 2-5　手阳明大肠经循行示意图

下颌出面动脉部（大迎），再沿下颌角（颊车），上耳前（下关），
经颧弓上（会上关、悬厘、颔厌），沿发际至头维，至额颅中部与
督脉交（会神庭）。

　　足阳明胃经的支脉：从大迎前向下，经颈动脉部（人迎），沿
喉咙，会大椎，进入缺盆（锁骨上窝部），通过膈肌，隶属于胃，络
于脾。

　　足阳明胃经外行的主干：从锁骨上窝（缺盆）向下，经乳头
正中距任脉 4 寸下行（气户、库房、屋翳、膺窗、乳中、乳根），到
腹部，向下夹脐两旁 2 寸（不容、承满、梁门、关门、太乙、滑肉门、

天枢、外陵、大巨、水道、归来），进入气街部（腹股沟动脉部气冲穴）。

第二条支脉：从胃幽门向下，沿腹里，至腹股沟动脉部气冲穴与外行线会合——由此下行经髋关节前（髀关），到股四头肌隆起处（伏兔、阴市、梁丘），下向膝关节中（犊鼻），沿胫骨外侧（足三里、上巨虚、条口、下巨虚），下行足背（解溪、冲阳），进入次趾外侧趾缝（陷谷、内庭），出次指末端（厉兑）。

第三条支脉：从膝下三寸处（足三里）分出距胫骨嵴两横指（丰隆），向下进入中趾外侧趾缝，出中趾末端。

第四条支脉：从足背部（冲阳）分出，进大趾趾缝，与足太阴脾经相接（图2-6）。

足阳明胃经的主要病候：因本经多气多血，故以热病为主：目黄、鼻病、鼻衄、咽喉肿痛，牙痛、唇疹、口中异味，口渴，消谷善饥，胸腹部热，大便干，以及腹胀，腹痛，便泻，热病，发狂等。还有经脉所过部位的疼痛萎缩等。

足阳明胃经穴位的主治病候：头面五官病、神志病、胃肠病以及经脉循行经过部位的其他病症。

凡是以上病证应该考虑从足阳明胃经辨证，针灸使用本经穴位。共有45个穴。

4. 足太阴脾经　足太阴脾经，起于足大趾末端（隐白），沿大趾内侧赤白肉际（大都），经核骨（第一跖骨小头后，太白、公孙），上向内踝前边（商丘），上小腿内侧，沿胫骨后（三阴交、漏谷），在内踝尖上8寸处，与足厥阴肝经相交，走在肝经的前面（地机、阴陵泉），上膝股内侧前边（血海、箕门），进入腹部（冲门、府舍、腹结、大横，与任脉的中极、关元相交），隶属于脾，络于胃，然后通过膈肌，夹食管旁上行，抵达舌部。连舌根，散布舌下。

脾经的支脉：从胃部分出，向上过膈肌，流注心中，与手少阴

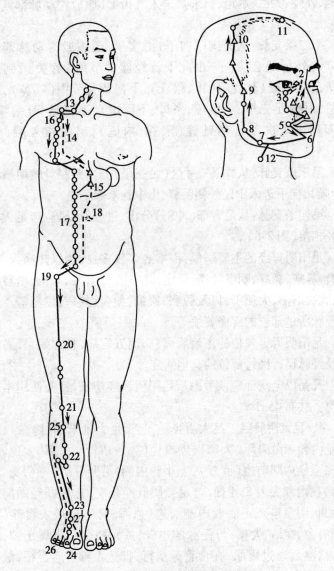

图 2-6　足阳明胃肠经循行示意图

心经相接(图 2-7)。

　　脾经的主要病候:胃脘痛,食则呕,嗳气,腹胀,便溏,黄疸,身重无力,舌根强痛,下肢内侧肿胀,厥冷。还有经脉所过部位的萎缩等。

　　脾经穴位的主治病候是:脾胃病、妇科病、前阴病以及经脉

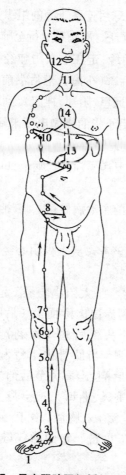

图 2-7　足太阴脾肠经循行示意图

循行经过部位的其他病症。

凡是以上病证应该考虑从脾经辨证,针灸使用本经穴位。共有 21 个穴。

5. **手少阴心经**　手少阴心经,起于心中,出来循"心系"(心部连接的大血管等),向下穿过膈肌,络于小肠。

手少阴心经脉的一条支脉:从心系向上夹咽喉上行,走在深部,连系于"目系"(眼球后连系于脑的组织)。

手少阴心经的直行脉:从心系上行至肺,向下横出于腋窝的极泉穴,沿上臂内侧后缘,走在手太阴肺经、手厥阴心包经之后(青灵),下行至肘中后部(少海),然后沿前臂内侧后缘,尺侧腕屈肌腱的桡侧(灵道、通里、阴郄、神门),到掌后豌豆骨部,进入手掌小鱼际(少府),沿小指的桡侧出于末端在少冲穴与手太阳小肠经相接(图 2-8)。

手少阴心经的主要病候:心痛,咽干,口渴,目黄,胁痛,上肢内侧痛,手心发热等。

手少阴心经穴位的主治病候:心、胸、神志病,以及经脉循行经过部位的其他病症。

凡是以上病证应该考虑从手少阴心经辨证,针灸使用本经穴位。共有 9 个穴。

6. **手太阳小肠经**　手太阳小肠经,起于手小指外侧端的(少泽),沿手掌尺侧赤白肉际而上(后溪),上至腕部(腕骨、阳谷),出尺骨小头部骨边(养老)直上,沿尺骨下边(支正),出于肘内侧,当肱骨内上髁和尺骨鹰嘴之间(小海),向上沿上臂外后侧,出肩关节后部的肩胛缝(肩贞、臑俞),绕肩胛(天宗、秉风、曲垣),交会肩上的督脉大椎穴,而后进入缺盆(锁骨上窝)入胸腔,络于心,沿着食管,通过膈肌,到达胃部,隶属于小肠。它的脉气继续下行到胃经的下巨虚穴。

手太阳小肠经的第一条支脉:从锁骨上窝上行,沿颈旁胸锁

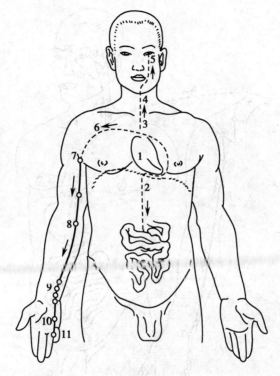

图 2-8 手少阴心经循行示意图

乳突肌后(天窗、天容),上到面颊(颧髎),到外眼角(会瞳子
髎),转弯向后下(会和髎),进入耳中和其他脉相合组成耳中的
总脉(听宫)。

它的另一条支脉又从面颊部分出,上向颧骨,靠鼻旁上行到
内眼角部(睛明),与足太阳膀胱经相接(图 2-9)。

手太阳小肠经的主要病候:耳聋,目黄,面颊肿,咽喉肿痛,
以及经脉所过部位肩背部的疼痛等。

手太阳小肠经穴位的主治病证:头、项、耳、目、咽喉病、脾胃
病,以及经脉循行经过部位的其他病症,如肩背痛等。

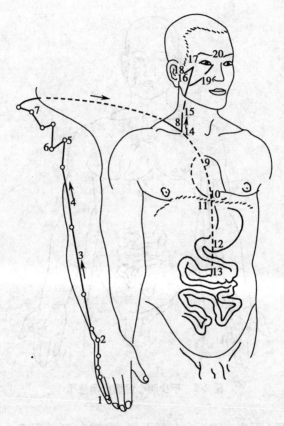

图 2-9 手太阳小肠经循行示意图

凡是以上病证应该考虑从手太阳小肠经辨证,针灸使用本经穴位。共有 19 个穴。

7. 足太阳膀胱经　足太阳膀胱经,起于内眼角的(睛明),向上行于额部(攒竹),距正中线 1.5 寸向后行,与督脉在百会相交。

它的第一条支脉:从头顶部分出到耳上角。

其直行主干从头顶入头内络于脑,复出项部天柱穴处,分成两支下行。其中的一支夹脊旁 1.5 寸,沿着肩胛部内侧下行,与督脉并行,并在大椎穴与诸阳经相交会,十二背俞穴全在这条线上,这一支在第二腰椎旁的肾俞处,分支进入体内络于肾,隶属于膀胱。而夹脊旁的分支继续下行,通过臀部(上髎、次髎、中髎、下髎),进入腘窝中(委中)。

背部另一支脉:出天柱从肩胛内侧缘下行,距正中线 3.0 寸,经过髋关节部与足少阳胆经交会于环跳穴,向下沿大腿外侧后边下行,与前一分支会合于腘窝中委中穴——由此向下经过腓肠肌中部(承山),出于外踝后方与跟腱之间(昆仑),沿第五跖骨粗隆(申脉),到达小趾的外侧端(至阴),与足少阴肾经相接(图 2-10)。

足太阳膀胱经的主要病候:头痛,项背腰臀部以及大腿后部至足小趾的疼痛,目痛,见风流泪,鼻塞多涕,疟疾,癫狂,小便不通和遗尿,面颊肿,咽喉肿痛等。

足太阳膀胱经穴位的主治病证:头、项、目、背、腰、下肢部病症以及神志病。背部第一侧线的背俞穴及第二侧线相平的腧穴,主治与其相关的脏腑病症。

凡是以上病证应该考虑从足太阳膀胱经辨证,针灸使用本经穴位。共有 67 个穴。

8. 足少阴肾经　足少阴肾经,起于足小趾下边,向内斜行,经过足心(涌泉),出于内踝的前下方(然谷),沿内踝之后(太溪、大钟、水泉、照海),进入足跟,上至小腿下部(复溜、交信,交会于三阴交),出腘窝内侧(阴谷),上大腿内侧面的后部,通过脊柱(交会于长强)属于肾,络于膀胱(肓俞、中注、四满、气穴、大赫、横骨,会关元、中极)。

直行的支脉:从肾向上(商曲、石关、阴都、通谷、幽门),通过肝、膈,进入肺中(步廊、神封、灵墟、神藏、彧中、俞府),沿着喉咙,夹舌根旁(通于廉泉)。

它的支脉:从肺出来,络于心,流注于胸中,交于手厥阴心包

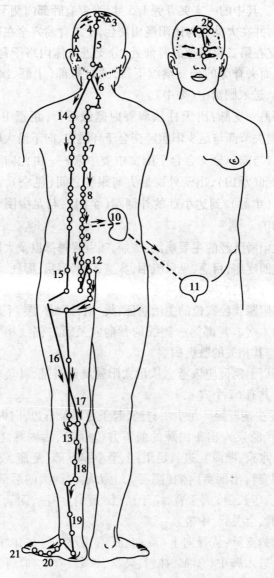

图 2-10　足太阳膀胱经循行示意图

经(图2-11)。

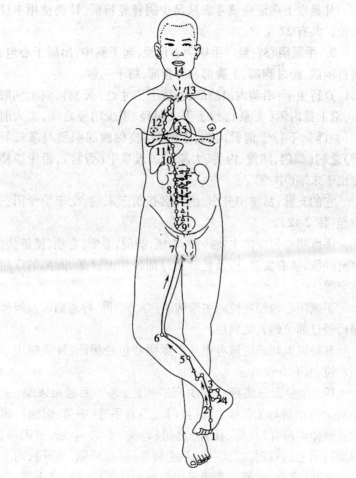

图 2-11　足少阴肾经循行示意图

　　足少阴肾经的主要病候：咳血，气喘，口干舌燥，咽喉肿痛，水肿，便秘，腹泻，腰痛，足心发热，以及经脉所过部位脊柱、大腿后侧部的疼痛无力等。

　　足少阴肾经穴位的主治病证：妇科病，外生殖器病，肾、肺、咽喉及经脉循行经过部位的其他病症。

凡是以上病证应该考虑从足少阴肾经辨证,针灸使用本经穴位。共有 27 个穴。

9. 手厥阴心包经　手厥阴心包经,起于胸中,出属于心包,通过膈肌,经过胸部、上腹部和下腹部,络于三焦。

直行主干:沿胸内出胁部,当腋下三寸处(天池),向上到腋下,沿上臂内侧(天泉),行于手太阴经、手少阴经之间,进入肘中(曲泽),下行于前臂内侧,走两筋(桡侧腕屈肌腱与掌长肌腱)之间(郄门、间使、内关、大陵),进入掌中(劳宫),沿中指桡侧出于末端(中冲)。

它的支脉:从掌中分出,沿无名指出于末端,交于手少阳三焦经(图 2-12)。

手厥阴心包经的主要病候:心痛,胸闷,心慌,心烦,精神病,腋窝肿胀,掌心发热,以及经脉所过部位如上臂部、肘部的疼痛痉挛等。

手厥阴心包经穴位的主治病证:心、胸、胃、神志病以及经脉循行经过部位的其他病症。

凡是以上病证应该考虑从手厥阴心包经辨证,针灸使用本经穴位,共有 9 个穴。

10. 手少阳三焦经　手少阳三焦经,起于无名指末端(关冲),上行小指与无名指之间(液门),沿着手背(中渚、阳池),出于前臂伸侧两骨(尺骨、桡骨)之间(外关、支沟、会宗、三阳络、四渎),向上通过肘尖(天井),沿上臂外侧(清冷渊、消泺),向上通过肩部(臑会、肩髎),交出足少阳经的后面(天髎、会秉风、肩井、大椎),进入缺盆(锁骨上窝),分布于膻中(纵隔中),散络于心包,通过膈肌,广泛遍属于上、中、下三焦。

第一条支脉:从膻中上行,出锁骨上窝,上向颈旁,连系耳后(天牖、翳风、瘈脉、颅息),直上出耳上方(角孙,会颔厌、悬厘、上关),弯下向面颊,至眼下(颧髎)。

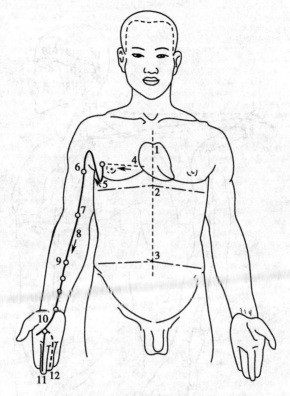

图 2-12　手厥阴心包经循行示意图

第二条支脉：从耳后进入耳中，出走耳前（和髎、耳门，会听会），经过上关前，交面颊，到外眼角（丝竹空，会瞳子髎），交于足少阳胆经（图 2-13）。

手少阳三焦经的主要病候：腹胀，水肿，遗尿，小便不利，耳聋，耳鸣，咽喉肿痛，目赤肿痛，面颊肿，还有经脉所过部位耳后、肩臂肘部外侧的疼痛等。

手少阳三焦经穴位的主治病证：头、耳、目、胸部、胁肋部、咽喉病，热病以及经脉循行经过部位的其他病症。

凡是以上病证应该考虑从手少阳三焦经辨证，针灸使用本

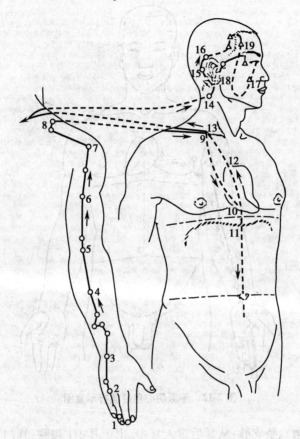

图 2-13　手少阳三焦经循行示意图

经穴位,共有 23 个穴。

11. 足少阳胆经　足少阳胆经,起于外眼角(瞳子髎),上行到额角,下耳后(风池),沿颈旁,行手少阳三焦经之前(经天容),至肩上退后,交出手少阳三焦经之后(会大椎,经肩井,会秉风),进入缺盆(锁骨上窝)。

它的支脉:从耳后进入耳中(会翳风),走耳前(听会、上关,会听宫、下关),至外眼角后。

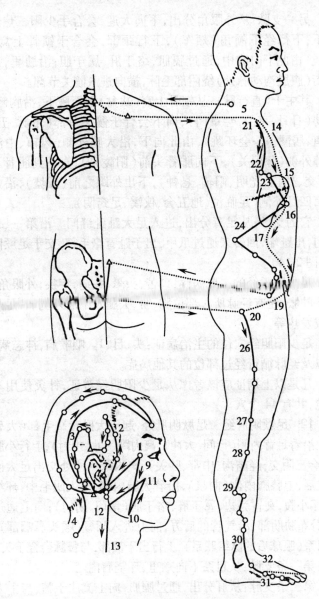

图 2-14 足少阳胆经循行示意图

另一支脉:从外眼角分出,下向大迎,会合手少阳三焦经至眼下;下行经下颌角(颊车),下行颈部,会合于锁骨上窝(缺盆)。由此下向胸中,通过膈肌,络于肝,属于胆;沿胁里,出于气街(腹股沟动脉处)绕阴部毛际,横向进入髋关节部。

其主干(直行脉):从锁骨上窝(缺盆)下至腋下,沿胸侧,过季胁(日月、京门,会章门),向下会合于髋关节部(带脉、五枢、维道、居髎……会环跳),由此向下,沿大腿外侧(风市、中渎),出膝外侧(膝阳关),下向腓骨头前(阳陵泉),直下到腓骨下段(阳交、外丘、光明、阳辅、悬钟),下出外踝之前(丘墟),沿足背至第四趾外侧(足临泣、地五会、侠溪、足窍阴)。

它的支脉:从足背分出,进入足大趾趾缝间。沿第一、二跖骨间,出趾端,回转来通过爪甲,出于趾背毫毛部,交于足厥阴肝经(图2-14)。

足少阳胆经的主要病候:口苦,头晕,头痛,疟疾,外眼角痛,腋下肿胀,还有经脉所过部位胸、胁、大腿及下肢外侧痛,足外侧痛或发热等。

足少阳胆经穴位的主治病证:头、目、耳、咽喉病,神志病,热病以及经脉循行经过部位的其他病症。

凡是以上病证应该考虑从足少阳胆经辨证,针灸使用本经穴位,共有44个穴。

12. 足厥阴肝经　足厥阴肝经,起于大趾背毫毛部(大敦),向上沿着足背内侧(行间、太冲),离内踝一寸(中封),上行小腿内侧(会三阴交,经蠡沟、中都、膝关),离内踝八寸处交出足太阴脾经之后,上膝腘内侧(曲泉),沿着大腿内侧,进入阴毛中,环绕阴部、至小腹,夹胃旁边,属于肝,络于胆(章门、期门);向上通过膈肌,分布胁肋部,沿气管的后方,向上进入颃颡(喉头鼻咽部),连接目系(眼球后的脉络联系),上行出于额部,与督脉会合于头顶。

第一条支脉:从目系下向颊里,环绕唇内。

第二条支脉:从肝分出,通过膈肌,向上流注于肺,与手太阴肺经相接(图2-15)。

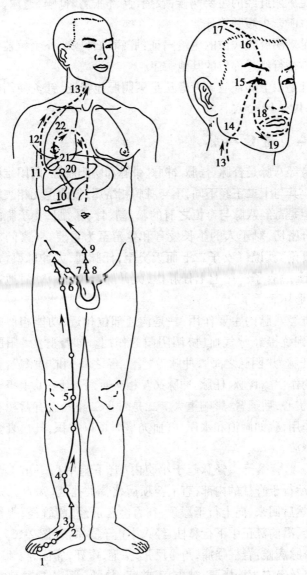

图 2-15　足厥阴肝经循行示意图

足厥阴肝经的主要病候:腰痛,胸部胀满,打嗝,遗尿,小便不利,疝气,少腹肿等证。

足厥阴肝经穴位的主治病证:肝病、妇科病、外生殖器病以及经脉循行经过部位的其他病症。

凡是以上病证应该考虑从足厥阴肝经辨证,针灸使用本经穴位,共有 14 个穴。

二、奇经八脉

奇经八脉是督脉、任脉、冲脉、带脉和阴阳跷脉、阴阳维脉的总称。其与十二正经不同,不与脏腑相络属,彼此也无相表里关系。但是奇经八脉与奇恒之府的脑、髓、骨、脉、胆、女子胞的关系十分密切,对于人的生长发育和生殖至为重要。《素问·上古天真论》就说:"女子二七而天癸至,任脉通,太冲脉盛,月事以时下,故有子……七七任脉虚,太冲脉衰少,天癸竭,地道不通,故形坏而无子也。"

奇经八脉的主要作用:一是沟通部位相近、功能相似的经脉,达到统摄经脉气血、协调阴阳的作用。如督脉为"阳脉之海",任脉为"阴脉之海",冲脉为"十二经之海"和"血海",皆具统率的作用。督脉、任脉、冲脉又互相交通,下起胞中,上极于头脑,前贯心,后通肾,影响重大。二是对十二经气血有蓄积和渗灌的作用,犹如湖泊和水库,气血充盛时可以蓄积,气血衰少时可以释放。

1. 督脉循行　督脉起于小腹内(肾下胞中),下出于会阴部,向后行于脊柱的内部,直上至项后枕骨大孔处(风府),进入脑内,然后回来,向上行于巅顶,在百会与肝经、膀胱经、胆经等相交会,沿前额正中下行鼻柱,经人中止于唇系带(图 2-16)。

督脉病候:脊柱强痛,角弓反张,头痛,癫狂,痫证等。

督脉经穴主治概要:神志病,热病,腰骶、背、头项局部病症及相应的内脏疾病。

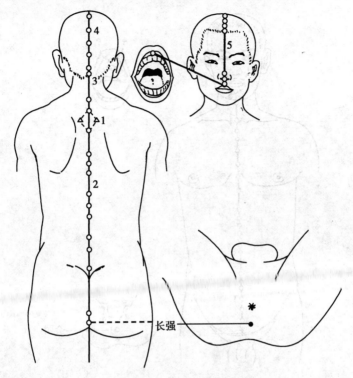

图 2-16 督脉循行示意图

凡是以上病证应该考虑从督脉辨证,针灸使用本经穴位,共有 28 个穴。

2. **任脉循行** 任脉起于小腹内(肾下胞中),下出于会阴部(会阴穴),向上行于阴毛部,沿着腹内,向上经过关元与阴经相交会,又经神阙(脐)等穴,到咽喉部,再上行环绕口唇,经过面部,进入目眶下(承泣)(图 2-17)。

任脉病候:疝气,带下,腹中结块,癃闭,不孕等。

任脉穴主治概要:腹、胸、颈、头面的局部病证及相应的内脏器官疾病如泌尿、生殖方面等,少数经穴有强壮作用,还可以治疗神志病。

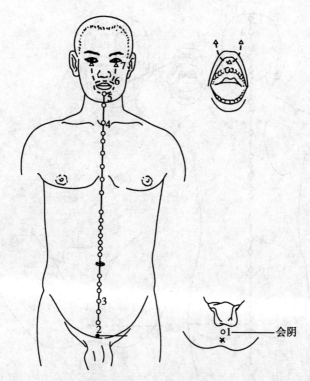

图 2-17　任脉循行示意图

凡是以上病证应该考虑从任脉辨证,针灸使用本经穴位,共有 24 个穴。

3. 冲脉循行　冲脉起于小腹内(肾下胞中),下出于会阴部,向上行于脊柱之内,其外行者经气冲与足少阴经交会,沿着腹部两侧肾经,上达咽喉,环绕口唇,抵目下承泣(图 2-18)。

冲脉病候:腹部气逆而拘急。临床常用来治疗妇科疾病。

4. 带脉循行　带脉起于季肋部的下面(章门),斜向下行到带脉、五枢、维道穴,横行绕身一周。是人体唯一的横行经脉(图 2-19)。

奇经八脉分布和作用见表 2-4:

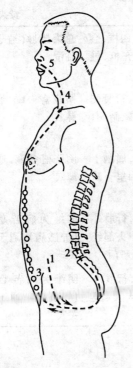 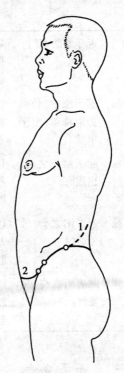

图 2-18　冲脉循行示意图　　　**图 2-19　带脉循行示意图**

表 2-4　奇经八脉分布和作用简表

冲脉 任脉 督脉	皆起于肾下胞中，出于会阴（一源三岐）	冲脉出气冲，并少阴经上行至头面，止承泣，下至足下；任脉行身之前正中，有 24 穴，络脉鸠尾； 督脉行身之后正中，有 28 穴，三个分支络穴长强	冲脉是十二经脉之海，五脏六腑之海、血海，通于公孙穴；任脉总任诸阴，为阴脉之海，主强壮和分段病，通于列缺穴； 督脉总督诸阳，为阳脉之海，通于后溪穴

续表

带脉	起于季胁章门	后连督脉十四椎,会胆经带脉、五枢、维道	总束诸脉,通于足临泣
阳跷脉	起于跟中,仆参为阳跷本,出于申脉	以跗阳为郄,行身侧后方,交居髎、睛明,至风池终	阳跷盛失眠,通申脉穴
阴跷脉	起于然谷之后,出照海	以交信为郄,属脑上行股内,循胸里至睛明	阴跷盛多寐,通照海穴
阳维脉	起诸阳之会,脉发金门	以阳交为郄,行股外及身侧背,在头部经胆经止风府、哑门	阳维为病苦寒热(外感病),通于外关
阴维脉	起诸阴之交,脉发筑宾	以筑宾为郄,行股内腹侧,止于天突、廉泉	阴维为病苦心痛(内脏病),通于内关穴

三、十五络脉

十五络脉是经络系统的重要组成部分,是十二经脉和任、督二脉各自分出一条络脉加上脾之大络(大包)总称十五络,或十五别络。

十五络脉的十二正经络脉由四肢肘膝关节以下,腕踝关节附近的本经络穴分出,均走向相表里的经脉,加强了表里两经的外部联系。例如肺经的络脉名为列缺,从腕后分出走到食指,联络大肠经,另有分支随本经走行到手大鱼际,从而加大了气血灌注的范围。

络脉的分出点即是络穴,络穴一穴连两经,所以临床应用非常广泛。

任脉的别络名鸠尾(尾翳),散布于腹部;督脉的别络从尾骨下的长强穴分出,经背部向上散布于头部,左右别走足太阳经。脾之大络从大包分出,散布于胸胁部,分别沟通了腹部经气、背部经气和侧胸部经气。络脉有无数的分支,无法数清,称为三百六十五络,即孙络和浮络,刺之出血的又称为血络,它们遍布全身内外每一个脏腑器官。

经别与络脉都从经脉分出,它们的区别在于经别深入于体腔,加强了表里经脏腑之间的内在联系。经别全部向心走行,在循行中还加强了脏腑与心的联系。经别浅出头面,加强了阴经经脉同头面部的联系,扩大了腧穴的应用范围,手足三阴经经穴之所以能治疗头面部的疾患是与经别的作用分不开的。如偏正头痛可取太渊、列缺;牙痛、喉病可取太溪、照海等。

四、十二经筋

十二经筋是十二经脉之气结聚于筋肉关节的体系,是十二经脉的外周连属部分。简单说即是沿经脉外行线走行的肌肉和肌腱,所以十二经筋的分布与十二经脉的体表通路相一致。其特点是全部起始于四肢指趾的末端,全部向心走行,遇关节则结聚(即附着于骨骼上),不入内脏,体腔则成膜成片,如膈肌。足三阳经筋起于趾端,结于头面部鼻旁。足三阴经筋起于趾端,结于阴器(腹部),手三阳经筋起于指端,结于角部(头部)。手三阴经筋起于指端结于贲(膈肌)。

经筋的作用主要是连缀约束骨骼,完成关节运动和保护的功能。《素问·痿论》曰:"宗筋主束骨而利机关也",即是这个意思。另外足厥阴肝经经筋还连结于阴器(生殖器),与阳痿病有关。由于寒、热、风、湿等邪气的侵袭,以及跌打损伤等原因,经筋的病症主要是疼痛、麻痹、肿胀、萎缩和运动功能失常,如面瘫、肩不举、膝肘不可以屈伸、闪腰、岔气等,还包括因闪挫伤引起的肌腱或韧带损伤,中医称为伤筋病,见表2-5:

表 2-5　经筋的分布和作用简表

十二经筋	手三阴经筋	由指端行臂内，结于贲	均向心走行至头身	1. 约束骨骼，利于关节活动 2. 保护 3. 以痹痛掣引、转筋活动不利、痿证等经筋病为主，各经有特点
	手三阳经筋	由指端行臂外，结于角	结聚于骨关节部	
	足三阴经筋	由趾端行股内，结于阴器	行体表不入内脏	
	足三阳经筋	由趾端行股外，结于顺	入体腔成膜成片	

五、十二皮部

十二皮部是十二经脉功能活动反映于体表的部位，也是布满络脉的所在。实际上，十二皮部即是按十二经脉的外行线为依据，将全身皮肤划分为十二个区域，称十二皮部。皮部位于体表，对机体有保护的作用，同时还能通过局部的颜色、温度、电的变化反映出脏腑、经络的病变。反之，通过针灸皮部上的腧穴，亦可以调整脏腑的功能，治疗各种疾病。临床上按摩、拔罐、外敷等均是通过皮部治疗疾病。

综上所述，可以初步了解经络系统的组成是一个表里上下多组织的网络体系。与人体生理、病理密切相关，关系到"人之所以生，病之所以成，人之所以治，病之所以起，学之所始，工之所止"。

第七节　经络实质的现代研究

中国医学历史悠久，影响巨大，是全世界传统医学宝库中的一颗明珠。它以源远流长、理论系统化、理论与实践密切结合、效验确定而受到国内外患者的欢迎。中医理论是由脏腑、经络、津液气血等为核心的,其中的经络学说产生最早。1973 年中国长沙马王堆汉墓出土的帛书《足臂十一脉灸经》、《阴阳十一脉灸经》是现存最早的经络学专著。距今 2000 年以前的《内经》更十分具体、系统、全面讲述了经络的循行分布、与脏腑的关系、病候以及经络系统中经别、络脉、经筋、皮部的内容。还提出了经络的根结、标本、气街、四海等理论。成为指导针灸推拿、临床各科的重要依据。

20 世纪 50 年代以来,针灸在世界发展很快,已成为世界医学的重要组成部分。世界一百二十余个国家均有针灸医师工作。

各国学者对经络学说的认识不断加深,并投入很大的力量进行研究。几十年来围绕经络研究的争论层出不穷,成为我国医学科学工作中争论最激烈、又备受人们重视的课题。千百年的医疗实践证明经络学说的主流是正确的,它的理论思想与现代科学发展的前沿合拍,尤其与生命科学的研究关系密切,因此经络研究有广阔的前景。

一、肯定现象

1956 年中国即将经络的研究列为全国自然科学发展规划的重点项目,有组织地进行临床观察、形态学研究和实验研究,取得了一定的进展,但也有曲折和干扰。20 世纪 60 年代初,朝鲜的金圣汉声称发现了经络的实质,但事实证明那是伪科学。进入 70 年代,我国在针刺麻醉研究的推动下,解放军 309 医院、北大生物系和中科院生物物理研究所的研究人员,进行了 1000 例循经感传出现率的调查,对 8 名感传显著者进行经脉感传的观测。1973 年由卫生部组织按统一方法和标准,在 20 余省市进行了 20 万例以上的人群普查。然后观察出现感传的情况。以后我国学者又分别在国外对莫桑比克人(203 例)、尼日利亚人(182 例)、塞内加尔人(193 例)、英、美、德、法等白种人(110

例)的循经感传进行了观察。证明循经感传在人类当中,无人种和地域的差别。在不同性别、年龄、地域、种族、健康和文化水平的受试者身上都能观察到循经感传现象。日本等其他国家学者也先后进行过这类研究和报道。一般说来,人群中有感传的是少数,占15%~20%,显著循经感传则只有1%。但是对不敏感人的肢端井穴加电刺激后,再用特殊的小锤进行叩击,可以在肢体上叩出一连串的敏感高发声点、连接起来即是古籍记载的经脉线,这条线同样具有电、声等特性。实验证明这种隐性循经感传是有普遍性的,占测试者的95%左右。这一结果是可重复验证的。北京市中医医院和河北保定地区中医医院(北京中医药大学教学医院)的学者发现运用传统的手段进行催气运针,循经感传出现率达80%以上。气功入静者也可以诱发循经感传,其出现率达80%,而且多数人都可通达经脉全程。证实了明代李时珍所说"内景隧道,惟返观者能照察之"的论述。

国内外的学者还对循经皮肤病进行了观察,总结了346例478条循经皮肤变化,包括有贫血痣、神经性皮炎、皮肤色素沉着等25个病种。其中有些疾患是先天的,有的是后天的,十四经脉及带脉都有发现,有确实的病例和照片为证。有的见于经脉的一部分,有的波及经脉的全程,十分醒目。还有的单位和作者,均发现针刺时出现循经的红线、白线、红疹及皮下出血等血管神经反应,常可保持数小时以上。

在患者身上我们还发现有循经性疼痛、麻感、酸、痒及走窜感,或冷、热及水流感,与古典经脉记载相吻合。病程短者2~3天,长者达15年仍存在这种现象,称为循经感觉病。显性循经感传、隐性循经感传、循经皮肤病、循经疼痛和循经感觉异常,显示的线均基本符合古典经脉线的记载,为国内外学者所承认。

按照"肯定现象,掌握规律、提高疗效、阐明本质"的思路,我国的经络研究不断深入取得了显著的进展。

二、为阐明本质进行现象的客观观察

从现象到本质是人们认识客观事物的必由之路。经络现象是客观存在的,我们应该把古人赖以建立经络学说的经络现象和由此涉及的人体脏腑、气血、津液生理和病理规律的本质弄清楚。1985年经络研究被列入我国国家"七五"攻关课题,1990年被列为国家十二项重大基础理论研究之一,1998年又被列入国家攀登项目,经过30多年的努力,经络的现代研究取得了显著的进展。

目前我国学者已有大量的资料说明:①经络现象是客观存在的,其中循经感传尤为多见,它普遍地存在,是一种正常的生命现象。②人体体表可以观察到与古典经脉循行路线基本一致的线路,它与人体功能的调节密切相关。③经脉和脏腑间确有相对特异性联系。

我国学者在经络的研究方面采用了电、声、光、核、气等多种理化方法,以及神经生物形态学方法,如CB-HRP(辣根酶)、荧光双标法等手段,从细胞水平进行研究。

1. 皮肤电阻和电位检测法　多年来中外学者用电学方法,采用皮肤电阻抗为指标进行研究,20世纪50年代初,日本发现人体体表存在26条低电阻连线,称为良导络,其径路与古典经脉线路相似。我国学者近年来对皮肤低电阻点的检测方法进行了重要的改进,并进行了系统的论证。通过对十四经脉的测试结果,证明皮肤低电阻点的循经性。低电阻点密集分布,沿经排列,但不连续,其结果稳定,可以重复。

有实验报道,用电脉冲刺激手阳明大肠经井穴商阳穴,15分钟后,循经感传从井穴上行到臂臑穴。2小时后即出现沿经红色点状皮疹,色泽逐渐加深,融合成片,连接成线条状、边缘不整齐的皮下血斑条,长11cm,宽0.9~1cm。患者还伴有皮肤温度的明显改变,持续2~3天。对该患者的2年观察中,此现象可重复出现。

当对机体施以外加电流时，穴位与非穴位的皮肤电位差较明显，并且反映出经络脏腑功能方面的活动。因此有人认为皮肤电位测定较皮肤电阻测定更有意义。近几年市场上多种经络测定仪都是根据这个原理制造的，此法受温度和湿度及探头压力影响较大。

2. 同位素示踪法　我国学者和国外学者从 20 世纪 60 年代即采用放射性同位素示踪法研究经络。采用在穴位上注入 P32 观察到所测 12 条示踪轨迹与古典经脉线基本一致。

近年来采用高锝酸钠注入穴位，用大视野数字照相机记录。观察到：①放射性同位素示踪剂在四肢部可迁移 30～110cm，轨迹主要位于皮下；②移行速度 3.5～76cm/s 在非穴位注射则有淤积；③在活体观察示踪轨迹与淋巴和神经干无直接关系，但与血管关系密切；④示踪轨迹在四肢部的十二经脉和任督二脉上基本循古典记载走完全程。仅大肠经和心包经有一定变异。专家鉴定认为此法直观、客观，重复性均较强。

有人在手厥阴心包经的大陵穴皮下注入^{99m}Tc，然后用 γ-闪烁照相机拍摄，可见局部呈圆形亮斑，出现向心性迁移，在尺骨和桡骨之间运行于尺骨桡侧缘后，穿过尺骨掌侧肌群，斜向尺骨内侧缘上行，到肘关节掌侧面，循肱骨内侧缘上行。这与手厥阴心包经的循行是相吻合的。

3. 循经声信息检测　学者们观察到刺激穴位的声信号（低频振动）可沿经络的路线传导，其轨迹与古典记载相吻合，信号的频率在 8～97Hz 之间，高峰集中于 30～40Hz。结果稳定，可重复。如在商阳穴输入低频声信号后，在本经的合谷、偏历、手三里、曲池、肘髎、臂臑、巨骨、扶突、迎香穴上可记录到同样频率、同样波形的声信号，和两侧旁开的对照点比较差异非常显著。学者们还观察到，大肠经在肘髎穴处向外偏曲，在头面部走向对侧迎香，商阳穴与肺经的列缺穴、迎香穴与胃经的承泣穴连接,巨骨穴与小肠经的秉风穴及督脉的大椎穴交会。此外,当低频声信号输入商阳穴后,结肠的蠕动频率加快,波幅增大,而将低频声信号输入小肠经少泽穴后,则无此明显变化。

4. 光检测法　使用光检测的方法主要有两种:

(1) 体表超弱冷光检测:即以体表超冷光信号为指标,观察到高发光点基本循十四经分布,与两侧对照点明显不同。发光强度与年龄、体质有关。某些患者在不同经穴发光有不对称变化,与健康人有显著差异。

(2) 红外成像法检测:一切物体温度高于-273℃时,它内部的分子就会因热运动而向空间放射红外线。用高灵敏度的探测器通过荧光屏或拍照可以出现亮带和暗带,其显示的路线与古典经络相符,而不同于神经和淋巴。针刺得气时,相应的经、穴常出现凉感或热感,在荧光屏上也可以出现相应的亮带或暗带,其显示的路线与古典经络相符,而不同于神经和淋巴的走向。此法为经络的显示提供了一条途径。

5. CO_2 和 O_2 分压的测定,H^+、Ca^{2+} 的测定　近年来有些学者还进行了人体经络体表循行线,二氧化碳呼出量特性的研究。发现经线上二氧化碳呼出量(RCO_2)高于经线外。并且从井穴向合穴不断增大。还有人测查了经穴、非经穴 H^+、Ca^{2+} 变化。如先用高振动声方法对心包经前臂段进行准确定位,从大陵到曲泽分成五等分,分别称为第1点(水平)、第2点、第3点、第4点、第5点和第6点,在第3.0点、第3.5点、第4.0点、第4.5点、第5.0点和第5.5点进行测定,对照点选在同水平线外,距离心包经主线0.5~1cm处。结果表明,在心包经3.0水平、4.0水平、4.5水平和5.5水平,经线上的 RCO_2 比经线外显著增高。这说明,心包经前臂段多数地方二氧化碳呼出量高于经线外同水平。

6. 中国中医科学院张维波先生通过猪的大量实验证实细胞间隙和体液通道是经络的重要部分,受到国内外的重视。

7. 针效阻滞定位检测　利用针刺时出现的循经感传经压迫可以出现阻滞的特性,测出一系列的阳性阻滞点,将这些阳性阻滞点连接起来即绘成一条轨迹,此轨迹基本与古典记载相吻合。这是一种应用于临床的检测。

三、经脉-脏腑相关的研究

经络内属于脏腑,外络于肢节,沟通人体内外表里。通过经络的联系,脏腑病变可反映到体表,出现特定症状和体征;而刺激体表的一定经穴又可以治疗相应脏腑的疾病。所谓有诸内必形诸外,揣外而知内,治外而调里。这就是经络脏腑相关。如《素问·脏气法时论》即云:"心病者,胸中痛,胁支满,膺背肩胛间痛,两臂内痛",将脏腑与肢节联系起来。

针刺左心包经的内关、郄门、曲泽、天泉四穴和心包经上的两个非穴点,及四穴旁2cm的8个对照点,对80名受试者心功能(包括 LVET、P/L、SV 等8项指标)及心电图进行测试。发现针刺心包经上四穴和非穴点与对照8穴对比,差异非常显著($P < 0.01$)。而内关等经穴又优于非穴位点。这表明心包经与心脏的功能关系密切。又有人相继对胃经和胆经进行实验观察,结果相同。还有人观察到针刺足三里、小海、曲池穴分别对胃、小肠和结肠运动有相对特异性。1984年有报道在内关、足三里、孔最和太溪穴注射示踪剂均能迅速分别到达各相关脏器,但到达的速度,强度则因穴位不同而不同。

随着经络研究的深入,经脉-脏腑之间关系必将成为重点之一,这对于临床观察和进一步阐明经络实质,提高疗效有不可低估的作用。因此,很多人都在做这方面的研究。

四、透过现象看本质

古籍上所说的经络究竟是指机体的哪些组织结构?经脉内属于脏腑,外络于肢节,行血气(运行气血)而营阴阳(调节身体的各种功能),这是最基本的属性。实践证明,在已知的神经、血管、淋巴等组织之外寻找独立、新的经络的一切尝试都归于失败,大量的实验为阐释经络现象和经络实质奠定了基础。经络是以神经系统为主要基础,包括血管、淋巴、体液等已知结构的人体功能调节系统,有学者提出以下学说:

1. **经络与中枢神经-体液调节机制相关说** 中医认为经络具有行血气、营阴阳、决死生、处百病的重要作用。现代生理学则认为人体功能活动的联系和调节及其与外环境的平衡统一,主要是由通过神经-体液调节实现的。有的学者根据循经感传的一些特征,认为在体表发生的感传线是在中枢神经系统里发生的过程。经络是大脑皮质各部位之间特有的功能联系。经上的穴位在大脑皮质上各有相应的点(最近庄鼎氏已通过功能MRI磁共振从图像中反映出来,张栅用红外摄影也反映了变化)。针刺一个穴位引起大脑皮质相应点兴奋后,这一兴奋就按其特有的功能联系,有规律地扩散在同一经上有关穴位的相应点,引起该系统的兴奋,大脑皮质某一经系统发生兴奋后,在体表的投影,在主观上即形成了循经感传的感觉。即"感在中枢,传也在中枢"。其基本根据是截肢者的幻肢感传感;气功入静可引出循经感传;感传可以扩散又可回流;做腰麻硬膜外麻醉后刺激气户穴,多数受试者感传能穿过麻醉区至足趾端。另外入静诱导可提高感传诱发率,脑部病变可以增加循经感传出现率等,这些都支持中枢说。

2. **经络-皮质-内脏相关假说** 此假说由张锡钧等于1959年提出。根据经穴与皮质、皮质与内脏之间存在肯定的联系,实验针刺狗的"足三里"可以建立食物性条件反射,针刺人的内关穴同样可以建立血管收缩反应的条件反射,刺激穴位可以改变皮质诱发电位晚成分,实验说明了三者的联系。

3. **经络与周围神经系统相关说** 直观解剖发现大多数穴位或其附近都有神经干或较大分支通过。显微镜下观察324个穴位,有脑神经或脊神经支配的有 323 穴,占 99.6%,用 CB-HRP(辣根酶)或荧光双标法均发现穴位与周围神经相关。笔者主持的实验采用荧光双标法直观地看到肾经经穴注射标记物与在肾脏肾上腺注射的标记物,在脊前神经节细胞内有汇聚;而循经出汗、汗毛竖立、循经皮丘带等均与自主神经有关;用肾上腺素能神经和胆碱能神经遍及全身,可以说明经络内属于脏腑,外络于肢节,以及营与卫、气与血的关系。认为这些神经沿小动脉及毛细血管前动脉分布,在小血管上位于中外膜之间。总之,认为交感神经系统神经节后纤维及阻力血管密不可分,这是经络实质的重要组成部分。季仲朴 1987 年即把此系统命名为"体表内脏植物性联系系统"。

4. 二重反射与轴索反射接力联动说 1972 年汪桐提出经络的实质是二重反射假说。认为针刺穴位一方面可以通过中枢神经系统,引起通常的反射效应,即长反射。另外由于局部组织刺激产生的酶化学物质作用于游离神经末梢,引起局部短反射。一个局部短反射就成为下一个局部短反射的诱因,如此向前推进。在一系列短反射的激发过程中,每一环节引起的兴奋,通过神经传入中枢,上升为意识,从而形成循经感传。在经络循行线,以神经和血管为基础的局部短反射,可以认为是比较古老、低级的外周整合系统,是进化过程中遗留下来的一种比较原始的功能。

1980 年张保真等采用肉眼实地观察铺片及血管灌注法,比较解剖学法和体针传统记录法,研究小鼠经脉线的行程定位与古典记载相一致。辨认出躯干段的足六经是以血管主干的行程为依据。足三阳的血管主干线在皮下和皮内;足三阴的血管主干均在胸腹壁的深层组织中,从而认为古人是根据鲜明的血管定名为经脉,但传递信息的则是血管壁上的神经。交会穴常有不同的血管吻合分支,管壁上的神经纤维与之伴行。血管是经脉的方向导引者、组织支持者和可能有的活动参与者。而神经纤维则是经脉信息传递的本体。

采用光镜下和电镜下的组织学、组织化学,特别是免疫组织学提示:肥大细胞与神经纤维结成不同程度、不同距离的形态和功能联系,它分化出来的介质和其他物质(组胺、激肽、P 物质、ATP 和前列腺素等)调节局部的生化环境有利于经脉信息的传导。这些神经纤维是 P 物质(一种激肽,大量存于脑组织和脊髓后根,是逆向扩张血管的介质),免疫反应阳性的属于无髓的细纤维。发现 P 物质能的神经纤维在外周来自初级神经元,来自脊神经节,实验观察它们是经脉信息的传递者。例如,足三里穴部的动脉是胫前动脉,它来自股动脉,血管壁上都分布着 P 能神经纤维,其外周的 P 物质神经纤维主要来自后根神经节内的初级感觉神经元胞体,这种胞体是小型的,约占节内胞体的20%。后根神经节内含 P 物质的神经元,其外周突直接或借助出侧支,间接投射到脊前神经节中,由脊前神经节胞体发出的长突进入肠肌丛和黏膜丛。两丛中有 P 物质能神经但无胞体和突起,P 物质是强有力的刺激剂,它作用到肠肌促进蠕动。

总体看,轴索反射接力联动假说认为:穴位中的感觉神经末梢,受到各种形式的刺激发生兴奋,神经冲动即传导到该轴索分支的分岔处,然后返转逆向,沿其另一分支传向皮肤,在分支的终末处释放出扩张血管或其他效应的物质,使皮肤小动脉扩张,使微血管的通透性提高,使接近此分支终末的肥大细胞活跃,形成皮肤潮红和风团。由穴位直接刺激引起的和由轴索反射引起的肥大细胞活动改变了中间物质的成分和含量(包括 P 物质等),进而通过下一神经元的轴索终末,再传递给下一个神经元的轴索终末,如此接力联动形成循经感觉。由轴索终末释放出的递质——分泌 P 物质阳性的肥大细胞与 P 物质免疫反应的神经纤维构成联结。通过多次电镜下证明,膨大的神经细胞终末与肥大细胞之间仅隔 20nm。在经脉线上神经与肥大细胞紧密相随。经脉线的结构成分——血管、神经、肥大细胞,它们合起来代表经脉线。

小鼠躯干部六条经脉均是以带有神经、肥大细胞的六条血管为主干组成的。应用微量组胺或 P 物质沿经注射,经百余例长、幼小鼠实验,均产生了循经红线或皮丘带出现。阳经中阳明经、少阳经红线出现率高,太阳经次之。而阴经因较深则不易发现。

此说解释了经络行血气、调阴阳的部分作用。适用于经脉外行线、循经皮肤反应的解释,也适用于循经的浅部感传。

笔者认为二重反射和轴索反射接力联动说是在现有解剖生理知识的基础上,发展了神经生理学,并较好地解释了许多经络问题,可能有良好的前景。

5. 经络与肌肉相关说　此说从脊髓水平对经络现象的性质进行了分析。对猫、大鼠和猴观察的结果表明:脊髓前角的运动神经元,对来自外围传入刺激的反应,具有某种循经的特点。沿着胃经、胆经和膀胱经等穴位分别注射 CB-HRP,则每一条经脉在脊髓的前角都可以显示出一条纵向排列的柱状运动神经元链,从而认为经络活动可能是一群支配功能上协同的肌肉群、具有特异空间联系的运动神经所固有的反射活动的功能表现。

全身横纹肌大致以纵向排列,经络的走向与此一致,在肌纤维交错排列之处,如面颊、肩臂经络走向也呈曲折回绕。

在经络研究方面,还有第三平衡论,也有一定的影响,其认为人体循经感传传导速度为 0.1~0.2cm/s,比神经传导速度慢,比内分泌快。躯体神经系统为 100m/s,自主神经系统为 1m/s,而内分泌系统的反应速度是以分计算的,认为它的核心似在苍白球,是人体当中最原始的反应系统。

关于经络实质还有细胞间隙说、低流阻通道说"波导管论"等。也有人从系统论、控制论、耗散结构等角度进行了有益的探讨。

五、经络研究展望

由于国家的重视和众多学者的努力,我国在经络研究方面在世界上居于领先地位。

这主要表现在:

1. 近40年来对经络现象和循经感传的情况进行了普查,并且掌握了一些规律,从普及经络知识和肯定古典记载上取得重大成果。

2. 方法学上,由简单到周密,在电、声、光、核、气诸方面进行检测的手段日益成熟和完善。

3. 对经脉-脏腑相关和人体功能调节过程中的循经特征取得了显著的成果。

4. 经络是人体功能的调控系统,在实现生命过程中物质、能量和信息的转化传递方面有重要作用,已被研究者公认。

5. 现代科学技术在经络研究方面起到重要作用。近20多年来神经生物学在阐述来自外周结构的传入信息和对中枢神经系统的结构和功能方面取得一系列进展,但还有极大的发展空间。

有人认为目前人类对生命的认识只有10%,甚至更少。

鉴于以上各种情况,在"肯定现象,掌握规律,提高疗效,阐明本质"这样完整的思路指引下。坚持功能与结构统一、分析与综合相结合的原则,微观和宏观相结合。一方面从细胞分子水平,乃至更深的层次弄清经络的物质基础,阐明循经感传的机制,阐明经脉-内脏相关的机制。另一方面更要重视临床和人体上的研究,以求提高疗效,利于针灸的传播和提高。还应该在研究中创造更新的方法、测试和治疗仪。虽然经络研究已经取得很大成绩,但距完全阐明其本质还任重道远,相信中外研究者的努力必将解决这一重大生命课题。

笔者旗帜鲜明地指出:所有企图在现有解剖系统之外另找

出经络实体的做法都归于失败。经络理论是中医学的特有理论,是中医基础理论的重要组成部分,它是复杂、模糊、横跨多个解剖系统的实用理论。经络系统包括的皮部、经筋都是客观存在的实体。人体由三部分组成,第一,核心部分是脏腑系统,包括五脏六腑、奇恒之腑及筋、骨、脉、肌、皮五体;第二部分是血、气、津、液、精;第三部分就是经络。经络是体内的网络系统,具有网络、联系、沟通、运输、调节、稳定等重要作用,是实体。人死亡消失的是经络现象,经络并未消失。古代先贤不仅发现了经络系统,而且还发现在四肢末端的经脉起(止)穴,肘、膝、腕、踝以下的经穴应用极广泛,普遍具有特殊而显著的治疗作用,这就是特定穴产生的基础。营卫气血不仅有十二经脉阴阳相贯、首尾相接、如环无端的运行形式,还有纵向的经络树样分布,据以总结出根结和标本理论。经脉彼此之间还有广泛的横向联系,又创立了四气街的概念。这些概念对针灸临床有指导性意义。

(谷世喆)

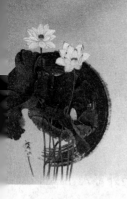

第三讲

针灸与腧穴

第一节　腧穴ABC

1. 什么是腧穴？它是如何起源并得到发展的？

腧穴的"腧"字，义通于"输"，有输注的含义；"穴"是空隙的意思。腧穴不是孤立于体表的一个点，而是与深部的组织器官有密切联系、互相疏通的一小部位，又可称"穴位"、"气穴"、"孔穴"等。大多数腧穴都分布在筋肉之间、关节部的中间、骨的凹陷部以及动脉搏动之处。

腧穴是古人在医疗实践中发现的。我们的祖先在长期与疾病斗争的过程中，逐步发现人体上有一些特殊部位，可以反映病痛和治疗疾病。起初，腧穴是散在于人体全身各处的，经过长期摸索和治疗经验的积累，不断补充新的内容，发展成为具有固定名称、明确定位和主治作用的腧穴理论。根据腧穴的主治功能与脏腑的联系，将相关腧穴归纳联络在一条线上，这些经脉线路上的许多重要孔穴，便是该条经脉所属的腧穴。

2. 我国最早的针灸专著是什么？它对腧穴学的贡献有哪些？

我国最早的针灸专著是《针灸甲乙经》，是晋代皇甫谧在采集和整理大量古代针灸文献资料的基础上编撰而成，其资料主要来源于成书于战国时代的《素问》、《灵枢》和成书于秦代之际的《明堂孔穴针灸治要》三书。《针灸甲乙经》全书共十二卷，一百二十八篇，其中有七十余篇是专门讲述腧穴方面的内容。书中对腧穴的穴名、别名、位置、取穴法、主治等多方面内容进行全面的论述，并且对腧穴的顺序进行了整理。《针灸甲乙经》系统总结和汇集了晋代以前针灸学的成就，为后世腧穴理论的发展做出了重大贡献。

3. 人体腧穴有哪几种？各有什么特点？

人体腧穴大体上可分为四种，即十四经穴、经外奇穴、阿是穴和耳穴。

十四经穴：指分布在十四经循行路线上，归属于十二经脉与任、督二脉的腧穴。十四经穴不仅主治本经病证，又能反映十四经及其所属脏腑的病证。

经外奇穴：指没有归属于十四经的腧穴。奇穴是在阿是穴的基础上发展而来的，其主治作用比较单纯，一般是对某些病证具有特殊疗效。

阿是穴：以病痛局部或与病痛有关的压痛点作为腧穴，即是阿是穴。阿是穴没有具体名称，也无固定部位，按之有疼痛减轻、舒适感或特殊感应，可直接进行针刺或艾灸。

耳穴：分布于耳廓上的腧穴。脏腑组织有病时，耳穴出现压痛，或见丘疹、脱屑、变色等改变；刺激耳穴可治疗脏腑组织疾病。

4. 腧穴是如何命名的？其方法有几种？

腧穴名称是古人将人体与自然界做比较和结合而定的，唐代孙思邈在《千金翼方》中记载："凡诸孔穴名不徒设，皆有深意"。其命名方法大致有三类：

自然类：与天文学、地理名称有关，如日月、太白、大陵、后溪、小海、气街等。

物象类：与动植物、建筑物有关，如鱼际、伏兔、攒（cuán）竹、库房、紫宫等。

人体类：与人体解剖、生理、治疗作用有关，如大椎、承浆、神堂、意舍、光明等。

5. 腧穴的定位方法有哪些?

有骨度分寸法、体表标志法和手指比量法三种。

骨度分寸法(图 3-1):以骨节为主要标志,设定尺寸,确定腧穴位置的方法。常用的骨度分寸值如下:前发际至后发际为12 寸;前额两发角之间为 9 寸;耳后两乳突之间为 9 寸;胸剑联合至脐中为 8 寸;脐中至耻骨联合上缘为 5 寸;两乳头之间为 8寸;大椎以下至尾骶为 21 椎节;两侧肩胛骨内缘之间为 6 寸;腋以下至季胁(指第 11 肋端)为 12 寸;季胁以下至髀(bì)枢(指股骨大转子)为 9 寸;腋前纹头至肘横纹为 9 寸;肘横纹至腕横

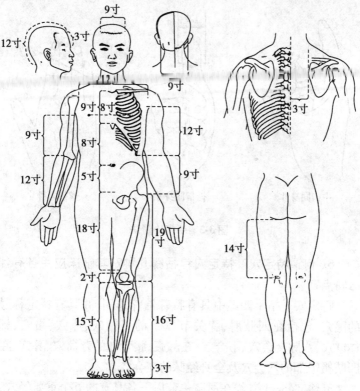

图 3-1　骨度分寸法

纹为 12 寸;耻骨上缘至股骨内上髁(kē)为 18 寸;胫骨内侧髁下缘至内踝尖为 13 寸;股骨大转子至膝中为 19 寸;臀横纹至膝中为 14 寸;膝中至外踝尖为 16 寸;外踝尖至足底为 3 寸。

体表标志法:以解剖学的各种体表标志为依据来确定腧穴位置的方法,有五官、骨节凸起等固定标志和关节、肌肉等随活动而出现变化的活动标志。

手指比量法(图 3-2):以患者本人手指的一些部位折作分寸确定腧穴位置的方法,有中指同身寸、拇指同身寸、一夫法三种。

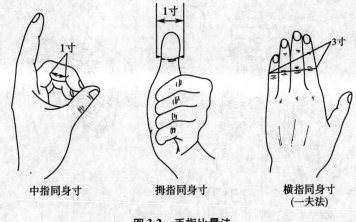

中指同身寸　　　　　拇指同身寸　　　　　横指同身寸
(一夫法)

图 3-2　手指比量法

6. 何谓特定穴? 特定穴包括哪几种? 其临床应用各有什么特点?

特定穴是指十四经中具有特殊治疗作用,并具有特定称号的腧穴,包括在四肢肘、膝关节以下的五输穴、原穴、络穴、郄(xì)穴、八脉交会穴、下合穴;在胸腹、腰背部的背俞穴、募穴;在四肢躯干部的八会穴及全身经脉的交会穴。

五输穴:是十二经在肘膝关节以下各具有的五个重要经穴,分别称井、荥(xíng)、输、经、合。临床上井穴多用于急救;荥穴多用于热病;输穴多用于关节疼痛;经穴多用于咳喘病;合穴多用于六腑病证。

原穴:是脏腑原气经过和留止的部位。原穴可调整脏腑经络虚实各证,善治五脏病,如《灵枢》中记载:"五脏有疾也,当取十二原"。

络穴:络脉由经脉分出部位的腧穴。络穴不仅能治本经病,也能治表里经病证,常与原穴配合使用,谓之"原络配穴"。

郄穴:是各经经气深聚的地方。郄穴用于治疗本经循行部位及所属脏腑的急性病证,阴经郄穴善治血证,阳经郄穴善治急性痛证。

八脉交会穴:四肢部通于奇经八脉的八个经穴。常采用上下相应的配穴法:公孙配内关治胃、心、胸部病症;后溪配申脉治目内眦、项、耳、肩胛部病症;外关配足临泣治目外眦、颊、颈、耳后、肩部病症;列缺配照海治胸、肺、膈、喉咙部病症。

下合穴:是六腑在下肢足三阳经的合穴。下合穴善于治疗六腑病证,如《素问》中云:"治府者治其合"。

募穴:脏腑经气结聚于胸腹部的腧穴。善治六腑病证,可单独运用或与背俞穴配合使用,谓之"俞募配穴"。

背俞穴:是脏腑经气输注于背腰部的腧穴。背俞穴不仅可治疗与其相应的脏腑病证,又可治与脏腑有关的五官九窍、皮肉筋骨之病。

八会穴:是脏、腑、气、血、筋、脉、骨、髓等精气所会聚的腧穴。八会穴的应用一般各以其所关而取治:脏病取章门,腑病取中脘,气病取膻中,血病取膈俞,筋病取阳陵泉,脉病取太渊,骨病取大杼,髓病取绝骨。

交会穴:是两经或数经相交会合的腧穴。交会穴不仅可治本经疾病,又可兼治相交会经脉的疾病。

7. 腧穴用于防治疾病有什么规律?

腧穴接受适当的刺激后,可通其经脉,调整气血阴阳,从而达到防治疾病的目的。腧穴防治疾病有以下三个特点：

近治作用：一切腧穴都能治疗该穴所在部位及其临近组织、器官的病证，即"腧穴所在，主治所在"。如百会位于头顶部，可治头部病证；中脘位于胃脘部，可治胃部病证等。

远治作用：十四经穴所具有的特点。在十四经穴中，尤其是四肢肘膝关节以下的腧穴，既可治局部病证，又可治经脉循行所过的远隔部位的病证，即"经络所过，主治所及"。如合谷属于手阳明大肠经，大肠经循行到达头面，故合谷可治疗头痛、鼻塞、齿痛、口歪等头面部疾病。

特殊作用：有些腧穴对机体的不同状态具有双向良性调节作用，如天枢既可用于便秘，又可用于泄泻。腧穴的作用又有相对特异性，如至阴矫正胎位、丰隆化痰等。

第二节 肺和大肠经主要腧穴的定位和应用

8. 肺经腧穴主要用于治疗哪些方面的疾病？

肺经腧穴具有宣肺解表、止咳平喘、清热止痛、调理脾胃等功效。主要用于治疗与肺脏有关的疾病，如咳嗽、气喘、胸闷、胸痛、咯血、咽干、咽痛等。其主治作用可概括为"胸肺疾患咳嗽喘，咯血发热咽喉痛"。

9. 肺经有哪些腧穴，其常用穴的定位、主治如何？

肺经共有 11 个腧穴（图3-3）：

中府、云门、天府、侠白、尺泽、孔最、列缺、经渠、太渊、鱼际、少商。其常用穴的定位及主治如下：

中府：距胸骨正中线 6 寸处，平第一肋间隙。主治咳嗽、气喘、胸中烦闷、胸痛、肩背痛等。

尺泽：屈肘，肱二头肌腱的桡（ráo）侧缘，肘横纹上。主治咳嗽、气喘、胸部胀满、吐泻、肘臂挛痛、潮热、咽喉疼痛等。

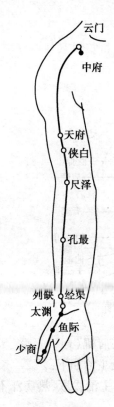

图3-3 手太阴肺经腧穴图

孔最:尺泽与太渊连线上,太渊上7寸处。主治咳嗽、气喘、咯血、头痛、肘臂挛痛、咽喉肿痛等。

列缺:腕横纹上1.5寸处。主治咳嗽、气喘、咽喉干痛、半身不遂、偏正头痛、项强等。

太渊:腕横纹上桡动脉搏动处。主治咳喘、咳血、胸背痛、无脉症、腹胀等。

鱼际:第一掌骨中点,赤白肉际处。主治咳嗽、咯血、失音、咽干、喉痹等。

少商:拇指桡侧,去指甲角0.1寸处。主治咳喘、中风昏迷、中暑呕吐、咽喉肿痛等。

10. 肺经腧穴在刺灸方法上应注意哪些问题?

中府、云门两穴针刺时应向外上方斜刺,刺不宜深,以避免刺伤肺脏而造成气胸;尺泽、列缺、经渠、太渊等穴位于关节或动脉搏动处,一般不宜用直接灸。

11. 大肠经腧穴主要用于治疗哪些方面的疾病?

大肠经腧穴具有清泻阳明邪热、宣肺理气、调理脾胃、通经活络等功效。可治疗头痛、眩晕、面肿、口眼歪斜、鼻渊、齿痛、耳聋等头面五官疾病;胃痛、腹痛、吐泻、便秘等胃肠疾病;疔疮、疥疮、瘾疹、荨麻疹等皮肤病;神志病以及热病。其主治作用可概括为"头面眼鼻口齿喉,皮肤神热与胃肠"。

12. 大肠经有哪些腧穴,其常用穴的定位、主治如何?

大肠经共有20个腧穴(图3-4):

商阳、二间、三间、合谷、阳溪、偏历、温溜、下廉、上廉、手三

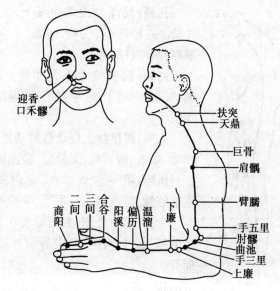

图 3-4　手阳明大肠经腧穴图

里、曲池、肘髎（liáo）、手五里、臂臑（nào）、肩髃（yú）、巨骨、天鼎、扶突、口禾髎、迎香。其常用穴的定位及主治如下：

商阳：食指桡侧，去指甲角 0.1 寸处。主治昏厥、热病汗不出、咽喉肿痛、下齿痛、耳聋耳鸣等。

合谷：第一、二掌骨之间，第二掌骨桡侧中点处。主治头痛、眩晕、发热恶寒、无汗、多汗、目赤肿痛、鼻渊、齿痛、胃痛、腹痛、半身不遂等。

手三里：曲池下 2 寸处。主治腹胀、吐泻、偏瘫、手臂麻痛、肘挛不伸、齿痛、失音等。

曲池：肘横纹桡侧端凹陷处。主治热病、咽喉肿痛、上肢不遂、手臂肿痛、腹痛、吐泻、月经不调、瘾疹、疮疥等。

肩髃：肩峰与肱骨大结节之间，上臂平举时肩部出现两个凹陷，本穴位于前部凹陷中。主治半身不遂、肩臂疼痛、手臂挛急、风热瘾疹等。

迎香:鼻翼外缘中点旁开,在鼻唇沟中。主治鼻塞、鼻渊、口眼歪斜、面肿、面痒等。

13. 大肠经腧穴在刺灸方法上应注意哪些问题?

合谷穴孕妇慎用或禁用;巨骨穴不可深刺,以免造成气胸;扶突与天鼎两穴位于颈部,应缓慢进针,防止刺伤颈动脉;前臂和肘部取穴,须采取屈肘侧掌体位,以利于取穴准确;口禾髎穴与迎香穴位于面部,不宜用灸法。

第三节 胃和脾经主要腧穴的定位和应用

14. 胃经腧穴主要用于治疗哪些方面的疾病?

本经腧穴具有调理脾胃、强身保健、调和气血、利湿消肿、通经活络等功效。可治疗胃痛、食欲不佳、腹胀、便秘、泄泻等胃肠疾病;积聚、血晕、大便脓血、鼻出血等血病;头痛目赤、口眼歪斜、牙痛、咽痛等头面疾病;癫狂、喜笑善惊等神志疾病;疮疡、瘾疹等皮肤病。其主治作用可概括为"胃肠血病与神志,头面热病皮肤病"。

15. 胃经有哪些腧穴,其常用穴的定位、主治如何?

胃经共有 45 个腧穴(图 3-5):

承泣、四白、巨髎、地仓、大迎、颊车、下关、头维、人迎、水突、气舍、缺盆、气户、库房、屋翳(yì)、膺(yīng)窗、乳中、乳根、不容、承满、梁门、关门、太乙、滑肉门、天枢、外陵、大巨、水道、归来、气冲、髀关、伏兔、阴市、梁丘、犊鼻、足三里、上巨虚、条口、下巨虚、丰隆、解溪、冲阳、陷谷、内庭、厉兑。其常用穴的定位及主治如下:

四白:眶下孔凹陷处。主治目赤肿痛、迎风流泪、头面疼痛、口眼歪斜等。

地仓:瞳孔直下,口角旁 0.4 寸处。主治眼睑瞤动、口眼歪

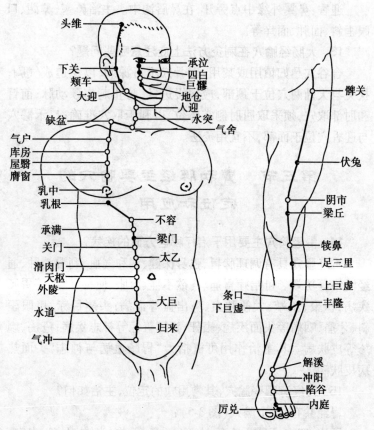

图 3-5　足阳明胃经腧穴图

斜、齿痛颈肿等。

颊车:下颌角前上方 1 横指凹陷中。主治口眼歪斜、耳聋、耳鸣、牙关开合不利。

头维:鬓角入发际 0.5 寸,距正中线 4.5 寸处。主治头痛、目痛、迎风流泪、视物不明等。

人迎:与喉结平,距喉结 1.5 寸处。主治胸闷咳喘、瘰疬、瘿气、头痛、咽肿等。

天枢:脐中旁开 2 寸处。主治腹痛、腹胀、肠鸣、泄泻、月经不调、痛经、疝气、水肿等。

归来:脐下 4 寸,任脉旁开 2 寸处。主治少腹疼痛、月经不调、阴挺、白带、疝气等。

梁丘:膝髌上外缘上 2 寸凹陷处。主治膝关节肿痛、下肢不遂、胃痛、腹痛等。

足三里:犊鼻(膝眼)下 3 寸,胫骨前嵴外侧 1 横指处。主治胃痛、呕吐、腹痛、消化不良、泄泻、便秘、头晕、心悸、气短、中风、脚气、膝胫酸痛、癫狂等。

上巨虚:足三里下 3 寸处。主治腹胀腹痛、便秘、泄泻、中风偏瘫、白带、脚气等。

丰隆:犊鼻与外踝高点连线处。主治咳喘、痰多、头晕头痛、腹痛、下肢痿痹、癫狂等。

内庭:第二、三趾缝间赤白肉际处。主治腹痛、腹胀、泄泻、齿痛、鼻衄、口歪、热病等。

16. 胃经腧穴在刺灸方法上应注意哪些问题?

面部血管丰富,针刺宜浅,进针应慢,以防出血;颈部诸穴因深部有血管,不宜深刺;胸部诸穴应斜刺或平刺,以免伤及心、肺二脏;针刺腹部腧穴时,应缓慢进针,不宜过深,少做提插手法,以免伤及内脏器官;刺小腹部腧穴前应排空小便。面部和关节部穴位不宜用直接灸。

17. 脾经腧穴主要用于治疗哪些方面的疾病?

本经腧穴具有健脾益胃、利水消肿、调经止带、宁心安神等功效。主要治疗腹痛、呕吐、肠鸣、泄泻等脾胃疾病;心烦失眠、发狂妄言、胸痛、咳嗽、喘息等心肺疾病;胸胁胀痛、惊风、遗尿、小便不利等肝肾疾病;吐血、衄血、便血、月经失调、崩漏等血病。其主治作用可概括为"脾胃肠腹泌尿好,五脏生殖血舌病"。

18. 脾经有哪些腧穴,其常用穴的定位、功用、主治如何?

脾经共有 21 个腧穴(图 3-6):隐白、大都、太白、公孙、商

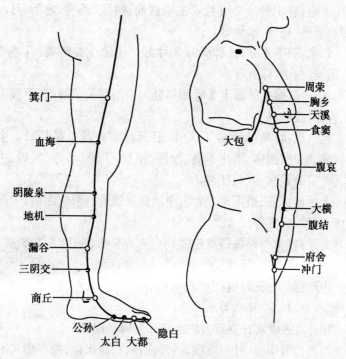

图3-6　足太阴脾经腧穴图

丘、三阴交、漏谷、地机、阴陵泉、血海、箕门、冲门、府舍、腹结、大横、腹哀、食窦、天溪、胸乡、周荣、大包。其常用穴的定位及主治如下：

隐白：踇趾内侧,去指甲角0.1寸处。主治腹胀、腹泻、心烦、心痛、癫狂、多梦、月经不调、崩漏、吐血、衄血、尿血、便血等。

太白：第一跖趾关节后缘,赤白肉际处。主治体重节痛、胸胁胀痛、胃痛、腹胀、肠鸣、呕吐、泄泻、脚气、痿证等。

公孙：第一跖骨基底前下缘,赤白肉际处。主治胃痛、呕吐、腹胀、肠鸣、消化不良、痢疾、霍乱、水肿、脚气、烦心失眠、嗜卧等。

三阴交：在内踝高点上3寸,胫骨内后缘。主治脾胃虚弱、消化不良、月经不调、崩漏、带下、难产、水肿、小便不利、遗精、阳痿、湿疹、荨麻疹等。

地机：在阴陵泉下3寸，阴陵泉和三阴交的连线上。主治腹痛、腹胀、泄泻、月经不调、腰痛不可俯仰、小便不利、水肿等。

阴陵泉：在胫骨内侧髁下缘凹陷处。主治腹胀、水肿、小便不利或失禁、阴痛等。

血海：在髌骨内上缘上2寸处。主治月经不调、痛经、崩漏、湿疹、湿疮、丹毒等。

大横：在神阙旁开4寸处。主治虚寒泻痢、大便秘结、小腹痛等。

19. 脾经腧穴在刺灸方法上应注意哪些问题？

食窦、天溪等胸部诸穴，因其深部为心、肺，不宜深刺，以免伤及内脏；府舍、腹结、大横、腹哀等穴深部为胃肠，针刺时不宜做频繁提插，以免出现意外；三阴交穴孕妇慎用。

第四节　心和小肠经主要腧穴的定位和应用

20. 心经腧穴主治哪些方面的疾病？

本经腧穴具有宁心安神、滋养心阴、除烦止痛、通经活络的功效。主治癫痫、惊恐善悲、好笑善忘等神志病症；妇人无乳、消渴、口中涎唾等水液之病；痒疮痈肿、颈肿喉痹、瘰疬、瘾疹以及头痛耳鸣、目痛、鼻衄等皮肤和头面疾病；阴痛以及足蹠痛、齿痛、肩肘臂痛等症。其功用主治可概括为："神志血病痛痒疮，烦热悸汗皆可用"。

21. 心经有哪些腧穴，其常用穴的定位、主治如何？

心经共有9个穴位（图3-7）：

极泉、青灵、少海、灵道、通里、阴郄、神门、少府、少冲。其常用穴的定位及主治如下：

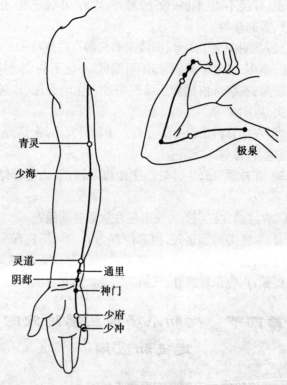

图 3-7 手少阴心经腧穴图

少海:屈肘,在肘横纹尺侧纹头陷凹中。主治心痛、健忘、癫痫、臂麻、手挛、头痛、落枕、下肢痿痹等。

通里:腕横纹上 1 寸。主治心悸怔忡、头痛目眩、月经不调、崩漏、肘臂痛、暴喑、扁桃体炎等。

阴郄:腕横纹上 0.5 寸处。主治心痛、心悸、神经衰弱、骨蒸盗汗、吐血、衄血等。

神门:在腕横纹上,尺侧腕屈肌腱的桡侧缘。主治心痛、心悸、失眠、健忘、痴呆、癫痫、呕血、吐血、目黄、胁痛、头痛眩晕等。

少冲:在小指桡侧,去指甲角 0.1 寸处。主治热病、中风昏迷、小儿惊厥、心悸、心痛、癫狂、胸胁痛等。

22．心经腧穴在刺灸方法上应注意哪些问题？

针刺极泉穴时，应避开腋动脉，向肩髎方向斜刺；青灵穴针刺时要缓慢进针，以避免刺伤血管，引起血肿；少海、阴郄、神门、少府位于肘腕掌指关节处，不宜直接灸，以避免影响关节活动。

23．小肠经腧穴主治哪些方面的疾病？

本经腧穴具有清泻心与小肠之火，滋养心阴，消肿止痛，通经活络等功效。主治头痛、项痛、耳鸣、目黄、鼻塞、齿痛等头面病；疥疮生疣、瘾疹、疔疮等皮肤病；颈项颔肿、唇肿、产后无乳、消渴、盗汗等水液病；癫狂、痫证、惊风抽搐、好笑善忘等神志病；肩背肘臂痛、胁痛、腰痛等痛证。其主治功用可概括为："头项耳目热神志，痒疮痛肿液病良"。

24．小肠经有哪些腧穴，其常用穴的定位、主治如何？

小肠经共有 19 个穴位（图 3-8）：少泽、前谷、后溪、腕骨、阳谷、养老、支正、小海、肩贞、臑俞、天宗、秉风、曲垣、肩外俞、肩中俞、天窗、天容、颧髎、听宫。其常用穴的定位及主治如下：

少泽：在小指尺侧，去指甲角 0.1 寸处。主治热病、中风昏迷、头痛、耳聋、咽喉肿痛、乳汁少、乳痈等。

后溪：在第五掌指关节尺侧后方，赤白肉际处。主治头项强痛、肘臂及手指挛急、耳聋、目赤目翳、热病、癫狂、盗汗等症。

养老：在尺骨小头近端桡侧凹陷中。主治目视不明、肩背肘臂痛、急性腰痛等。

支正：在腕上 5 寸处。主治项强、肘挛、手指疼痛、头痛、神经衰弱、癫狂、疥疮生疣等。

天宗：在冈下窝中央凹陷处，与第四胸椎相平。约在肩胛冈下缘与肩胛下角之间的上 1/3 折点处。主治肩胛疼痛、肘臂外后侧痛、颊颔肿痛、气喘、乳痈等。

听宫：在耳屏与下颌关节之间，微张口呈凹陷处。主治耳聋、耳鸣、暴喑不能言、中风、咽喉肿痛、颈项强痛、瘿气等。

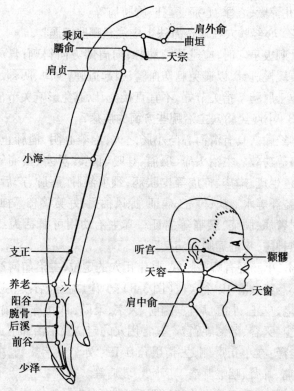

图 3-8　手太阳小肠经腧穴图

25. 小肠经腧穴在刺灸方法上应注意哪些问题?

肩贞、秉风、曲垣、肩外俞、肩中俞等穴不宜深刺,以免损伤肺脏,引起气胸;前谷、后溪、颧髎、听宫等关节部和面部穴位不宜用直接灸。

第五节　膀胱和肾经主要
腧穴的定位和应用

26. 膀胱经腧穴主治哪些方面的疾病?

膀胱经循行线路长,与各脏腑及其他各经联系密切,其主治作用亦较广泛。本经腧穴具有补益肝肾、益气温阳、清热解毒止痛、通经活络、调理脾胃、宁心安神等功效。主治心肺、肝胆脾胃、肾与膀胱、大小肠、子宫等各脏腑疾病；头痛、目痛、眩晕、眉棱骨痛、鼻塞等头面疾病以及腰脊强痛、脊强反折、筋急、转筋、痔疮等症。其主治功用可概括为："脏腑头面筋痔腰，热病神志身后凭"。

27. 膀胱经有哪些腧穴，其常用穴的定位、主治如何？

膀胱经共有 67 个穴位(图 3-9)：

睛明、攒竹、眉冲、曲差、五处、承光、通天、络却、玉枕、天柱、大杼、风门、肺俞、厥阴俞、心俞、督俞、膈俞、肝俞、胆俞、脾俞、胃俞、三焦俞、肾俞、气海俞、大肠俞、关元俞、小肠俞、膀胱俞、中膂(lǚ)俞、白环俞、上髎、次髎、中髎、下髎、会阳、承扶、殷门、浮郄、委阳、委中、附分、魄户、膏肓(huāng)、神堂、譩譆(yìxǐ)、膈关、魂门、阳纲、意舍、胃仓、肓门、志室、胞肓、秩边、合阳、承筋、承山、飞扬、跗阳、昆仑、仆参、申脉、金门、京骨、束骨、足通谷、至阴。其常用穴的定位及主治如下：

睛明：在目内眦的外上方凹陷中。主治目赤肿痛、迎风流泪、目眩、目视不明、近视、憎寒头痛等。

攒竹：在眉毛内侧端，眶上切迹处。主治目眩、目赤肿痛、迎风流泪、近视、头痛、眉棱骨痛、面瘫等。

通天：在督脉旁开 1.5 寸，入发际 4 寸处。主治头痛、头重、眩晕、口歪、鼻塞流清涕、鼻渊等。

天柱：在哑门穴旁 1.3 寸处。主治头痛、项强、眩晕、鼻塞、目赤肿痛、咽肿、肩背痛等。

风门：在第二胸椎棘突下，督脉旁开 1.5 寸处。主治感冒、咳嗽、头痛、发热、项强、胸背痛、身热、胸中热等。

肺俞：在第三胸椎棘突下，督脉旁开 1.5 寸处。主治感冒、咳嗽、气喘、胸满、喉痹、潮热、盗汗、胸痛、腰脊痛等。

心俞：在第五胸椎棘突下，督脉旁开 1.5 寸处。主治心悸、

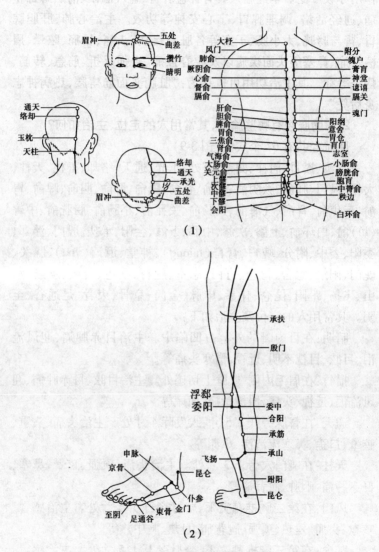

图 3-9 足太阳膀胱经腧穴图

怔忡、失眠、健忘、癫狂、痫证、心痛、胸背引痛等。

膈俞:在第七胸椎棘突下,督脉旁开1.5寸处。主治潮热、盗汗、吐血、气喘、咳嗽、胃脘胀痛、呕吐、食不下、脊背痛等。

肝俞:在第九胸椎棘突下,督脉旁开1.5寸处。主治目赤、目视不明、眩晕、夜盲、胸胁胀痛、黄疸、吐血、衄血、癫狂、痫证等。

胆俞:在第十胸椎棘突下,督脉旁开1.5寸处。主治胁痛、黄疸、口苦、肺痨、潮热、咽痛、腋下肿痛等。

脾俞:在第十一胸椎棘突下,督脉旁开1.5寸处。主治腹胀、呕吐、泄泻、黄疸、胁痛、背痛等。

胃俞:在第十二胸椎棘突下,督脉旁开1.5寸处。主治胃脘痛、呕吐、腹胀、完谷不化、胸胁痛等。

肾俞:在第二腰椎棘突下,督脉旁开1.5寸处。主治遗精、阳痿、水肿、小便不利、喘咳少气、腰膝酸痛、耳聋等。

大肠俞:在第四腰椎棘突下,督脉旁开1.5寸处。主治腹痛、肠鸣、泄泻、便秘、腰脊疼痛等。

次髎:在第二骶后孔处。主治腰痛、疝气、月经不调、痛经、小便赤淋等。

委中:在腘窝横纹中央。主治腰痛、下肢痿痹、半身不遂、衄血不止、丹毒、疔疮等。

承山:在腓肠肌肌腹下。主治腰背痛,腿痛转筋、痔疾、鼻衄、癫痫等。

28. 膀胱经腧穴在刺灸方法上应注意哪些问题?

睛明穴进针应缓慢,刺入后不宜做大幅度提插、捻转,以免损伤血管引起出血,如有出血,应先冷敷止血,再用热敷消肿;背部腧穴针刺不宜深,以免伤及内脏。

29. 肾经腧穴主治哪些方面的疾病?

肾经经脉与多个脏器发生联系,其腧穴可治疗多个脏腑疾病,具有温肾纳气、利尿消肿、滋阴降火、宁心安神、温运脾阳等功效。主治腰痛、小便不利、阳痿、遗精等肾与膀胱疾病;失眠、健忘、胸痛、咳喘、咽喉肿痛等心肺疾病;疝气、少腹胀、月经不调、崩漏、子宫脱垂、黄疸、食欲不振、腹胀、泄泻、便秘等肝脾疾病。其功用主治可概括为:"肝心脾肺膀胱肾,肠腹泌尿生殖喉"。

30. 肾经有哪些腧穴,其常用穴的定位、主治如何?

肾经共有 27 个穴位(图 3-10):涌泉、然谷、太溪、大钟、水泉、照海、复溜、交信、筑宾、阴谷、横骨、大赫、气穴、四满、中注、肓俞、商曲、石关、阴都、通谷、幽门、步廊、神封、灵墟(xū)、神藏、彧(yù)中、俞府。其常用穴的定位及主治如下:

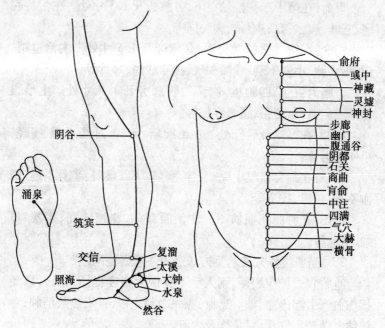

图 3-10　足少阴肾经腧穴图

涌泉:在足心前 1/3 的凹陷中。主治昏厥、小儿惊风、霍乱转筋、头顶痛、眼花、咽喉痛、呕吐等。

太溪:在足内踝与跟腱之间的凹陷中。主治腰脊痛、下肢厥冷、咳嗽气喘、月经不调、遗精、小便频数、目眩、耳聋、耳鸣等。

大钟:平太溪下0.5寸,跟腱附着部的内侧凹陷中。主治腰脊强痛、足跟痛、二便不利、咳血、气喘、嗜卧等。

照海:在内踝正下缘之凹陷中。主治小便频数、阴痒、疝气、月经不调、痛经、咽喉干燥、失眠、惊恐不宁等。

复溜:在太溪上2寸处。主治腰脊强痛、足痿、水肿、腹胀、泄泻、盗汗、身热无汗等。

31. 肾经腧穴在刺灸方法上应注意哪些问题?

胸部诸穴针刺不宜深,以免伤及内脏引起不良后果;关节部腧穴不宜用直接灸。

第六节　心包和三焦经主要
腧穴的定位和应用

32. 心包经腧穴主治哪些方面的疾病?

本经腧穴具有清泻心火、宽胸理气、养阴止汗、凉血止血、和胃降逆等功效。主治心慌、心悸、癫狂痫证、惊恐善悲等神志病;心痛、胸痛、胁肋痛、腋下肿痛、咳嗽、气喘、痰多等心胸疾病;疥疮、体癣、疮疡、鹅掌风等皮肤疾病;胃痛、呕吐、呕血等胃病。其主治功用可概括为:"心胸肺胃效皆好,诸痛痒疮亦可寻"。

33. 心包经有哪些腧穴,其常用穴的定位、主治如何?

心包经共有9个腧穴(图3-11):

天池、天泉、曲泽、郄门、间使、内关、大陵、劳宫、中冲。其常用穴的定位及主治如下:

曲泽:在肘横纹上,肱二头肌腱的尺侧缘。主治心痛、心悸、烦躁、热病、胃疼、呕吐等。

间使:在腕横纹上3寸处。主治心痛、心悸、烦躁、癫痫、胃痛、呕吐、肘挛、臂痛等。

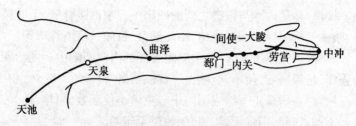

图 3-11 手厥阴心包经腧穴图

内关:在腕横纹上 2 寸处。主治心痛、心悸、失眠、癫狂、胸痛、胃痛、偏头痛、呕吐、呃逆等。

大陵:在腕横纹正中。主治心痛、心悸、癫狂、痫证、喜笑悲恐、胃痛、呕吐等。

劳宫:在掌心横纹中,第三掌骨的桡侧。主治中风昏迷、中暑、癫狂、痫证、口疮、口臭等。

34. 心包经腧穴在刺灸方法上应注意哪些问题?

天池穴不宜深刺,以免伤及肺脏;郄门、间使、内关、大陵等穴,针刺时如有触电样麻感向中指端走窜,应立即退针,改变针刺方向后再进针,以免伤及正中神经。

35. 三焦经腧穴主治哪些方面的疾病?

本经腧穴具有清热解毒止痛、调理脾胃、平肝息风、利水通经等功效。主治偏正头痛、目痛、耳鸣、齿痛等头面部疾病;癫痫、多梦等神志病以及热病。其主治作用可概括为:"头侧耳目热神志,腹胀水肿遗尿癃"。

36. 三焦经有哪些腧穴,其常用穴的定位、主治如何?

三焦经共有 23 个腧穴(图 3-12):

关冲、液门、中渚(zhǔ)、阳池、外关、支沟、会宗、三阳络、四渎、天井、清冷渊、消泺、臑会、肩髎、天髎、天牖(yǒu)、翳风、瘛(qì 或 chì)脉、颅息、角孙、耳门、耳和髎、丝竹空。其常用穴的定位及主治如下:

中渚:在手背第四、五掌指关节后的掌骨间。主治头痛、目

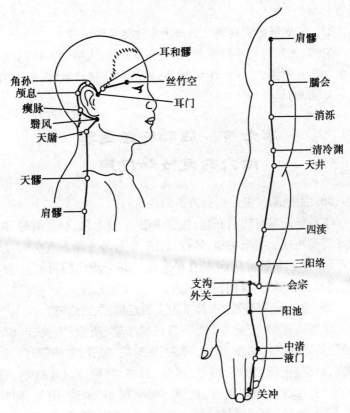

图 3-12　手少阳三焦经腧穴图

痛、目赤、耳聋、喉痹、肩背肘臂痛、腰脊痛等。

外关:在手背横纹上 2 寸处。主治外感病、头痛、目赤肿痛、耳聋、耳鸣、肩臂痛、胁痛等。

支沟:在手背横纹上 3 寸处。主治暴喑、耳聋、耳鸣、便秘、热病、胸胁痛、肩背疼痛等。

翳风:在下颌角与乳突之间凹陷中。主治耳鸣、耳聋、口眼歪斜、牙关紧闭、颊肿等。

耳门:在耳屏上切迹前方。主治耳聋、耳鸣、齿痛、颈颔肿

115

痛等。

37. 三焦经腧穴在刺灸方法上应注意哪些问题？

肩髎、天髎等穴不宜深刺，以免伤及肺脏；天牖、翳风穴针刺时手法不宜过强，以免产生后遗感；耳门穴应张口取穴，针刺宜避开耳前动脉。

第七节　胆和肝经主要腧穴的定位和应用

38. 胆经腧穴主治哪些方面的疾病？

本经腧穴具有清利肝胆、和解少阳、平肝息风、利水消肿、调和脾胃等功效。主治头痛、耳聋、目眩、颔肿等头面五官疾病；月经不调、带下等妇科疾病以及神志病。其主治作用可概括为："头侧耳目鼻喉恙，身侧神志热妇良"。

39. 胆经有哪些腧穴，其常用穴的定位、主治如何？

胆经共有 44 个腧穴（图 3-13）：瞳子髎、听会、上关、颔厌、悬颅、悬厘、曲鬓、率谷、天冲、浮白、头窍阴、完骨、本神、阳白、头临泣、目窗、正营、承灵、脑空、风池、肩井、渊腋、辄（zhé）筋、日月、京门、带脉、五枢、维道、居髎、环跳、风市、中渎、阳关、阳陵泉、阳交、外丘、光明、阳辅、悬钟、丘墟、足临泣、侠溪、地五会、足窍阴。其常用穴的定位及主治如下：

听会：在耳屏间切迹前。主治耳鸣、耳聋、齿痛、下颌脱臼、口眼歪斜、面痛、头痛等。

风池：与风府穴相平，在胸锁乳突肌与斜方肌上端之间的凹陷中。主治感冒、头痛、颈项强痛、目痛、泪出、鼻渊、中风、面瘫、口眼歪斜等。

环跳：侧卧屈股，在股骨大转子最高点与骶骨裂孔连线的外 1/3 与中 1/3 的交点处。主治半身不遂、下肢痿痹、风疹、腰胯（kuà）疼痛、膝踝肿痛等。

116

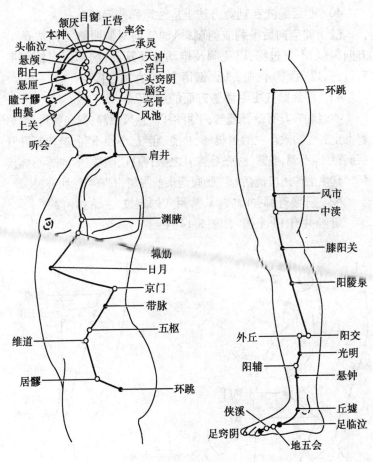

图 3-13 足少阳胆经腧穴图

阳陵泉:在腓骨小头前下方凹陷中。主治胁肋痛、口苦、黄疸、半身不遂、下肢痿痹、小儿惊风等。

悬钟:在外踝尖上 3 寸处。主治半身不遂、颈项强痛、胁肋疼痛、膝腿痛、脚气等。

足临泣:在第四、五跖骨结合部的前方凹陷中。主治头痛、目眩、胁肋痛、乳痈、中风偏瘫、足跗肿痛等。

117

40. 胆经腧穴在刺灸方法上应注意哪些问题？

瞳子髎应向后平刺或斜刺；风池穴向对侧眼睛方向或鼻尖方向斜刺，不宜过深，以免刺及椎动脉及延髓；胸部诸穴针刺不宜过深，以免刺伤内脏；头面部诸穴，不宜用直接灸。

41. 肝经腧穴主治哪些方面的疾病？

本经腧穴具有疏肝理气、平肝潜阳、息风镇静、调和脾胃、清热解毒止痛等功效。主治少腹痛、胁痛、疝气、小便不利、遗精等肝肾疾病；月经不调、崩漏、腹胀等脾脏之疾；癫狂、咳喘、咽痛等心肺疾病。其主治作用可概括为："肠腹诸疾前阴病，五脏可治胆亦灵"。

42. 肝经有哪些腧穴，其常用穴的定位、主治如何？

肝经共有 14 个腧穴（图 3-14）：

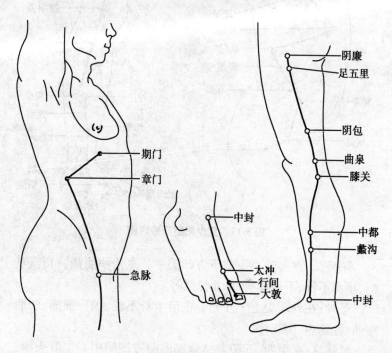

图 3-14 足厥阴肝经腧穴图

大敦、行间、太冲、中封、蠡（lí）沟、中都、膝关、曲泉、阴包、足五里、阴廉、急脉、章门、期门。其常用穴的定位及主治如下：

行间：在足第一、二趾缝间，趾蹼缘的上方纹头处。主治胸胁满痛、头痛、眩晕、中风、癫痫、瘈疭、月经不调、闭经、白带等。

太冲：在足第一、二跖骨结合部之前凹陷中。主治胁痛、黄疸、呕逆、目赤肿痛、头痛、眩晕、小儿惊风、癫狂、痫证、月经不调、疝气等。

章门：在第十一浮肋游离端下。主治胸胁痛、黄疸、腹痛、腹胀、肠鸣、泄泻、小儿疳积、痞块等。

期门：在锁骨中线上，当第六肋间隙。主治胸胁胀满疼痛、呕吐、吞酸、腹胀、胸中热、咳喘等。

43. 川经腧穴在刺灸方法上应注意哪些问题？

期门、章门等穴针刺不宜过深，以免刺伤内脏。

第八节 任脉、督脉主要腧穴与经外奇穴的定位和应用

44. 任脉腧穴主治哪些方面的疾病？

本经腧穴具有补益中气、回阳固脱、温阳利水、宁心安神、调理脾胃、理气通络止痛等功效。主治阳痿、遗精、小便不利、疝气等肝肾疾病；腹胀、呕吐、泄泻、月经不调、带下等脾胃疾病；心悸、失眠、咳喘、胸痛、咽喉肿痛等心肺疾病。其作用可概括为："强壮为主次分段，泌尿生殖作用宏"。

45. 任脉有哪些腧穴，其常用穴的定位、主治如何？

任脉共有 24 个腧穴（图 3-15）：会阴、曲骨、中极、关元、石门、气海、阴交、神阙（què）、水分、下脘、建里、中脘、上脘、巨阙、鸠尾、中庭、膻（dàn）中、玉堂、紫宫、华盖、璇（xuán）玑、天突、廉泉、承浆。其常用穴的定位及主治如下：

中极：在腹中线上，脐下 4 寸处。主治小便不利、遗尿不禁、

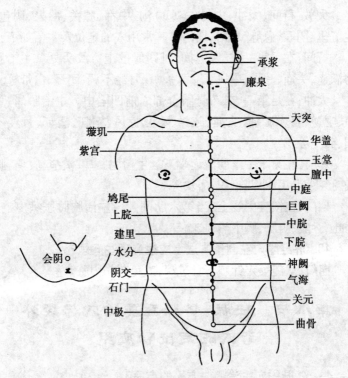

图 3-15　任脉腧穴图

阳痿、遗精、疝气偏坠、月经不调、带下、产后恶露不止等。

关元:在腹中线上,脐下 3 寸处。主治中风脱证、虚劳冷惫、少腹疼痛、痢疾、脱肛、小便不利、尿频、尿闭、阳痿、早泄、月经不调、痛经、崩漏等。

气海:在腹中线上,脐下 1.5 寸处。主治脏气虚惫、形体羸瘦、四肢乏力、绕脐腹痛、消化不良、泄痢、遗尿、疝气、月经不调、带下等。

神阙:在脐窝中点。主治中风虚脱、四肢厥冷、绕脐腹痛、小便不利、脱肛、泄泻、便秘等。

中脘:在腹中线上,脐上 4 寸处。主治胃脘胀痛、呕吐、反胃、消化不良、便秘、泄泻、癫狂、痫证、心悸、失眠、头痛、眩晕、哮喘等。

膻中:在两乳头之间,胸骨中线上。主治咳嗽、气喘、心痛、心悸、产妇少乳等。

廉泉:在喉结上方,舌骨的上缘凹陷处。主治舌下肿痛、舌强不语、中风失语、咽喉肿痛、口舌生疮等。

46. 任脉腧穴在刺灸方法上应注意哪些问题?

小腹部的腧穴针刺前应排空小便,且孕妇慎用;胸腹部的腧穴,不宜深刺,以免伤及内脏;神阙穴禁针刺,可用隔姜灸或隔盐灸;天突穴应沿胸骨与气管之间刺入,不宜过深,也不宜向左右刺,以免伤及血管及肺脏;廉泉穴向舌根方向针刺,不宜留针。

47. 督脉腧穴主治哪些方面的疾病?

本经腧穴具有补益中气、回阳固脱、醒神开窍、宁心安神、调理脾胃、清热解表止痛、通经活络等功效。主治昏厥、不省人事、中暑等急救病证及热病;惊悸、癫痫、癔症等神志病;肛肠疾病以及腧穴相应脊髓节段的各个内脏疾病。其主治功用可概括为:"脑病为主次分段,急救热病及肛肠"。

48. 督脉有哪些腧穴,其常用穴的定位、主治如何?

督脉共有 28 个腧穴(图 3-16):

长强、腰俞、阳关、命门、悬枢、脊中、中枢、筋缩、至阳、灵台、神道、身柱、陶道、大椎、哑门、风府、脑户、强间、后顶、百会、前顶、囟(xìn)会、上星、神庭、素髎、水沟、兑端、龈交。其常用穴的定位及主治如下:

命门:在后正中线,第二腰椎棘突下凹陷处。主治五劳七伤、手足逆冷、虚损腰痛、头晕耳鸣、脊强反折、遗尿、阳痿、早泄、赤白带下等。

大椎:在第七胸椎棘突下凹陷处。主治热病、咳喘、项强、肩背痛、小儿惊风、癫痫、中暑等。

哑门:在后正中线,入发际上 0.5 寸处,主治舌缓不语、音哑、重舌、头痛、项强、癫狂、癔症等。

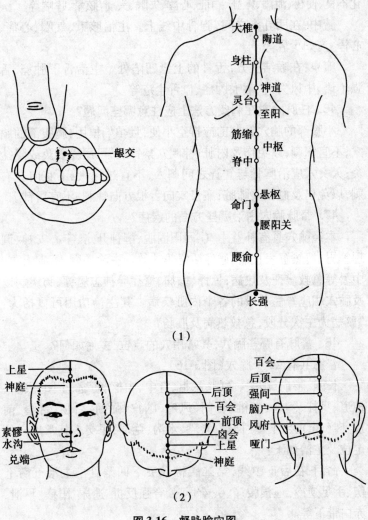

（1）

（2）

图 3-16　督脉腧穴图

百会：在后发际中点上 7 寸处，主治头痛、眩晕、心悸、健忘、癫痫、中风不语、脱肛、痔疾、泄泻等。

水沟（人中）：在人中沟的上 1/3 与中 1/3 交点处，主治晕厥,中暑,急、慢惊风,癫痫,面肿,腰脊强痛等。

49. 督脉腧穴在刺灸方法上应注意哪些问题?

长强穴针刺时,沿尾骨前缘向上呈 45°角斜刺,以免刺伤直肠;脊椎棘突之间各穴,针刺不宜过深,以免伤及脊髓,引起瘫痪;风府、哑门穴应向下颌方向缓慢刺入,以免误入枕骨大孔而伤及延髓。

50. 常用的经外奇穴有哪些? 其定位及功用如何?

常用的经外奇穴有四神聪、太阳、牵正、定喘、四缝穴、

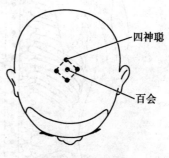

图 3-17 四神聪

阑尾穴、胆囊穴,其定位及主治如下:

四神聪(图 3-17):在百会穴的前、后、左、右各开 1 寸处。主治头痛、眩晕、失眠、健忘、癫狂、痫证、脑积水等。

太阳(图 3-18):在眉梢与目外眦连线中点外开 1 寸凹陷中。主治偏正头痛、目赤肿痛、口眼歪斜、齿痛、三叉神经痛等。

牵正(图 3-19):在耳垂中点前 0.5~1 寸处。主治口眼歪斜、口疮、口臭、下牙痛等。

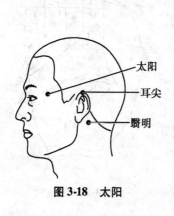

图 3-18 太阳

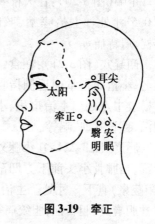

图 3-19 牵正

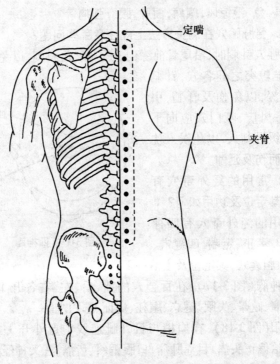

图 3-20　定喘

定喘(图 3-20)：在大椎穴旁开 0.5 寸处。主治哮喘、咳嗽、落枕、肩背痛等。

四缝穴(图 3-21)：在食、中、无名、小指四指掌面近侧指骨关节横纹中点处。主治疳积、小儿腹泻、百日咳、咳喘等。

胆囊(图 3-22)：在小腿外侧上部，当腓骨小头前下方凹陷处(阳陵泉)直下 2 寸处。主治急、慢性胆囊炎，胆石症，胆绞痛等。

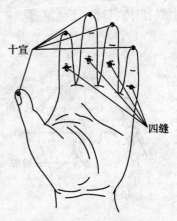

图 3-21　四缝穴

阑尾(图 3-23):在小腿前侧上部,当犊鼻下 5 寸,胫骨前缘旁开一横指处,在足三里与上巨虚之间压痛最明显处,在足三里下 1.5~2 寸处。主治急、慢性阑尾炎,消化不良,胃脘疼痛等。

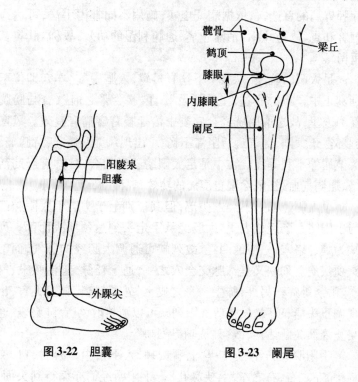

髋骨
鹤顶
梁丘
膝眼
内膝眼
阑尾

阳陵泉
胆囊

外踝尖

图 3-22 胆囊   图 3-23 阑尾

第九节 四总穴、保健穴及其他

51. "四总穴歌"的内容是什么? 应如何理解?

"四总穴歌"是古人在长期的临床实践和经验基础上总结而成的,其内容为"肚腹三里留,腰背委中求,头项寻列缺,面口合谷收"。后人又在此基础上补充了两句:"酸痛取阿是,胸胁内关谋"。

肚腹病变指消化系统病变,主要是与脾胃功能的失调有关,脾失健运,胃失和降,大肠传导失职,可致恶心、呕吐、消化不良、腹胀、腹痛、肠鸣、泄泻、便秘等症。足阳明胃经的循行"入缺盆,下膈,属胃,络脾"。足三里是足阳明胃经的合土穴,且是治疗脾胃病的首选穴,依据病证虚实,施用不同补泻手法,可达到健脾和胃、降逆止呕、消滞止痛、通腑利湿的功效,故称"肚腹三里留"。

足太阳膀胱经"从腰中下挟脊贯臀,入腘中"。本穴即位于腘窝正中,"经脉所过,主治所及",且"腰为肾之府",肾与膀胱互为表里,故选取膀胱经合穴委中治疗腰背疼痛有良效。风寒湿邪客于太阳,经气运行阻滞不畅,可出现风湿痹痛、腰背腿痛、关节屈伸不利等症。委中是足太阳膀胱经的合穴,具有舒筋活络、通调气血、祛风除湿止痹痛的功效,故称"腰背委中求"。

手太阴经循行不经过头部,但其经别上于头。手太阴肺经与手阳明大肠经相表里,大肠经从手走头到达颈项头面部。列缺为肺经络穴,一络通两经,故列缺可通调大肠经的脉气,而治头项疾病。列缺又是八脉交会穴之一,通于任脉,善治咳嗽、气喘、咽痛等症。另外,肺主一身之皮毛,外邪侵袭,肺卫失宣,出现偏正头痛、项强、发热等症。列缺可以清热散风、宣肺解表、通络止痛而缓解诸症,故言"头项寻列缺"。

手阳明大肠经"从缺盆上颈贯颊,入下齿中,还出挟口,交人中,左之右,右之左,上挟鼻孔"。手阳明经筋亦循行到头面。合谷穴为本经的原穴,具有清热解表、祛风通络、息风开窍、镇惊止痛的功效。感受外邪或内伤实热导致的头面五官疾病,如头痛、目赤肿痛、耳聋、耳鸣、牙痛、鼻塞、面疮面肿、口眼歪斜等,选用合谷取得良好疗效,故称"面口合谷收"。

内脏疾病在身体的某些部位有特殊的反应点,按压此处,有酸胀感、感觉过敏或压痛明显,这个反应点即是阿是穴。找准了反应点,针刺阿是穴,可取得较好的疗效,故称"酸痛取阿是"。

手厥阴心包经"起于胸中,出属心包",其络脉联系心包,散落于心系。内关穴为本经络穴，从经气运行上与心、胸有密切联系。心包为心之外卫，代心受邪，故心胸疾病可取心包经络穴内关。内关穴又为八脉交会穴之一，通于阴维脉，有益气宁心、宽胸理气之功。心悸、心痛、胸闷气短、胸胁疼痛等症，选用内关有良效，故称"胸胁内关谋"。

52. 人体常用保健穴有哪些？如何应用？

腧穴不仅可以用来反映病证和治疗疾病，合理地运用一些穴位，可达到防病保健，延年益寿的目的。中医学十分重视疾病的预防，强调"未病先治"、"不治已病治未病"。古人在长期医疗实践过程中，总结出一些保健穴位。古今常用的几个保健穴位的作用及其用法如下：

（1）足三里：为足阳明胃经之穴。可以防治胃痛、呕吐、泄泻、便秘、中风偏瘫，并可防治感冒。足三里又是全身强壮要穴，这里有一段小故事。

据《云锦随笔》记载，日本德川幕府时代，江户（今东京）的永代桥落成时，曾邀请 174 岁的长寿老人万兵卫进行"初渡"（即第一个踏桥过河），德川将军问他有何长生之术，万兵卫说："我家祖传每月初连续灸足三里八天，始终不渝，仅此而已。我虚度 174 岁，我妻子 173 岁，儿子 153 岁，孙子 105 岁"。将军听后感叹不已，遂将此法列入政府健民政策，足三里长寿灸也日益脍炙人口。

足三里穴直刺 0.8 寸，艾条温和灸 10～20 分钟。作为养生保健可定期施灸，在每月初连续灸 3～5 天；或用指推、点按、揉法按摩此穴。

（2）关元：为任脉之穴。此穴也是全身强壮要穴，可补益元气、延年益寿，又可防治尿频、遗尿、阳痿、早泄和月经不调、痛经以及脱肛、便血、慢性腹泻等。关元穴直刺 0.5～1 寸，或向下斜刺 1～2 寸；艾灸温和灸 15～20 分钟，灸至局部红晕热略痛。按摩可用点按、指摩、指揉法。

（3）中脘：为任脉之穴。可防治胃脘痛、恶心、腹胀、胃炎、肠炎、高血压以及神经衰弱、神经官能症。中脘穴直刺 0.5～1.2 寸，针时应避免伤及内脏器官；艾条温和灸 5～10 分钟。按摩可用点按、指摩或掌摩法、揉法。

（4）百会：为督脉之穴。可防治头痛、眩晕、失眠、中风失语、昏厥以及脱肛、泄泻等。百会穴应向前或向后平刺 0.5～1 寸，至局部有酸胀感；艾条温和灸 5～15 分钟；按摩可用点按、摩法或揉法 5～15 分钟。

（5）涌泉：为足少阴肾经之穴。可用于昏厥、休克等急救，又可防治头痛、目眩、失眠等症。涌泉穴直刺 0.5～1 寸，使局部有胀痛感；艾灸温和灸 5～10 分钟；按摩可用点按、掐法、擦法、揉法。每晚临睡前，拇指揉按此穴或灸此穴，可防治失眠、头昏头痛、健忘、目花及腰酸背痛。

53. 合谷穴的主治功用如何？

本穴归于手阳明大肠经，大肠经循行于头面部，其经筋亦分布于面部，故本穴善治一切头面疾病，如"四总穴歌"中云："面口合谷收"。本穴是大肠经之原穴，"五脏有疾也，当取十二原"。故本穴善于理气调肠，通腑泄热，主治胃痛、腹痛、便秘、痢疾等。阳明多气多血，本穴归属于手阳明经，具有理气行血，调经止痛之功效，常与三阴交配合用于妇科病，主治月经不调、经闭、痛经、滞产等。大肠经与肺经相表里，肺主一身之皮毛，故本穴又具有解表散寒，疏风清热，善治头痛、发热恶寒、目赤肿痛、鼻渊、扁桃体炎等。另外，本穴还具有通经活络，除湿止痛之功，主治肩臂痛、手指屈伸不利、半身不遂等证。

54. 如何从归来穴的命名来理解其主治功用？

归，指归还、归回；来，指到来。本穴具有温养下焦、调理胞宫的作用。善治妇女疾病，如闭经、月经不调，使失调之月事归来而恢复正常；又主治阴丸上缩、奔豚疝气、子宫脱垂等疾病，针灸此穴来温养下焦,使气血调和,下垂之疾复归原处,故名归来。民国时期焦会元的《会元针灸学》中记载:"归者,轨道,来去而复来,男子妇人胃气归元,谷化阴精,精化阳气,气和化质,质和精血,如归去而又复来,故名归来也。"

55. 丰隆穴的主治有什么特点?

本穴归于足阳明胃经,具有和胃健脾、调理胃肠之功,主治胃痛、腹痛、泄泻、便秘等证。本穴是胃经的络穴,一络通两经,故本穴可通达与胃经相表里的足太阴脾经。脾主运化水湿,故本穴具有化湿除痰、止咳平喘之功,谓之"祛痰要穴"。善治咳嗽、哮喘及痰浊上扰所致的头痛、眩晕、心悸、失眠、癫痫、中风等。另外,本穴又具有通经活络、除痹止痛之功效,治疗下肢痿痹、腓肠肌痉挛等。

56. 如何理解三阴交穴的上治功用?

本穴归属于足太阴脾经,具有健脾和胃、调理胃肠的功能,主治脾胃虚弱、消化不良、胃痛、腹痛、腹胀、泄泻等证。本穴又是足三阴经的交会穴,足厥阴肝经和足少阴肾经都与足太阴脾经交会于三阴交穴。肝主疏泄、藏血,脾主统血,本穴具有疏肝理气、和血调经的功效,善治月经不调、经闭、崩漏、赤白带下、难产等妇科疾病。肾主水液,司膀胱开阖,脾主运化水湿,本穴又具有健脾化湿、除湿止痒的功效,主治水肿、小便不利、遗尿、脚气、湿疹、荨麻疹等。另外,本穴还可治疗生殖系统疾病和失眠、神经衰弱、高血压等症。

三阴交善治妇科疾病,但孕妇应慎用。据宋代王惟一的《铜人腧穴针灸图经》记载,南北朝时,名医徐文伯与宋太子到郊外游玩,遇到了一个孕妇。宋太子喜爱医术,诊断孕妇所怀为女婴,又让徐文伯诊之,文伯诊后说是一男一女。太子性子急,想剖腹看看到底是男是女,文伯说,不必剖腹,针刺便可知道,于是针妇人三阴交、合谷两穴,胎应针而下,果真是一男一女。后来就将三阴交作为产妇催产之穴,而孕妇禁用。

57. 如何理解地机穴的命名含义？

地，指土地、地部；机，指机能、机要。本穴位于下肢，居人之地部，又是足太阴脾经之郄穴，为气血深聚之处；穴位所在之处，局部肌肉丰富，是小腿运动的机要部位；从主治来看，本穴又具有健脾消肿、恢复膝关节的灵运之机能，故名地机。

《会元针灸学》："地机者，是所居地部之中也。一身分上中下三部，自足至脐为下部，属于地部。机者，本能也。地机穴居地中部，运膝之机关，故名地机。"

58. 如何理解养老穴的命名含义？

本穴位于手踝骨上（即尺骨茎突）一空，腕后一寸凹陷中，为手太阳小肠经之郄穴，是本经经气深聚的部位。现代人高忻洙在《经穴选解》中所述："养老：养，隐藏；老，穴窟。此穴隐藏于骨缝之中，取穴时必转手方得，故名"。另外《铜人腧穴针灸图经》中记载本穴"'治目视不明'，养老之意，谓本穴能祛除老人目视不明之疾，为供养老人，调治老人疾病的要穴。"本穴善治目视不明、耳闭不闻、肩臂疼痛等老年病，故名养老。

59. 如何理解通天穴的命名含义？

通，指通达；天，指位高。本穴位于头部，在前发际正中直上4寸，旁开1.5寸处，足太阳经气自此穴通到人之高位巅顶之百会穴。另外，鼻司呼吸，而通于天气，本穴善治鼻疾，如《铜人腧穴针灸图经》中记载本穴治"鼻塞闷，鼻多清涕，衄血头重"。针灸此穴，可使肺气得宣，鼻窍通利，故名通天。

60. 如何理解大钟穴的命名含义？

大，即大小之大；钟，指重，又与"踵"即足跟通。本穴位于足跟部，跟骨之处，其骨较大；且人之所以能够站立，全靠跟骨的支持，又表明其责任重大，故名大钟。

《会元针灸学》："大钟者，即足跟之踵，上身之阳气钟聚贯足踵中，其足后跟大如覆盅，故名大钟。"

现代人吴棹仙所著《子午流注说难》："大钟之义有二：一钟

者重也,一钟者饮器也,肾为立命之根,人之能立,赖有此后踵大骨,其责任重大,故名大钟;肾者主水,受五脏六腑之精而藏之,水之精者曰津曰液,膀胱为州都之官,津液藏焉,肾之精津,转注膀胱之脉,不有此一大钟之饮器,则津液无藏之处,故名其穴为大钟。"

61. 如何从照海穴的命名理解其主治功用?

照者,光明之义;海,指百川之所归。本穴属于足少阴肾经,位于内踝下缘凹陷处,足少阴之经气会聚于此,其脉气阔大如海,故名照海。《会元针灸学》:"照是明照也,海者百川水之所归也。因水泉为肾阴,水火相照而明。化跷脉与肾共命门,水火通照于血海、气海等,故名照海。"本穴具有滋补肾阴,利咽消肿,调理冲任之功,善治五心烦热、咽喉干痛、口干口渴、干咳、咳血、月经不调、带下、遗精等症。本穴是八脉交会穴之一,通于阴跷脉,跷脉与人之睡眠有关,故本穴又可治疗失眠、嗜卧、惊恐不宁、精神抑郁、神经衰弱等症。另外,本穴又善治目疾,如目赤肿痛、头目昏沉等症。

62. 如何理解外关穴的主治功用?

本穴归于手少阳三焦经,三焦主气化、通调水道,故本穴具有除湿止痛、理气活血之功,主治腹痛、肠痈、肩臂痛、肘臂屈伸不利。本穴是三焦经之络穴,通于手厥阴心包经,心包经布于心胸,故本穴可宽胸理气,治疗胸胁胀满、疼痛。另外,本穴又是八脉交会穴之一,通于阳维脉,"阳维为病苦寒热",故本穴又可疏风解表、清利头目,治疗偏正头痛、热病、目赤肿痛、耳鸣等证。

63. 如何从风池穴的命名理解其主治功用?

风,指病邪;池,指凹陷。本穴属于足少阳胆经,位于项部后发际凹陷中,善治一切与风邪有关的疾病,故名风池。本穴可疏风清热、解表散邪,为治疗表证的常用穴,外邪侵袭所致的感冒、头痛、发热、牙痛、咽喉肿痛、颈项强痛等症均可用本穴治疗。本穴又可平息内风,具有平肝息风、通经活络之功,善治中风、眩晕、半身不遂、癫痫。《铜人腧穴针灸图经》言本穴治疗"洒淅寒热,温病汗不出,目眩苦头痛,疟疟,颈项痛不得顾,目泪出,欠气多,鼻衄衄,目内眦赤痛,气发耳塞目不明,腰伛偻,引项筋无力,不收。"

64. 大椎穴的主治功用有什么特点?

本穴属于督脉,位于后项部,第七颈椎棘突下凹陷处。"经络所过,主治所及",善治颈项强直、肩颈疼痛、落枕、颈椎病。督脉总督一身之阳气,本穴具有清热解毒之功,善治发热、中暑、暑温等证。督脉通于脑,脑为元神之府,本穴又可泻热息风,主治癫狂、小儿惊风、破伤风等证。另外,本穴是督脉与诸阳经相交会之处,太阳主一身之表,外邪侵袭所致的咳嗽、气喘、头痛、发热等症均可用本穴进行治疗。

65. 百会穴的主治功用有什么特点?

本穴属于督脉,位于巅顶,故善治头部疾病。督脉总督一身之阳,本穴具有升阳举陷、益气固脱的作用,凡中气不足,升提无能而致的下陷、脱垂之疾,如泄泻、脱肛、脏器脱垂、疝气等,均可用本穴治疗。督脉入络于脑,脑为元神之府,故本穴又具有醒神开窍、镇惊安神之功,可治癫痫、癔症、角弓反张、老年痴呆、精神分裂症等。本穴又是督脉与足太阳经相交会之处,太阳主一身之表,本穴又可疏风散邪,治疗头风、鼻塞、鼻渊等证。

66. 平喉结的经穴有哪些? 各属于哪条经? 如何定位?

平喉结的穴位有人迎、扶突和天窗穴。人迎穴属于足阳明胃经,距喉结1.5寸处,胸锁乳突肌的前缘。扶突穴属于手阳明大肠经,距喉结3寸,约当胸锁乳突肌的胸骨头与锁骨头之间。天窗穴属于手太阳小肠经,在扶突后胸锁乳突肌的后缘。

67. 平脐的经穴有哪些? 各属于哪条经? 如何定位?

平脐的经穴有神阙、肓俞、天枢、大横、带脉穴。神阙穴属于任脉,位于肚脐的中央。肓俞穴属于足少阴肾经,位于神阙穴旁开0.5寸处。天枢穴属于足阳明胃经,位于神阙穴旁开2寸处。

大横穴属于足太阴脾经,位于神阙穴旁开 4 寸处。带脉穴属于胆经,位于第十一肋骨游离端直下与脐相平处。

68. 全身有哪些同名经穴? 各属哪条经,其定位如何?

全身共有六组同名经穴,为头、足临泣,头、足窍阴,腰、膝阳关,手、足三里,手、足五里,腹、足通谷。

头临泣属于足少阳胆经,位于阳白穴(眉毛中点上 1 寸处)直上,入发际 0.5 寸处;足临泣亦属于足少阳胆经,位于第四、五跖骨结合部的凹陷中。头窍阴属于足少阳胆经,位于乳突后上方,在天冲穴与完骨穴连线的下 1/3 处取穴;足窍阴亦属于足少阳胆经,位于第四趾外侧,距趾甲角 0.1 寸处。腰阳关属于督脉,位于第十六椎节下;膝阳关属于足少阳胆经,位于阳陵泉(腓骨小头前下方凹陷中)上 3 寸。手三里属于手阳明大肠经,在曲池下 2 寸处;足三里属于足阳明胃经,在犊鼻下 3 寸,距离胫骨前嵴外侧面一横指处。手五里属于手阳明大肠经,在曲池上 3 寸处;足五里属于足厥阴肝经,位于气冲穴下 2 寸。腹通谷属于足少阴肾经,位于肚脐旁开 0.5 寸,向上 5 寸处;足通谷属于足太阳膀胱经,位于第五跖趾关节前下方凹陷处赤白肉际上。

(朱 江)

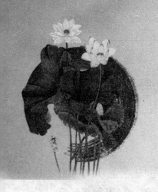

第四讲

针灸的方法和工具

第一节　毫针刺法

1. 针具有哪些种类？

最早的针具是砭石,它产生于新石器时代。我们的祖先通过生产实践掌握了制造石器的技术,制造出石斧、石刀等生产工具,同时也制造了最早的医疗用具——砭石。《说文》对砭的解释是:"砭,以石刺病也。"在《春秋》、《诗经》、《内经》、《史记》等古籍中都有关于用石器治疗的记载。考古工作者还在不同地区发掘出砭石的实物。如1963年在内蒙古自治区多伦旗头道洼出土一枚砭石,长4.5cm,一头是呈锥形的尖锋,另一头则扁平,经鉴定,距今已有一万四千年的历史。出土的砭石形状各异,具有不同的用途,有的适于点刺,有的适于按摩,还有的可用于切割排脓。这说明砭刺已形成许多方法,并较为广泛地被使用。大约在山顶洞人文化时期,出现了用于缝纫的骨针,它也可能被用于医疗。根据"针"也写作"箴",推测针也可能以竹为原料制成。到仰韶文化时期,出现了陶器,使利用破碎的陶片代替砭石治病成为可能,形成陶针,至今在少数民族地区仍被使用。冶炼业的发展及铁器的使用开始了金属针的时代,出现了青铜针、金针、银针等。时至今日,不锈钢针以其坚韧、不易生锈、经久耐用等优点成为目前临床最常用的针具。

以上是不同材质的针具及其发展演变。除此之外,因用途不同又有形态各异的针具。成书于春秋战国时期、现存最早的中医经典著作《黄帝内经》,特别是《灵枢》中阐述了九针的形态及应用(图1-2),形成了正式的针法。所谓九针,即镵针、圆针、锓针、锋针、铍针、圆利针、毫针、长针、大针。近代又产生了许多新的针刺工具,有的还与光、电、磁等技术结合形成各种针刺治疗仪。这些新针具的产生扩大了针刺治疗范围,使中国古老的针法焕发出盎然生机,成为世界医疗领域的一支奇葩。

2. 什么是毫针?如何选择和保养毫针?

毫针是古代"九针"之一,是临床应用最为广泛的一种针具。现在多用不锈钢制作。根据针柄不同又分为圆柄、花柄、平柄、管柄等多种,其中又以圆柄最常用。毫针一般由五部分组成,即针尾、针柄、针根、针身、针尖。

挑选毫针时应注意:针尖要端正,尖中带圆,圆而不钝,形如"松针",这样进针阻力小又不致引了刺痛。针身要光润挺直,坚韧而有弹性,针根不可有锈蚀,否则容易断针;针柄缠绕牢固无松动。质地多选不锈钢针。针身因长短粗细不同而有不同规格:短则15mm,长则可达150mm,细则直径0.23mm,粗则直径0.45mm。以25~75mm长和28~30号(0.32~0.38mm)粗细者最为常用。

毫针在使用过程中还要注意保养,这不仅可延长毫针使用时间,而且也为了防止因针具粗劣引起的意外事故的发生。在消毒及取放毫针时要避免针尖与硬物的碰撞,以防发生卷毛或变钝;不要将毫针放在有腐蚀性的环境中,以防生锈;存放时要放在针夹或针包内,防止弯折,长期不用的针具还可涂一层油质以防生锈。对于有锈蚀或折痕明显的毫针,要予以剔除,以防断针。

此外,为了避免交叉感染,有时毫针在一次性使用后即废弃。在国外这是一种通行的做法。但在我国,由于患者经济能力所限,仍多使用消毒后的毫针,一般情况下,毫针经高温高压严格消毒,还是比较安全的。也可采用患者本人固定使用一套针具的方法,这不仅节省了开支,而且也减少了发生交叉感染的可能性。

3. 怎样进行针法练习?

针刺前要先做进针、行针等指法练习,以增强指力,熟悉各种手法。如果没有指力,进针时针身就会打弯,透皮慢,人就会感到疼痛;手法没练好,就不能自如行针,患者会感到不舒服,也起不到好的治疗作用。练习针法就是要达到针身不弯,刺入迅速,进针不痛,指力均匀,行针自如,针感出现快等要求。

下面介绍两种常用的方法:

(1) 纸垫练针法:用细草纸或毛边纸折叠成约 8cm 见方、2cm 厚的纸垫,用线如"井"字扎紧,即做成纸垫。以左手执垫,右手拇、食、中指夹执针柄垂直刺入纸垫,边进针边捻转,逐渐加力,并尽量保持针身垂直。这种练习法主要是锻炼指力和熟悉捻转手法,为了方便也可用书代替纸垫练习。

(2) 棉团练针法:用棉花一团,以棉纱线绕扎,内松外紧,外包一层白布,做成直径约 7cm 的棉包。棉团较为松软,主要用于提插捻转等手法的练习,为了方便也可用卫生纸卷代替。

最后不妨在自己身上小试几回,以体会针感与手法的关系及得气后的感觉。

4. 什么是"得气"?

历代医家在针刺时都很注重得气。所谓得气就是针刺时经用一定的手法,受针者在针刺部位出现的酸、麻、重、胀等感觉,也叫"针感"。此时,医者手下有沉、涩、紧的感觉。金元时期著名医家窦汉卿在《标幽赋》中形象地描述了得气后医者的手下感觉:"气之至也,如鱼吞钩饵之沉浮;气未至也,如闲处幽堂之深邃。"

得气与疗效关系密切。所谓"刺之要,气至而有效","气速至而速效",意思是得气后疗效较好;得气快,见效也快。但有时不得气也并不意味着完全没有疗效。不得气的原因有多种,如取穴不准确,针刺角度的深度不对,手法操作不当等。这样就要针对这些原因采取相对措施加以调整。有时患者由于过于虚弱,经气不足也不容易得气,这时就要留针候气,即把针留在穴内,等待气至;或行针催气,即采取一定的辅助针法催动经气;还可补益经气,用温针法、灸法或服用补益药,补充经气。

5. 针刺的基本手法有哪些?

针刺中有许多手法,有些是单式手法,即应用一种手法进行针刺操作规程,有些是复式手法,即多种手法同时应用施针治病。这其中有两种最基本的手法,既可单独应用,又可相互结合,或配合以其他辅助手法,构成多种复式手法。这两种重要的方法就是提插法和捻转法。下面介绍一下它们的具体操作。

提插法:当针刺入一定深度后,再进行上下进退的行针动作。由浅入深为插,由深出浅为提。这种纵向行针手法即提插法。

捻转法:当针刺入一定深度后,将针一前一后反复旋转,即为捻转法。幅度一般在180°～360°。必须注意的是不可单向转动,否则可使肌纤维缠绕针身,不仅引起疼痛,而且可造成出针困难,甚则导致弯针、断针。

6. 针刺注意事项有哪些?

由于个人体质、生理状态、病情、施针时间,部位等多种因素的差异,针刺时要具体情况具体分析。做到心中有数,不可盲目针刺,否则就会导致不良情况的发生。因此一些方面须引起注意。

(1) 对于过于饥饿、疲劳、精神紧张者,不宜立即针刺。对惧怕针刺者要先做好解释工作。对体弱者应卧位针刺,并避免使用强刺激。

(2) 对怀孕3个月以下者,不宜针小腹部穴位;3个月以上者,腹部、腰骶部穴不宜针刺。而对于有习惯性流产史者则不宜针刺。一些穴位如合谷、三阴交、昆仑、肩井等,则是孕妇禁针穴。在经期,若非调经止痛之用,则一般不做针刺治疗。

（3）小儿囟门未闭,头顶部穴位不宜针刺。

（4）有出血倾向或凝血功能不良者慎用针刺,大血管附近要慎刺。

（5）皮肤感染、破溃、瘢痕及肿瘤部位不宜针刺。

（6）胸、腹、腰、背部穴位一般不宜直刺、深刺及长时间留针,以防刺伤脏器。

（7）脊椎部穴位要注意进针的角度、深度,以免刺中脊髓,特别是风府、哑门穴下有延髓,不可伤及,否则会造成严重后果。

7. 针刺的异常情况有哪些?

针刺异常情况有滞针、弯针、断针、晕针、血肿、后遗感、刺伤脏器等。其形成原因很多,如针刺技术不熟练,手法过重,专业知识不全面;患者精神紧张、身体虚弱或移动体位;针具质量差;留针时间长等。因此虽然针刺相对较安全,也不可疏忽大意,以免造成不良后果。

8. 什么是针刺补泻的原则? 有哪些针刺补泻手法?

补泻的原则在《灵枢·经脉》中载:"盛则泻之,虚则补之,热则疾之,寒则留之,陷下则灸之",意思是邪气盛的用泻法,正气虚的用补法,热证疾出针,寒证则留针时间较长,陷下的病证则用灸法。补泻效应还应受到患者体质、功能状态、穴位特性等因素的影响。因此补泻手法的应用要根据实际情况而定,不可一概而论。

补泻手法有单式和复式之分。复式补泻手法由多种单式补泻手法结合而成。单式补泻手法是基本补泻法。常用的有:①提插补泻法:即重插轻提为补,反之为泻;②捻转补泻法:即拇指向前,食指向后转为补,反之为泻;③迎随补泻法:即随着经脉循行方向针刺为补,反之为泻;④徐疾补泻法:即进针时在浅部得气后,缓慢向内插针到一定深度,退针时快速提至皮下为补,反之为泻;⑤呼吸补泻法:即呼气时进针,吸气时退针为补,反之为泻;⑥开阖(hé)补泻法:即出针后速按针孔为补,出针时摇大针孔,不加按压为泻。

9. 什么是"飞经走气四法"?

得气后还须采用一定的行气、催气法,使针感沿经脉向患处传导,所谓"气至病所"。这样疗效就比较好。可是由于种种原因,如经络气血壅滞,关节阻涩时,就要采取"通经接气大段之法"以使气行。明初针灸学家徐凤的《金针赋》中"飞经走气四法"就起这样的作用。包括青龙摆尾、白虎摇头、苍龟探穴、赤凤迎源四法,简称"龙虎龟凤"。其具体操作如下:

(1)青龙摆尾:斜向浅刺,或先深后浅,针尖刺向病所,然后将针柄缓缓摆动,好像手扶船舵或左或右以正航向一样,可推动经气的远行。

(2)白虎摇头:将针急入,并用中指拨动针体伸针左右摇动,再予上提,同时进行摇振,有如用手摇铃一般。

(3)苍龟探穴:将针刺入穴位后,先退至浅层,然后更换针尖方向,上下左右多向透刺逐渐加深,如龟入土探穴四方钻剔。

(4)赤凤迎源:先将针刺入深层,得气后再上提至浅层,候针自摇,再插入中层,然后用提插捻转,结合一捻一放,形如赤凤展翅飞旋。

10. 什么是"烧山火"和"透天凉"?

烧山火和透天凉是《金针赋》中记载的两种大补大泻手法,分别用于治疗寒证和热证。具体操作是:

烧山火:视穴位的可刺深度,分浅、中、深或浅、深两层。先浅后深,每层各做紧按慢提法九数,然后退针至浅层,为一度,如此反复数度,可使患者在局部或全身出现温热感,故称"烧山火"。

透天凉:针直插深层,分浅、中、深三层或浅、深两层。先深后浅,每层紧提慢按六数,为一度。如此反复数度,可使患者出现凉感,故称"透天凉"。

应用烧山火和透天凉以选取肌肉较为丰厚处穴位为宜。若经数度仍未出现热感或凉感的,则不可一味强求。一般来说,烧山火比透天凉相对容易做出。

第二节 特种针法

11. 什么是火针法?

火针法是用特制的针具烧红后迅速刺入身体一定部位,再迅速拔出的方法。具有温经通络,祛风散寒的作用。本法由九针中的"大针"发展而来。《内经》称为焠刺和燔针,汉代医家张仲景的《伤寒论》称之为烧针、温针,足见此法也是传统针法之一。至后世,火针的针具、针法有了许多新发展,如弹簧式火针、三头火针、电火针等。现一般多用不锈钢作为火针的材质。使用时必须先把针烧红。由于火针术容易使患者产生畏惧心理,因此要向患者做好解释工作。针刺时要根据施术部位严格掌握深度;高热、危重病、孕妇不宜用火针;血管、筋腱、神经主干、重要组织器官附近不宜用火针;面部较少使用火针,使用时要将针擦拭干净,进针浅,以免留下痕迹,影响美观,主要用于治疗面部疔疮、痤疮等皮肤病。应用火针的患者要勤换内衣,针处不能搔抓,以防感染,必要时可用消毒纱布敷贴。火针主要用于治疗寒证、痛证、痈疡肿痛等病证。

12. 什么是三棱针疗法?

三棱针疗法是用三棱针刺破身体的一定部位,如穴位、浅表静脉,放出少量积液,以达到治疗目的的一种方法。此法又称刺络法或刺血络。古法中的络刺、赞刺、豹文刺等均属此类。具有开窍醒神,泄热散结,活血消瘀等作用,适用于热证、闭证、实证、经脉瘀滞等证。所使用的三棱针是一种尖端呈三棱形,针柄粗而圆的针具,一般用不锈钢制成。取法于古代九针中的"锋针"。具体又分为以下几种操作方法:

（1）速刺法：在针刺部位常规消毒后，以左手固定针刺部位，右手拇指持针柄，中指固定于针端，露出针尖 1～2 分，以控制针刺深度。然后对准针刺部位迅速刺入，再迅速退出，轻轻挤压针孔周围，使其出血，或可配以拔罐法，利用负压吸出少量血。根据针刺数及进针分布，又分为：①点刺法，即在局部针一下放血，常用于点刺十宣、十二井穴等开窍泄热；②散刺法，即在较大的一个皮肤区域内多点针刺放血；③围刺法，即围绕病区，如肿胀、皮肤病变处多点针刺出血。

（2）挑刺法：针具迅速刺入皮肤半分，随即倾斜针身挑破皮肤，使之出血。可用于挑刺四缝穴（在食指、中指、无名指、小指第二指间关节横纹中点）治疗小儿疳积，但因为较疼痛，患儿少不易接受。

（3）泻血法：用橡皮管结扎在针刺部位上端（近心端），左手拇指压在被针刺部位下端，右手持针对准被刺静脉，刺入脉中，迅速退针，使其出血，再用消毒棉球按压针孔。

应用三棱针刺法要严格消毒，并在施术后谨防感染。虚证、产后有出血倾向者不宜使用本法。注意切勿刺中大动脉。

13. 什么是皮肤针疗法？

用皮肤针叩打浅表皮肤，治疗疾病的方法叫皮肤针疗法。由古代毛刺、扬刺、半刺、浮刺等针法发展而来。使用的针具依据其针头的数目不同而有不同的名称。如梅花针（五支针）、七星针（七支针）、罗汉针（十八支针）等。但大体形状相似，都是由一个长 15～19cm 的针柄和一个嵌有不锈钢短针、莲蓬状的铁盘组成。基本操作是用右手无名指、小指固定针柄末端于手掌小鱼际处，中指、拇指将针柄左右固定，食指置于针柄中端上面，应用腕力上下叩打。用力要均匀，针尖起落要垂直，不宜在皮肤上拖拉，否则会给患者增加疼痛感。选择针具时，针柄要坚固而有弹性，针尖平齐无钩曲、缺损、歪斜等。因本法施术区域较广泛，针孔较密集，所以要严格进行针前的消毒及针后的护理,以防感染。皮肤有创伤溃疡处不宜用本法。此外,还有一些皮肤针,如滚刺筒,与上述针具在外形和使用方法上有较大差别,但其理论依据和治疗范围却较为相似,这也是皮肤针的新发展。

14. 什么是皮内针疗法和穴位埋线法?

皮内针疗法是将一种特制的小型针具埋置于穴位皮下较长时间治疗疾病的方法。可对穴位形成持续刺激,适用于慢性病或需较长时间留针的病证。针具常用的有两种:颗粒型和揿针型。埋针时间一般为 1~2 天,最多不超过 1 周,暑天则不宜超过 2 天,以防感染。

穴位埋线与皮内针用意相似,也是一种对穴位的持续性刺激。使用的是羊肠线,埋藏部位相对较深,在皮下组织与肌肉之间,肌肉丰满处则可埋于肌层。埋线方法有三种,即穿刺针埋线法、三角针埋线法、切开埋线法。所用的器具主要是改制后的12 号腰椎穿刺针、改制的 9 号注射针、埋线针、三角缝针或手术刀等。如用埋线针、三角缝针或手术刀施术要先做局部麻醉。埋线后可出现局部红、肿、热、痛或少量渗出液,或发热等反应,属正常反应。但如果持续时间过长,反应剧烈,白细胞总数增高,要注意感染的发生,给予抗感染治疗。个别对羊肠线过敏的患者还应做抗过敏治疗。埋线后如无不良反应,则羊肠线逐渐被机体吸收,而不再取出。埋线时要严格消毒,不可刺伤大血管、神经干及内脏,皮肤局部有感染或溃疡时不宜埋线;严重的心脏病或妊娠期不宜埋线。

15. 什么是电针疗法?

电针是用电针仪输出脉冲电流作用于人体经络穴位以治疗疾病的一种方法。临床应用较为广泛。在留针过程中加用电针可维持针刺的刺激作用。由于电针仪按一定的刺激参数施以刺激,所以电针也常用于实验研究,这样对实验对象施加的条件一致,实验误差就小,实验结果也更具有可比性。电针刺激参数包括波形、强度、频率、时间等。应用时一般用 26~28 号粗细的毫针，刺入穴位得气后，将电针仪的两个输出电极固定于两个毫针上，再调节电针仪至适当的刺激参数。应用电针应注意以下几点：①电针仪使用前，要先把强度调至零，再根据患者的耐受性逐渐增加强度，否则突至的大强度可引起肌肉剧烈收缩，不仅可使患者感到疼痛，甚至可导致断针。②对严重的心脏病患者应避免电流回路经过心脏，在延髓、脊髓附近用电针时，电流强度要小。③用于电针治疗的毫针导电性能要好，在使用前要认真检查毫针质量，以防因电流作用发生断针，多次使用后应更换。此外，目前一些电针仪可直接有电极贴敷在穴位上，使用时较为方便，适于家庭应用。

16. 什么是水针？

水针也称穴位注射，是用中西药液直入有关穴位或阳性反应点，通过针刺及药物的双重作用，而达到治疗疾病的目的。注射用具是 1~20ml 注射器和 4~6 号普通注射针头，应用时，根据注射部位和药量选择适宜的注射用具，常规消毒后，快速将针刺入穴位，提插得气后，回抽一下，如无回血，即可将药物注入。注入速度虚者宜慢，实者可快。根据病情、年龄、部位、药物浓度及性质等决定使用药量。如药量较多，可将注射器由深出浅逐步注药或变换方向注射药物。使用水针应注意：①无菌操作，防止感染；②注意药物的性能、药理、配伍禁忌、副作用及过敏反应；③进针要避开神经干，防止过深伤及内脏，药液不能注入关节腔、脊髓管和血管中；④注射后数小时内可能会在局部出现酸胀不适感，属正常反应。

17. 什么是激光穴位照射？

激光是 20 世纪 60 年代才迅速发展起来的一门科学。激光具有下列物理特征：高方向性、高亮度、高单色性及高度的相干性。激光还具有五种生物效应，即热效应、压强效应、光化学效应、电磁场效应及刺激效应。正是由于激光的这些特点使其自发现以来很快与生物学及医学相结合,应用于这些领域的研究及治疗。激光穴位照射就是在中医针灸疗法基础上利用激光束照射穴位以治疗疾病的方法,又称"激光针"。此法具有通经活络,消炎止痛等作用,且无痛,无菌,快速,患者没有任何痛苦,易于接受。氦-氖激光医疗机是常用的一种激光器。

第三节　微针疗法

18. 什么是微针疗法?

微针疗法是针灸学的一个重要组成部分,是以身体某一部位作为相对独立的整体,刺激其中特定位点,以治疗全身疾病的方法,其刺激点不同于十四经穴而自成系统,如耳针、头针、眼针、腕踝针等。这些方法具有操作简便,痛苦小,疗效显著等特点,有些微针法不仅可用于治疗,而且也用于诊断疾病。中医学认为,人体是一个统一的整体,有诸内必形诸外,人体各部都相互影响,内脏的功能状态可反映于外部。比如在《灵枢·大惑论》中论述了眼与五体的相应关系,后世形成了五轮八廓学说;在《灵枢·五色》中将面部分区以对应身体各部。古人这种以局部反应整体的思想恰与现代"生物全息律"理论不谋而合,即生物体的每一个组成部分,甚至小到一个细胞都隐藏着整个生命最初形态的基本结构特征,包含着各部位的病理、生理信息,也就是说,每一个局部都是一个缩小的整体,即"全息胚"。我们的祖先在几千年前就有这样的认识,不能不令人称奇,使我们再次领略了中医针灸理论的博大精深。

19. 微针疗法有哪些?

微针疗法大致可分为以下几类:①头颈部微针疗法,如头针、耳针、鼻针、面针、人中针、口针、舌针、颈针等;②躯干部微针疗法,如背俞针、脊针、腹针等;③四肢部微针疗法,如手针、第二掌骨侧针法、腕踝针、手象针、足针等;④体表部微针疗法,如皮肤针、皮内针、蜂针等。

20. 什么是头针疗法?

头针是在头部特定区域针刺以治疗疾病的一种方法。与体穴不同的是,头针刺激区不是点而是线,是根据大脑皮质的功能定位,在头皮上划分出相应刺激区。头针疗法主要用于治疗中枢神经系统疾病,如脑瘫、中风后遗症、脑炎后遗症等效果都较好,目前已成为临床常用的一种针灸疗法。1989 年世界卫生组织还通过了"头针穴名标准化方案",将头针定为 4 个区,14 条标准线,使头针应用更为规范。头针一般选用 28 ~ 30 号、长1.5 ~ 2 寸的毫针。行针捻转速度较快,每分钟可达 200 次左右,刺激较强,因此要注意防止晕针的发生。头皮血管丰富,起针后要按压针孔防止出血。脑出血患者要待病情稳定后再行头针治疗。

21. 什么是耳针疗法?

耳针疗法是指用针或其他方法刺激耳廓上的穴位,以达到诊断、治疗和预防疾病目的的一种方法。在我国古代文献中多有记载。早在两千一百年前的《阴阳十一脉灸经》中,就有耳与上肢、眼、颊、咽喉关系的详细论述,而且还有了耳穴、望耳诊病的记载。近十余年来,耳针疗法在国内外都比较流行,如耳针电针、耳针压豆、耳穴贴药、耳穴穴位注射、超声耳针、激光耳针、耳-心反射疗法、耳穴振荡法等,另外还用于针刺麻醉。

22. 耳穴疗法诊治疾病的机制是什么?

耳穴是耳廓表面与机体脏腑、经络、组织器官、四肢百骸相互沟通的部位,是反映机体生理功能和病理变化的窗口。实践证明:根据耳廓形如胚胎倒影的耳穴分布图——全息论,耳廓好像一个在子宫内倒置的胎儿,头部朝下,臀部及下肢朝上,胸腹躯干在中间。机体内脏、组织器官的病理变化可以在耳廓上反映出来,而且通过耳穴还可治疗和预防内脏器官的疾病。

23. 什么是耳压法和耳穴按摩疗法？

耳压疗法是指在耳廓表面贴敷圆而光滑质硬的小珠形物体——药籽来刺激耳穴，达到防治疾病目的的一种治疗方法。

耳穴按摩疗法，又称耳廓穴位按摩法，是用手或棒针按各种特定的压力、频率和技巧，在耳穴部进行手法操作。

24. 耳针疗法有哪些适应证？

耳针疗法在临床上应用很广，尤以对各种疼痛性疾病和功能紊乱性疾病疗效比较好，如痹证、胃痛、腹痛、头痛、胆石症、休克、胸痛、喉痛、目赤肿痛、术后伤口痛以及眩晕、高血压、神经衰弱等。另外，一些炎症性疾病、过敏与变态反应性病症、部分传染病、慢性病如牙周炎、扁桃体炎、过敏性鼻炎、荨麻疹、绝经期综合征、扁平疣、痢疾、肩周炎均可以使用耳针进行治疗。

25. 耳穴的分布规律如何？

耳廓穴位的分布具有一定规律，好像一个倒置的胎儿。一般来说耳垂相当于人体的头面部；对耳屏相当于人体的头和脑部；轮屏切迹相当于人体脑干；耳屏相当于人体的咽喉、内鼻；屏上切迹相当于人体的外耳；对耳轮体相当于人体的下肢；耳舟相当于人体的上肢；三角窝相当于人体的生殖器；耳轮脚相当于人体的横膈；耳轮脚周围相当于人体的消化道；耳甲艇相当于人体的腹腔；耳甲腔相当于人体的胸腔；屏间切迹相当于人体的内分泌（图4-1）。

26. 耳廓的组织结构如何？

耳廓内由形状复杂的弹性软骨作为支架，附以韧带、脂肪、结缔组织及退化的肌肉等结构，外面是皮肤，耳廓皮下分布着丰富的神经、血管、淋巴管及经络。

27. 耳穴治疗有哪些特点？

耳穴治疗主要有以下一些特点：①诊断无痛苦，无损伤，诊治结合；②治疗无创伤，无毒副作用；③治疗效果好，适应证广；④操作简便，易学易用；⑤经济合算，节省费用；⑥预防疾病，自

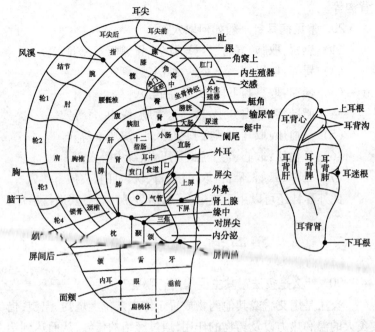

图 4-1　耳穴定位示意图

我保健。

28. 常用耳穴有哪些?

按部位划分有以下常用的耳穴：①耳轮部有耳中、直肠、尿道、外生殖器、肛门、耳尖等；②耳舟部有指、腕、肘、肩、锁骨等；③对耳轮部有跟、趾、踝、膝、髋、坐骨神经、交感、臀、腹、腰骶椎、胸、胸椎、颈、颈椎等；④三角窝部有角窝上、内生殖器、角窝中、神门、盆腔等；⑤耳屏部有上屏、下屏、外耳、屏尖、外鼻、肾上腺、咽喉、内鼻、屏间前等；⑥对耳屏部有额、屏间后、颞、枕、皮质下、对屏尖、缘中、脑干等；⑦耳甲部有口、食道、贲门、胃、十二指肠、小肠、大肠、阑尾、艇角、膀胱、肾、输尿管、胰胆、肝、艇中、脾、心、气管、肺、三焦、内分泌等；⑧牙、舌、颌、垂前、眼、内耳、面颊、扁桃体等；⑨耳背部有耳背心、耳背肺、耳背脾、耳背肝、耳背肾、耳

147

背沟等。

29. 常见病耳针一般如何取穴?

(1) 感冒:取肺、气管、内鼻、耳尖、胃、脾、三焦等穴。

(2) 胃痛:取胃、肝、下交感、神门、脑等穴。

(3) 便秘:取直肠下段、大肠、脑等穴。

(4) 肥胖症:取内分泌、胃、脾、大肠、缘中、肾等穴。

(5) 高血压:取耳尖、神门、交感、心、皮质下等穴。

(6) 低血压:取心、肾上腺、升压点、缘中等穴。

(7) 晕车、晕船、晕机:取风溪、胃、枕、贲门、皮质下等穴。

此外耳针还可以用于戒烟,可取神门、肺、口等穴进行治疗。

第四节　灸　　法

30. 什么是灸法? 其主要作用有哪些?

灸法是用艾绒或其他药物放于体表穴位上烧灼、温熨,借灸火的温和热力以及药物的作用,通过经络的传导,从而达到治病和保健目的的一种外治方法。明代医家李梴的《医学入门》中说:"药之不及,针之不到,必须灸之",说明了灸法在治疗中的重要地位。灸法的主要作用是温散寒邪,温通经络,活血逐痹,回阳固脱,消瘀散结,防病保健等。

31. 灸用的材料有哪些? 分为哪些类别?

最初灸法所用的材料,很可能是利用一般的树枝等烧灼烫熨。后来人们发现艾叶具有通经活络,温阳散寒,回阳救逆等作用,于是成为长期以来灸法的主要材料。这在春秋战国时期已有记载,《孟子·离娄》中说:"七年之病,求三年之艾"。艾叶在使用前先要做成细软的艾绒,这样易于燃烧,且热力温和,能窜透皮肤,直达深部,艾灸与别的药物结合使用形成间接灸,如隔姜灸、隔蒜灸、隔盐灸等。艾绒与不同配方的药末混合制成艾卷而成为"雷火针"及"太乙神针"等。还有用树枝如桑枝、桃木等蘸麻油点火后吹灭,乘热垫绵纸熨灸的,所谓"神针火灸"。用灯草蘸油点火直接烧灼皮肤的称"灯火灸"。有的用镜子聚焦日光,而为"阳隧灸"。还可用一些刺激性药物如芥子泥、斑蝥末等直接刺激于皮肤使之发炎化脓,称之为"天灸"或"自灸"。总之灸用材料的不同也形成了异彩纷呈的众多灸法,使灸法的应用更为广泛。

32. 什么是艾炷灸?

艾炷是圆锥形的艾绒团。使用时将艾炷直接放在皮肤上(直接灸)或隔着其他物质如姜、蒜、附子药饼等放在皮肤上(间接灸),然后点燃艾炷。每烧尽一个艾炷,称为一壮。这种灸即艾炷灸。

03. 什么是化脓灸和非化脓灸?

两者都属直接灸法。化脓灸是将艾炷直接放在穴位上烧灼,使用灸处组织烫伤后产生无菌性化脓现象,愈后留有瘢痕,形成灸疮。故又称为"瘢痕灸"。古人施灸多致化脓,并把有无灸疮作为判断疗效的一项标准。南宋针灸学家王执中的《针灸资生经》中就记载:"凡着艾得灸疮,所患即瘥,若不发,其病不愈。"须注意的是,灸疮如护理不当,可继发感染,出现疼痛、渗血、黄绿色脓等。因此要灸后用淡膏药加以封护,以免摩擦感染,并可促使发疮。化脓后每天换 1～2 次膏药,最后结痂、脱落,而形成瘢痕。本法一般用于慢性病、体质虚弱及保健等。非化脓灸也是将艾炷直接放在穴上,但不灼伤皮肤,艾炷燃烧至患者感觉皮肤发烫时,用镊子将艾炷夹去,另换艾炷再灸,如此多壮,直至局部皮肤发生红晕。这种灸法皮肤不化脓,不留瘢痕,故又称"无瘢痕灸"。这种灸法易于为患者接受。一般用于虚寒证的治疗。

34. 灸法的注意事项有哪些?

(1) 应使患者采取舒适、固定、持久的体位。用瘢痕灸时要取得患者的同意。

（2）皮厚肉多处、腰、背、腹部壮数可多，而皮薄肉少、胸部、四肢壮数宜少；年轻体壮新病壮数可多，年老体弱久病壮数宜少。

（3）颜面部、心区、大血管部、肌腱等处不宜用直接灸，禁灸、慎灸穴要慎用。

（4）昏迷、皮肤感觉迟钝的患者，要注意勿灸过量，以免烫伤。

（5）患者过度疲劳，饥饿、精神紧张、妇女经期皆不宜灸，孕妇腹部、腰骶部不宜施灸。

（6）施灸过程中要注意观察患者反应，若突然出现头晕、眼花、面色苍白、恶心汗出等晕灸现象，要马上停止施灸，并采取相应措施缓解。

（7）施灸时要防止艾火烧坏衣物，施灸完毕要彻底熄灭艾炷或艾条，以防复燃，发生火灾。

35. 什么是保健灸？

古人很注重养生保健，"未病先防"也是中医理论的一个重要方面，所谓"上工治未病"。保健灸便是许多传统养生术中的一种常用而有效的方法。唐代著名医家孙思邈就很重视保健灸。第一个提出了用灸预防传染病的方法。俗语说："若要安，三里常不干。"就是说要使身体健康，就要常灸足三里穴。坚持做保健灸可增强人体抗病力，延年益寿。常用于保健灸的穴位有足三里、气海、关元、神阙等。

第五节　拔　　罐　　法

36. 什么是拔罐法？

拔罐法古称"角法"，是以杯罐作工具，用各种方法造成缺罐内部负压，使其吸着于皮肤上，造成瘀血现象的一种疗法。该法作为中医疗法的一个组成部分，有着悠久的历史。文字记载首见于战国时期的医籍《五十二病方》。在历代医书中也多有记载。主要用来吸血排脓,后来扩大应用于肺痨、风湿等内科病证。拔罐的用具、排气的方法、拔罐的方式也不断发展,从而进一步扩大了治疗范围,如风湿痛、腰背痛、消化系统疾病、妇科病、皮肤病等,成为针灸治疗中的一种重要方法。

37. 拔罐法有哪些种类?

拔罐有多种分类法。按排气方法分为火罐、水罐、抽气罐等;按拔罐形式分为单罐、多罐、闪罐、留罐、推罐等;按综合应用方法分为药罐、针罐、刺络拔罐等。

38. 罐子的种类有哪些?

（1）玻璃罐:由玻璃制成,分大、中、小三种规格。口小肚大,口缘圆滑而厚,并向外翻,适用于定点吸拔,并适用于"走罐"。质地透明,可观察到皮肤的瘀血情况,便于掌握时间和刺激量。临床最常用。

（2）竹罐:选取竹身正圆、直径 1.5～7cm、色淡黄而微绿、质地坚实、不老不嫩的竹节为原料,一端留节为底,一端无节为口,罐口磨光。常用于与药物共煮后吸附的药罐法。缺点是易爆裂漏气。

（3）抽气罐:用青链霉素药瓶或类似小药瓶,磨去瓶底,将口缘打磨光滑,上端为橡皮塞,以便于抽气。其口径和容积较小,吸力较弱,主要用于头面部和软组织薄弱部或小儿的治疗。现在有市售的各种质地的抽气罐,可谓上述抽气罐的改良,且简便实用,可供选择。

其他尚有陶罐、铜罐、铁罐、磁压罐等多种。

39. 什么是走罐法?

走罐法又叫推罐法或行罐法。选用罐口平滑、口径较大的罐子,多用玻璃罐,在罐口及吸拔处涂一些润滑剂,将罐吸着于施术部位后手握罐底稍倾斜,后半边着力,前半边略提起,慢慢向前推动,这样反复上下左右地推拉移动数次,至皮肤呈潮红或起丹痧点为止。本法一般用于面积较大,肌肉丰厚部位,如腰背、大腿等部。

40. 运用拔罐法有哪些注意事项?

(1) 要根据不同用途、病情、患者体质、治疗要求等选用大小合适的罐,确定留罐时间,一般为5～15分钟,不宜留置过长,以免损伤皮肤。

(2) 在拔罐过程中要注意观察反应,防止晕罐的发生。

(3) 起罐时要缓慢放气,不可强起,否则引起患者疼痛,甚则扯伤皮肤。

(4) 应用火罐及水罐法时要留心烧伤、烫伤皮肤;应用针罐结合时,须防止弯针或将针撞压至深处;应用刺血拔罐时,出血量要适当,一般以不超过10ml为宜;应用多罐时,火罐间要留有一定距离,否则牵扯皮肤引起疼痛;应用走罐时不可用力过猛,以防拉伤皮肤。

(5) 在拔罐过程中若因留罐时间长或不慎烧烫伤,而使皮肤起疱时,要采取相应措施,防止感染。

(6) 在下列情况下不宜使用拔罐法:高热、抽搐、痉挛等;皮肤过敏或破溃处;孕妇腰骶部;肌肉瘦削或骨骼凹凸不平及多毛发的部位。

第六节　砭石与刮痧

砭石治疗法称砭术,用于治疗疾病的石头称砭石。砭石是人类最早使用的医疗工具。一万五千年前古人通过用石头割皮肤排脓放血或压迫一定部位止痛治病,逐渐总结规律,形成砭石疗法,是中医外治法的鼻祖,针灸之母。随着冶炼技术的发展,出现了金属针和艾绒灸,它们与砭石疗法中的刺法和温法关系密切。而在《内经》形成的年代里,虽然金属针具已得到广泛使用,但砭石疗法仍然是重要的医疗手段,在《内经》中,它与针、灸、药和导引按跷并列为中医的五大医术,构筑了中医学的治疗体系。到了东汉时期,砭石疗法开始衰落,东汉学者服虔称"季世复无佳石,故以铁代之耳"。之后历代医籍仅记载砭石。砭石疗法、刮痧疗法只是在民间流传。

　　20世纪30年代,韬光居士假托孙思邈之后,以砭道人之名出版了《砭经》一书。70年代,山东出土了13枚战国时代的编磬,其中两枚损坏,经杨浚滋寻得泗滨浮石恢复了古编磬。在泗滨浮石作为磬的使用过程中,人们逐渐发现它具有医疗保健作用。国家地震局地球物理所耿乃光教授等对泗滨浮石的岩石物性进行了一系列检查,发现特殊的微晶结构,$8 \sim 15 \mu m$以上的极远红外辐射以及在刮按时可发出丰富的超声波脉冲,中国中医科学院针灸所张维波研究员等对泗滨浮石在动物和人体上的感应升温进行了实验观察。证明泗滨浮石是制作砭具的佳石,综合古砭石形状而设计的一系列新泗滨浮石砭具也开发成功,并在临床和保健两方面进行了初步应用。1997年,《人民日报》和《大众科学》对其进行了报道,引起了国内外特别是日本针灸界的热烈反响,随后,日本、中国香港等地成立了砭术组织,日、美、加、德等国家以及中国香港、中国澳门、中国台湾省等许多省市先后建立了砭术门诊。1998年,《砭术疗法》一书出版,1999年,《新砭疗法》一书出版,对砭石疗法进行了初步总结。国家中医药管理局和中国针灸学会极为重视砭石和刮痧疗法,将砭石疗法列入百项实用医疗技术研究,其中北京中医药大学谷世喆主持的《新砭镰治疗神经根型颈椎病疗效评估》取得成功,继而郭长青主持的砭石治疗肩周炎课题也取得成功,充分证实新型的各类砭具对多种疾病和亚健康有保健和治疗作用。有人称之为第二代砭石疗法。

　　由于大多数砭具易碎,操作时间长,还比较贵。科技人员又发明了砭贴,循经贴在关键的穴位上,每天$6 \sim 12$小时,可以按揉刮压,又不影响工作和娱乐。

砭石疗法还处于发展阶段，其临床疗效有待进一步扩大观察，其治疗手法和适应证等需要进一步总结，治疗机制也需要进一步总结。总之，由于砭石疗法具有无创伤、痛苦小、可循经刺激、方向性强、安全、无污染和简便易学等优点以及在痛证尤其是风寒湿邪所致的痹证等方面的卓越疗效，它在中医临床及家庭医疗保健方面均有良好的发展前景。

刮痧其实就是砭疗法，只是工具为牛角制作，应用手法较重，偏重于排泄邪气。因为出痧是一种损伤，故一般6~7天才可做一次。

（朱　江）

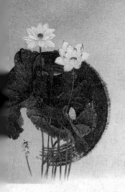

　　针灸在临床上的应用范围极其广泛，包括内科、妇科、儿科、皮外科、五官科、骨伤科等各科疾病。据统计针灸可治疗300多种疾病，对其中100多种疾病有较好的疗效。

　　针灸之所以有这样广泛的适应证，又有这样好的效果，是由其治疗作用决定的。概括起来，针灸主要有三个治疗作用，即协调阴阳、扶正祛邪和疏通经络。

　　阴阳学说是中医理论的重要内容之一，它贯穿于中医理论体系的各个方面。在正常情况下，人体中阴阳两方面是处于相对平衡状态的，一旦因各种原因导致阴阳失衡时，则发生疾病。针灸的作用就是调理阴阳，使失调的阴阳向着协调方面转化，重新恢复阴阳的相对平衡，达到治疗疾病的目的。

　　在正常情况下，人体内的正气可以抵御外邪，使机体保持健康。一旦因某些原因而使人体正气不足以抵抗外邪，或邪气太盛超过了人体的正气时，即可发生疾病。任何疾病的发生及转归，都存在着正邪两方面，在正邪斗争中，如果正气增长而邪气消退，病向痊愈；如邪气增长而正气消退，病趋恶化。针灸可以扶助正气，祛除邪气，改变正邪双方的力量对比，使之有利于向痊愈方面转化。

　　人体的五脏六腑、四肢百骸、五官九窍、筋脉肌肤是通过经络系统联成一个统一整体的。经络系统具有沟通表里内外，联系上下左右，网络周身，联通整体的作用，并借以运行气血，以调节脏腑组织功能活动。在正常情况下，经络维持着人体正常的生理功能,使人体成为一个完整的有机体。一旦经络气血功能失调,破坏了人体的正常生理功能,就会引起疾病。针灸的作用就是通过疏通经络、调理气血,从而达到治疗疾病的目的。

总之,针灸治病是采用正确的腧穴配伍和针灸方法,通过经络的作用,以调和阴阳、扶正祛邪、疏通经络,从而排除病邪,治愈疾病。

第一节　针灸治疗内科病症

一、中风

1. 什么是"中风"?

中风是临床常见的急性病,患者多为中、老年人。"中风"由于发病迅速,故也称为"卒中"、"厥证"、"偏枯",相当于西医学的脑出血、脑血栓形成、脑梗死等疾病。

2. 中风有哪些临床表现?

中风发病突然,多表现为突然昏仆,半身不遂,或口角㖞斜,或语言謇涩,甚至神志不清,不省人事。

3. 中风如何分类?

中风可分为中经络和中脏腑两大类。临床表现仅有半身不遂等症状,而无神志昏迷为中经络;反之,伴有神志不清者为中脏腑。相比之下,中经络病位较浅,病情较轻;中脏腑则病位较深,病情较重。

4. 治疗中风多取哪些穴?

如果是中经络,也就是无神志昏迷者,可适当地选取下列穴位:如上肢取肩髃、曲池、手三里、外关、合谷等穴;下肢取环跳、阳陵泉、足三里、解溪、昆仑等穴;口角㖞斜取地仓、颊车、人中、合谷等穴。

5. 上述穴位采用什么手法?

针灸治疗中风时,一般发病初期多针病侧,毫针可用泻法,或平补平泻;后期因邪祛正虚,可针双侧,毫针可用平补平泻法,或补法,也可用灸法。针灸治疗中风的方法很多,除毫针外,还有耳针、头针、电针、水针、皮肤针、拔罐等方法。

6. 中风昏迷能用针灸治疗吗?

大多数情况下,当中风出现昏迷,即中脏腑时,应及时到当地正规医院就诊,及时治疗,以免延误疾病;待患者急性症状缓解,神志清醒,病情较稳定后,再进行针灸治疗;或者在住院治疗的同时,配合进行针灸治疗。如当地医疗条件比较差,不能及时到医院治疗,也可用针灸临时控制病情发展,如针人中、十二井穴等穴,强刺激以醒神开窍;若出现目合手撒,汗出如油等真阳外越的危象,可大艾炷灸神阙、关元等穴。

7. 何为中风先兆?

当患者出现头晕,心悸,肢麻,手足乏力,舌强等症状时,可疑为中风先兆,应密切注意观察,并可采取相应的预防措施。

8. 针灸如何预防中风?

当出现中风先兆症状,或中风已基本痊愈后,可定期针刺或艾灸风市、足三里等穴,用补法,或平补平泻法,以预防中风的发生或复发。

9. 中风应怎样调养?

第一,要保持情绪稳定,心情舒畅,避免急躁或抑郁。第二,树立战胜疾病的信心,积极配合医生治疗。第三,配合患肢的功能锻炼,能自己做的事尽量自己做,有利于肢体的恢复。第四,注意饮食起居,劳逸结合;多食含有丰富营养的食物,少食肥甘厚腻,尽可能不吸烟、不喝酒;保持大便通畅。第五,定期做检查,如有不适,及早就医。

二、头痛

1. 针灸适合于治疗哪些头痛?

头痛是临床常见的症状之一,可见于多种急、慢性疾病。头痛所涉及范围非常广泛,针灸治疗的头痛多为内科病症,如偏头痛、神经功能性头痛、高血压、感染性发热性疾患等病症引起的头痛;另外,因屈光不正、鼻炎、鼻窦炎、中耳炎等五官科病症引起的头痛,也可采用针灸治疗。

2. 各种头痛在临床表现上有何不同?

头痛的临床表现多种多样,根据头痛部位和疼痛性质,大致分为四型:

风邪袭络:头痛阵作,如锥如刺,或抽掣、胀急。其痛多在头顶或满头皆痛,痛无定处,反复发作,俗称"头风"。

肝阳上亢:头痛目眩,尤以头之颞侧巅顶为重,心烦善怒。

气血不足:痛势较缓,头目昏重,劳累或用脑过度则加重,神疲乏力,面色不华。

血瘀阻络:头痛迁延日久,或有头部外伤史,头痛头晕,痛有定处或如针刺,兼有神志迟钝,健忘。

3. 治疗头痛常取什么穴位?

针灸治疗头痛不以采取"头痛医头"的方法,应根据辨证选取适当的穴位,常用的取穴方法为局部配合远端,也就是头部穴位配合四肢肘膝以下的穴位,如:

风邪袭络:头顶痛取百会、通天、太冲、行间、阿是穴;前头痛取上星、阳白、解溪、合谷、阿是穴;侧头痛取率谷、太阳、侠溪、外关、阿是穴;后头痛取玉枕、天柱、昆仑、阿是穴。

肝阳上亢:风池、百会、悬颅、侠溪、太冲。

气血不足:百会、肝俞、脾俞、三阴交、足三里。

血瘀阻络:参照风邪袭络取穴。

4. 治疗头痛采用哪种针灸方法?

针灸治疗头痛应根据情况酌情补泻,一般来说,疼痛剧烈、属实证者毫针用泻法;疼痛绵绵,经久不愈者宜用补法,或针灸并用。也可配合温针,皮肤针、水针、耳针等。

5. 针灸治疗头痛应注意哪些问题?

因头痛是内科、外科、五官科等多种疾病的临床表现,虽然针灸治疗头痛具有一定的疗效,但如果头痛持续时间过长或逐渐加重,或针灸及其他疗法多次治疗无效者,应及时到医院检查,查明原因,以便治疗其原发病。

三、面瘫

1. 面瘫是怎么回事?

面瘫,即面神经麻痹。因其以口眼向一侧歪斜为主症,故中医又称为"口眼㖞斜"。面瘫可发生在任何年龄,以 20 ~ 40 岁多见,男性略多于女性。本病好发于春秋两季。

2. 面瘫的发病特点是什么?

面瘫起病突然,患者往往在睡眠醒来洗漱时发现。

3. 面瘫的临床表现是什么?

患者自觉一侧面部板滞、麻木松弛,不能做蹙额、皱眉、露齿、鼓颊等动作,嘴角向健侧歪斜,病侧露睛流泪,额纹消失,鼻唇沟平坦。有些患者在发病初起时有耳后、耳下或面部疼痛,重者可出现患侧舌前 1/3 味觉减退、听觉过敏等症。若病程较长,或治疗不当,可因瘫痪肌肉挛缩,嘴角反向患侧歪斜。

4. 面瘫有几种类型?

面瘫大致分为两类,即周围性面瘫和中枢性面瘫。一般中枢性面瘫无额纹消失、眼睛闭合不全等症状,常伴有半身不遂。

5. 针灸治疗常取哪些穴位?

治疗面瘫宜取局部或邻近穴位为主,配合远端取穴。如风池、翳风、牵正、颊车、地仓、迎香、禾髎、水沟、承浆、阳白、攒竹、四白、巨髎、合谷等。

6. 治疗面瘫采用哪些针灸方法?

面瘫初期(一星期内)宜浅刺,面部穴位宜少选,避免过多刺激;一星期后酌情予以平刺透穴或斜刺。一般在病变早期多针患侧,用泻法或平补平泻;后期宜用补法或平补平泻,可针双侧。除此之外,可用电针、皮肤针、水针、穴位贴敷等方法治疗。

7. 面瘫患者在治疗时应注意什么?

面瘫有中枢性和周围性两种,应注意鉴别,尤其是对于年龄较大者,更应认真检查,以免耽误,若是中枢性面瘫,应先让患者去医院进行进一步检查,或参考"针灸治疗中风"临时治疗。面瘫患者在治疗期间要避免风寒,可配合做面部按摩或热敷;眼睛闭合不全者要定时用眼药水滴眼,外出时用眼罩,以防止眼部感染。

四、面痛

1. 面痛是指什么?

面痛,是指面部一定部位出现阵发性、短暂性、剧烈性疼痛。本病多发于面部一侧额部、上颌部和下颌部,临床以上颌部和下颌部多见,常反复发作。本病发病年龄多在中年以后,女性居多。西医学的三叉神经痛可参考本节内容进行治疗。

2. 面痛的发病特点是什么?

本病突然发作,疼痛呈阵发性闪电样剧痛,痛如刀割、针刺、火灼,发作时间短暂,发作后即缓解,常反复发作,间歇期无任何症状。有些患者可伴有病侧面颊部肌肉抽搐、流泪、流涕及流涎等现象。面痛常由于触及面部某一点而诱发,致使患者不敢洗脸、漱口和进食。

3. 针灸治疗面痛的主穴是什么? 如何针刺?

针灸治疗面痛主要取三个穴位,即鱼腰、四白和夹承浆。针刺鱼腰时,用30号毫针,直刺1~1.2寸,得气后留针30~60分钟,每10分钟行针1次,中等刺激。以治疗眼、眼周及上额部疼痛为主;针刺四白时,用30号毫针,进针得气后呈45°角向同侧嘴角方向斜刺1.2~1.4寸,留针30~60分钟,每10分钟行针1次。以治疗面部、上牙疼痛为主。针刺夹承浆时,用30号毫针,

进针后呈 20°角向同侧颊车方向斜刺 1.2～1.4 寸,留针 30～60
分钟,每 10 分钟行针 1 次,中等刺激。以治疗颏部、下牙疼痛
为主。

4. 除主穴外,针灸治疗还应配合哪些穴位?

除上述主穴外,还可配合一些其他穴位。如上额部痛可取
攒竹、阳白等穴;上颌部痛可取巨髎、颧髎、上关等穴;下颌部痛
可取颊车、下关等穴。还可配合一些远端穴位,如合谷、内庭
等穴。

5. 面痛患者应如何调养?

面痛患者每日生活、饮食要有规律,有足够的睡眠和休息,
避免过度劳累;应保持心情舒畅,切忌冲动、发怒或抑郁寡欢,树
立治疗疾病的信心及战胜疾病的决心,积极配合医生治疗;适当
地参加体育运动,锻炼身体,增强体质,防止一切诱发疼痛的因
素,如洗脸、刷牙、修面、理发、吃饭等动作要轻柔;寒冷天应注意
保暖,出门时一定要戴口罩,避免冷风直接刺激面部;进食较软
的食物,因咀嚼引起疼痛的患者,则要进食流质或半流质,如面
条、鸡蛋羹、米粥等,切不可吃油炸物、硬果类咀嚼费力的食物。
针灸治疗面痛具有止痛作用,对于久治不愈的患者,则须查明原
因,采取适当措施,急性发作过后,往往还需继续治疗,以求
根治。

五、腰痛

1. 什么是腰痛?

腰痛,又称为"腰脊痛",为临床常见症状之一。本症可见
于腰部软组织损伤,肌肉风湿,以及脊柱和内脏病变等。

2. 腰痛如何辨证分型?

腰痛在临床上分为寒湿腰痛、腰肌劳损和肾虚腰痛三型:
①寒湿腰痛可见腰部冷痛、重着,每遇阴雨天加重,严重时可见
腰部拘急不可俯仰,或腰脊痛连臀腿,如迁延日久,患部时觉发

凉,并反复发作;②腰肌劳损患者多有陈伤宿疾,劳累时腰痛发作或加剧,轻则俯仰不便,重则转侧困难,腰部触之僵硬;③肾虚腰痛起病缓慢,多为酸痛,隐隐作痛,绵绵不已,腰腿酸软乏力。

3. 腰痛如何取穴治疗?

针灸治疗腰痛以肾俞、委中、夹脊、阿是穴为主穴;寒湿者加阴陵泉,劳损者加膈俞,肾虚者加太溪、命门。

4. 上述穴位采取什么针灸方法?

根据虚实,酌情补泻,或平补平泻,或针灸并用。

5. 怎样用火罐治疗腰痛?

选取腰阳关、肾俞、阿是穴等腰部穴位,用三棱针点刺出血或用皮肤针重叩出血后,拔火罐,留罐5分钟。

6. 腰痛患者如何调养?

注意腰部保健,防止受凉,避免过度负重,以防腰部受伤,平时常用两手掌揉按腰部,早晚各一次,可减轻腰痛和防止腰痛发作;因引起腰痛的原因很多,应先到医院检查以排除肿瘤、结核等疾病引起的腰痛后,再做针灸治疗。

六、痹证

1. 什么是痹证?

"痹"指闭阻不通。痹证是指外邪侵入人体的经络、肌肉、关节,使气血运行不畅,引起关节疼痛、肿大、重胀、麻木等,甚至影响关节功能活动的疾病。本病可见于风湿热、风湿性关节炎、类风湿关节炎、骨关节炎、纤维织炎以及神经痛等。

2. 痹证如何分类?

痹证的分类方法很能多,在临床上主要根据病邪的偏胜和症状特点分为四个类型:以风邪为主者,因风性善行数变,临床表现为肢体关节痛无定处,故称为行痹;以寒邪为主者,因寒主收引、主疼痛,往往表现为疼痛剧烈,故称为痛痹;以湿邪为主者,因湿性重着,可见关节疼痛而沉重,故称为着痹;当风寒湿三邪从阳化热,而致关节红、肿、热、痛,则称为热痹。

3. 痹证的临床表现有哪些?

行痹:肢体关节疼痛,走窜不定,痛无定处,常兼有感冒的症状。

痛痹:遍身或局部关节疼痛,痛有定处,得热痛减,遇寒加剧。

着痹:肢体关节酸痛,重着不移,每遇阴雨天发作,或见肢体麻木。

热痹:关节疼痛,局部红肿灼热,痛不可触,甚至关节活动不利,可兼有发热、口渴等症状。

4. 痹证应如何取穴治疗?

痹证在选穴上有其特点,多局部取穴、远端取穴和病因取穴配合应用。

局部与远端取穴:

局部:肩部——肩髃、肩髎、臑俞　　　　远端:外关、合谷

　　　肘部——曲池、天井、尺泽　　　　　　　外关、合谷

　　　腕部——阳池、阳溪、腕骨　　　　　　　外关

　　　背脊——身柱、腰阳关、夹脊

　　　髋部——环跳、居髎、悬钟　　　　　　　阳陵泉

　　　股部——秩边、承扶、风市　　　　　　　阳陵泉

　　　膝部——犊鼻、梁丘、阳陵泉、膝阳关

　　　踝部——申脉、照海、昆仑、丘墟

病因取穴:行痹——膈俞、血海　　着痹——足三里、商丘

　　　　　　痛痹——肾俞、关元　　热痹——大椎、曲池

5. 痹证采用什么针灸方法?

行痹、热痹用毫针泻法浅刺,也可用皮肤针叩刺;痛痹多灸,深刺留针,疼痛剧烈者可兼用揿针或隔姜灸;着痹针灸并用,或采用温针灸、皮肤针和拔罐。

6. 痹证还有哪些其他疗法?

除针刺疗法外,还可用刺络拔罐、水针、电针等方法。

7. 痹证患者应注意哪些问题？

患者平时要注意保暖，避免风寒侵袭；针灸治疗痹证虽有较好的疗效，但类风湿关节炎病情缠绵反复，非一时之功。

七、癫痫

1. 何谓癫痫？

癫痫，是一种发作性神志失常的疾病，俗称"羊痫风"。本病具有突然性、短暂性、反复发作的特点。

2. 癫痫的临床表现是什么？

突然昏仆，不省人事，牙关紧闭，双目上视，手足抽搐，口吐涎沫，发病之前，可有头晕、胸闷、神疲等预兆，发作过后，可觉头昏，乏力欲寐，休息后可消失，反复发作，逐渐加重。

3. 针灸如何取穴治疗？

发作时宜"急则治其标"，取百会、人中、涌泉等穴，毫针用泻法，以息风开窍；间歇期应"缓则治其本"，取鸠尾、大椎、腰奇、丰隆、三阴交、太冲、风府等穴，以调理脏腑。

4. 有什么其他疗法？

针灸治疗癫痫的方法很多，除针刺外，还可用耳针、水针、电针等。

5. 癫痫患者应如何调养？

患者应保持情绪稳定，避免过度劳累；外出时最好有人陪伴，独自出门，在有先兆症状时，要就地坐下，以防摔伤；针灸治疗癫痫以改善症状为主，可作为辅助治疗；如属继发性癫痫，须详细询问病史，专科检查，明确诊断，治疗其原发病。

八、癫狂

1. 癫狂是指什么病？

癫狂，是精神失常的病证。患者以青壮年较多。癫证多静，属阴；狂证多躁动，属阳。可见于各种精神病，如精神分裂症、忧郁症、强迫症、躁狂症。

2. 癫狂如何辨证分型?

癫狂在临床上分为癫证和狂证。**癫证**以多静少动为特征，表现为沉默痴呆，精神抑郁，表情淡漠，或喃喃自语，语无伦次，或时悲时喜，哭笑无常。**狂证**以精神亢奋为特征，表现为妄言责骂，不分亲疏，或毁物伤人，虽数日不食，仍精神不倦，平日常性情急躁，两目怒视，头痛失眠，面红目赤。

3. 针灸对癫狂如何取穴治疗?

癫证可取心俞、肝俞、脾俞、神门、三阴交、丰隆;狂证可取水沟、少府、劳宫、行间、丰隆。

4. 采取什么针灸方法?

癫证毫针多平补平泻，狂证宜用泻法。

5. 对于癫狂患者家属应注意哪些问题?

针灸虽对本病具有一定疗效，但在本病治疗过程中，家属须积极配合，对患者加强护理，做好患者的思想工作，以提高针灸治疗的效果。

九、失眠

1. 何谓失眠?

失眠是指经常不能获得正常的睡眠，表现为不易入寐，入寐时间短，或寐不深熟，或连续梦境等。可见于神经衰弱。

2. 失眠有哪些临床表现?

失眠在临床上可分为心脾亏损、心肾不交、心胆虚怯、肝阳上亢以及胃腑不和五型。①**心脾亏损**:夜间不易入睡，或睡则多梦易醒，兼有健忘、头晕目眩，易汗出心悸等症状;②**心肾不交**:失眠，或稍寐即醒，兼有头晕耳鸣，腰膝酸软等症状;③**心胆虚怯**:善惊易恐，心悸多梦;④**肝阳上扰**:性情急躁易怒，难以入睡，伴有头晕、头痛，胸胁胀痛等症;⑤**胃腑不和**:睡眠不实，心中懊侬，嗳腐吞酸等症状。

3. 针灸治疗失眠宜取哪些穴位?

临床上常取神门、三阴交、四神聪。

4. 除主穴外还可配合哪些穴位?

根据引起失眠的病因不同,配合适当的穴位。如心脾亏损加心俞、脾俞,心肾不交加心俞、肾俞、照海,心胆虚怯加心俞、胆俞、丘墟,肝阳上扰加肝俞、太冲、行间,胃腑不和加中脘、足三里。

5. 治疗失眠应采用什么针灸方法?

毫针多用平补平泻法或用补法,也可针灸并用。

6. 耳针能否治疗失眠?

耳针对失眠具有较好的疗效,可取皮质下、交感、心、脾、肾、内分泌、(耳)神门等穴,每次选取 2～3 穴,毫针中等刺激,留针20 分钟,或耳穴压王不留行籽。

7. 失眠患者如何调养?

影响睡眠的原因很多,患者应合理安排生活起居,坚持体育锻炼,开展正常文娱活动。针灸对失眠效果良好,治疗时间以下午为宜。

十、感冒

1. 什么是感冒?

感冒是常见的外感疾病,在病情上有轻有重,轻者称为"伤风",重者称为"时行感冒"。感冒可发生于四季,尤以冬、春两季气候骤变时为多。西医学中的上呼吸道感染、流行性感冒可参考本节治疗。

2. 感冒有什么临床表现?

感冒因其病因不同,分为风寒和风热两型。①**风寒**:恶寒重,发热轻,鼻塞流涕,咽痒咳嗽,咯稀白痰,四肢酸楚,无汗;②**风热**:发热较重,微恶风寒,咳嗽痰稠,咽喉肿痛,汗出,头胀痛,口渴。

3. 针灸治疗感冒应如何取穴?

在临床上常选取列缺、合谷作为治疗感冒的主要穴位。若感受风寒者可加取风门、风池;感受风热者加取大椎、曲池、外关等穴。

4. 治疗感冒宜采用什么手法?

一般来说,因感冒是外邪侵袭于表,属表证,故毫针刺宜浅,针用泻法。风寒者可针后在背部拔火罐,或走罐,也可加灸。

5. 感冒应如何调养?

患者应注意休息,避免劳累;注意室内通风,坚持户外活动,积极锻炼身体,增强体质;感冒与某些传染病相似,应加以鉴别。

6. 感冒怎样预防?

在感冒流行季节,可每日自我按摩,如用手指按摩迎香、合谷2~3次,每次3~5分钟,以局部发热有酸胀感为度,或用艾炷灸足三里3~5壮;也可针刺足三里,每日1次,连续3天,对预防感冒具有一定的作用。

十一、咳嗽

1. 咳嗽见于哪些病?

咳嗽可见于很多呼吸系统疾病,如呼吸道感染,急、慢性支气管炎,支气管扩张,肺结核等疾病。

2. 咳嗽在临床上如何分型?

咳嗽为呼吸系统疾病的主要症状,根据其发病原因,可分为外感咳嗽和内伤咳嗽两大类。①**外感咳嗽**:与感冒有些相似,但是以咳嗽为主要症状。如风热者可见咳嗽咯痰色黄;风寒者可见咳嗽喉痒,痰液稀薄色白。②**内伤咳嗽**:又分为两型。若见咳嗽黏痰,胸脘痞闷,胃纳减少,属痰湿侵肺型;若见咳嗽胸胁引痛,气逆作咳,痰少而稠,则属肝火烁肺型。

3. 针灸治疗咳嗽如何选穴处方?

因咳嗽分为外感咳嗽和内伤咳嗽两大类,外感以祛邪为主,内伤以调理脏腑为主,故在取穴上有所不同。**外感咳嗽**多以肺俞、列缺、合谷为主穴,若风寒者可配合风门、大杼等穴;若发热者可配合大椎、外关等穴;咽喉肿痛者配少商、商阳等穴。**内伤咳嗽**属痰湿侵肺者可取肺俞、太渊、太白、丰隆等穴;肝火烁肺者可取肺俞、尺泽、阳陵泉、行间等穴。

4. 应采用什么针灸方法?

外感咳嗽毫针浅刺,用泻法;风寒者可配合拔罐,或加灸;内伤咳嗽毫针平补平泻,或用补法,也可酌情加灸。

5. 咳嗽患者应注意哪些问题?

首先,患者应尽量戒烟,少饮酒;其次,平时注意保暖,慎避风冷;另外,咳嗽为多种呼吸系统疾病的主要症状,因此必须查明原因,明确诊断,以及时配合其他治疗。

十二、哮喘

1. 什么是哮喘?

哮喘是一种常见的反复发作性疾病,"哮"指喉中痰鸣,"喘"为呼吸困难,因两者常同时出现,病因也大致相似,故常相提并论。哮喘可见于支气管哮喘、喘息性支气管炎及阻塞性肺气肿等疾病。

2. 哮喘的临床表现是什么?

哮喘以呼吸急促,喉间有哮鸣声,甚至张口抬肩不能平卧为主症。在临床上常分为虚、实两大类,一般实证起病急,病程短,声高气粗,以呼出为快;虚证则起病较缓,病程长,呼吸短促难续,声怯息弱,动则喘重,以深吸气为快。因实证多因外感而致,故又有风寒和风热之分,风寒者可见咳嗽,咯吐稀痰等症状;风热者可见痰黄质稠,咯痰不爽等症状。虚证往往与肺、脾、肾三脏有关,若见气息短促,语言无力,动则汗出,则为脾肺气虚;若见呼多吸少,气不得续,动则喘息等症状,则为肾不纳气。

3. 选取何穴治疗哮喘?

实证哮喘应以宣肺祛邪、化痰平喘为主,常选定喘、膻中、肺俞、列缺、合谷为主穴;若风寒者加风门,风热者加大椎,痰多者加丰隆。虚证哮喘则应以扶正培本为主,选取定喘、肺俞、脾俞、肾俞、膏肓、太溪、太渊、太白、足三里等穴。

4. 治疗哮喘应采用什么手法?

根据针灸的治疗原则,"虚则补之,实则泻之",哮喘实证毫针用泻法,虚证用补法,寒证和虚证可加灸法。

5. 穴位贴敷法能否治疗哮喘?

穴位贴敷疗法对哮喘具有一定的作用,其方法是将中药(白芥子 21g,元胡 21g,细辛 15g,甘遂 12g,共研细末)用姜汁调成糊状,敷于肺俞、定喘、膻中、华盖、足三里、丰隆等穴(每次选 2～3 穴),胶布固定,30～60 分钟后揭掉药膏,每 10 天治疗 1 次。

6. 哮喘患者如何调养?

患者在气候变化时应注意保暖,防止感冒;戒烟是必不可少的;要加强体育锻炼,增强体质;属过敏体质者,须避免致敏原和进食过敏食物;哮喘可见于多种疾病,发作缓解后,应积极治疗其原发病;发作严重或哮喘持续状态,应配合药物治疗。

十三、胃痛

1. 什么是胃痛?

胃痛,也称为胃脘痛,是消化系统常见的反复发作性症状。由于痛及上腹和心窝附近,故又名"胃心痛"、"心下痛"。胃痛可见于急、慢性胃炎,胃、十二指肠溃疡及胃神经官能症等疾病。

2. 胃痛如何分型?

胃痛在临床上分为虚、实两大类。一般实证病程较短,表现为胃脘部疼痛较剧,拒按,饱则痛甚,排气(嗳气或矢气)或排便后疼痛缓解,多因寒邪犯胃、胃内热盛、肝气犯胃而致;虚证病程较长,表现为痛势绵绵,喜热喜按,饥饿时痛甚,多因脾胃虚寒、胃阴不足而致。

3. 胃痛有什么临床表现?

若胃痛暴作,疼痛剧烈,得热则痛减,属**寒邪犯胃**;若胃脘疼痛,嗳腐吞酸者,属**胃内热盛**;若胃脘部胀痛,胀甚于痛,连及两胁,伴有嗳气吞酸者,属**肝气犯胃**;若胃脘隐痛,泛吐清水,喜温喜按者,属**脾胃虚寒**;若胃脘灼热而痛,口干不欲饮者,属**胃阴不足**。

4. 胃痛如何选穴配方?

针灸治疗胃痛多以中脘、足三里、内关为主穴。胃痛剧烈者加梁丘,胃内热盛者加内庭,肝气犯胃者加太冲、阳陵泉,脾胃虚寒者加胃俞、脾俞、章门,胃阴不足者加照海。

5. 治疗胃痛应采用什么补泻手法?

胃痛属实者毫针宜用泻法,寒者宜加灸法;虚者宜用补法,酌情加灸。

6. 耳针如何治疗胃痛?

耳针具有简便易行的作用,治疗胃痛常选取(耳)神门、交感、脾、胃、皮质下等穴,每次取 2 ~ 3 穴,剧烈疼痛者用强刺激,疼痛缓解时用轻刺激,也可耳穴压埋王不留行籽。

7. 胃痛患者应注意哪些问题?

患者应注意饮食调养,吃饭要有规律,宜少食多餐,忌食刺激性食物,戒烟戒酒;针灸具有良好的镇痛作用,但对于某些肝胆疾病、胰腺炎、溃疡病出血、穿孔等重症,应及时采取措施或外科治疗。

十四、泄泻

1. 泄泻是指什么?

泄泻,又称为腹泻,是指大便次数增多,便质稀薄,甚至呈水样。相当于西医学的急、慢性肠炎,消化不良,过敏性结肠炎,肠功能紊乱及肠结核等疾病。

2. 泄泻的临床表现是什么？

泄泻有急、慢性之分。**急性泄泻**多发病较急，便次与数量增多，如偏于寒湿，可见便质清稀，水谷相杂，肠鸣腹痛，泄后痛减等症；若偏于湿热，可见大便黄糜热臭，肛门灼热，小便短赤。**慢性泄泻**多发病势缓，或由急性泄泻转变而成，病程较长，每日便泄次数较急性少。如脾虚者，可见大便溏薄，不思饮食，喜暖畏寒；如属肾虚者，每于黎明之前腹中微痛，痛即泄泻，每晨一次或数次。

3. 针灸如何取穴治疗？

急性泄泻以中脘、天枢、上巨虚、阴陵泉为主穴；偏寒湿者加合谷，湿热者加内庭。**慢性泄泻**以中脘、天枢、足三里为主穴；偏脾虚者加脾俞、章门，肾虚者加命门、关元。

4. 治疗泄泻应采用什么针灸方法？

急性泄泻毫针用泻法，并可用灸；慢性泄泻毫针用补法并灸。

5. 泄泻患者应注意什么？

急性泄泻治疗期间须控制饮食，忌食生冷油腻；平时应注意饮食卫生；泄泻频繁有失水现象者可给予输液。

十五、痢疾

1. 痢疾是什么？

痢疾是常见的肠道传染病，多发生于夏、秋季节。本病相当于西医学的细菌性痢疾或阿米巴痢疾。

2. 痢疾如何分型？

根据病因和临床表现将痢疾分为湿热痢、寒湿痢、噤口痢、休息痢和疫毒痢。古代文献将本病之传染性强而病情重者称为"时疫痢"和"疫毒痢"。

3. 痢疾的临床表现有什么？

若腹痛、下痢赤白脓血、里急后重，并兼见肛门灼热，小便短赤,则为**湿热痢**;若下痢黏滞白冻,喜暖畏寒,胸脘痞闷,则为**寒湿痢**;若痢下赤白,饮食不进,食则呕恶,则为**噤口痢**;若下痢久延不愈,屡发屡息,或轻或重,则为**休息痢**;若发病急骤,痢下脓血,里急后重,甚至神昏痉厥,则为**疫毒痢**。

4. 治疗痢疾如何选穴处方?

治疗痢疾以合谷、天枢、上巨虚为主穴。湿热痢配合曲池、内庭;寒湿痢配合中脘、气海;噤口痢配合中脘、内关;休息痢配合脾俞、胃俞、关元、肾俞;疫毒痢配合大椎、合谷、太冲。

5. 上述穴位采用什么针灸方法?

痢疾初起毫针刺宜用泻法,寒者可加灸,久痢者应毫针补法并灸。

6. 痢疾患者如何调养?

患者在发病期间须严格控制饮食或禁食,并实行床边隔离;注意饮食卫生,不吃不洁或变质的食物。针灸治疗痢疾有一定的效果,但对病情急暴险恶,应采取综合治疗和抢救措施。

十六、便秘

1. 何谓便秘?

便秘,是指大便干燥,排便困难,排便间隔时间延长超过3天以上。本病相当于西医学的习惯性便秘。

2. 便秘的临床表现是什么?

便秘虽表现为大便秘结,排便困难,但仍有虚实之分。**实证**表现为大便次数减少,经常三五日1次或更长时间,临厕努则,燥结难下。若肠道实热,则见身热、烦渴、口臭喜冷等症;若肠道气滞,则见胁腹胀满或疼痛,嗳气频作等症。**虚证**表现为大便不甚干,但努则乏力,或大便艰涩,排出困难,如气血虚弱,则见面色唇爪㿠白无华,心悸神疲;如阴寒凝结,则见腹中冷痛,喜热畏寒等症。

3. 针灸治疗便秘常取何穴?

针灸治疗便秘以大肠俞、天枢、上巨虚、支沟为主穴,如热结肠道配合合谷、曲池等穴;肠道气滞配合中脘、行间;气血虚弱配合脾俞、胃俞;寒秘配合灸神阙、气海等穴。

4. 应采用什么针灸方法?

根据针灸的治疗原则,属实者毫针用泻法,虚证或寒证毫针用补法或加灸法。

5. 耳针是否可以治疗便秘?

耳针治疗便秘常选取大肠、直肠、交感等穴,强刺激,或王不留行籽压埋。

6. 便秘患者应如何调养?

便秘患者应多食蔬菜和水果,少食辛辣厚味;逐步养成定时排便习惯;平时应坚持体育锻炼。

十七、遗精

1. 遗精指什么?

遗精是指无性生活状态下精液遗泄,可分为梦遗和滑精,凡在睡梦中射精的名为"梦遗";无梦或清醒时精自滑出的为"滑精"。一般成年未婚男子每月遗精 1 ~ 2 次,或偶尔稍多属生理现象,不能作为病态。

2. 遗精有哪些临床表现?

梦遗可见睡眠不深,伴有梦境,阳事易举而泄,如久遗而频繁者,可有头晕目眩,精神疲惫,失眠健忘等症状;**滑精**可见遗精频作,甚则不拘昼夜有精液滑出,形体瘦怯,腰膝酸软,甚或心悸阳痿等。

3. 针灸如何治疗遗精?

治疗遗精常以关元、志室、三阴交为主穴;若梦遗者加心俞、神门、内关,若滑精者加肾俞、太溪、足三里。

4. 应采取什么补泻手法?

因遗精以虚证为多,故毫针多用补法,或针灸并用。

5. 遗精患者应注意哪些问题?

遗精多属功能性,因此医生应认真对患者进行解释,并鼓励患者消除疑虑,正确对待疾病,树立战胜疾病的信心;由于某些器质性疾病引起的遗精者,须同时治疗原发病。

十八、阳痿

1. 何谓阳痿?

阳痿,是指男子未届性功能衰退时期,出现阴茎不能勃起或勃起不坚,以致影响正常性功能的一种病症。

2. 阳痿有什么临床表现?

阳痿多表现为阴茎痿软不举,或勃举不坚,或时间短暂,兼有早泄、遗精,常伴有头晕目眩,精神萎靡,心绪不畅,腰膝酸软等症状。

3. 针灸如何取穴治疗?

以三阴交、关元、肾俞、命门为主,毫针用补法,或针灸并用。

4. 阳痿患者如何调养?

患者治疗期间应停止房事,加强体育锻炼;因本病多数为功能性,患者应消除疑虑,正确对待疾病,树立战胜疾病的信心。

第二节　针灸治疗妇儿科病症

一、月经不调

1. 什么是月经不调?

月经不调,是妇科常见疾病之一,是指月经周期、经量、经色等发生异常,并伴有其他症状而言。西医学的生殖系统局部疾病、腺垂体病以及卵巢功能异常等疾病,可参考本节内容。

2. 什么是正常的月经?

月经周期从月经出血的第一天称为月经周期的开始,两次月经第一天的间隔时间称为一个月经周期,一般28～30天,提前或延后7天左右仍属正常范围。周期长短因人而异,但每个妇女的月经周期有其自己的规律性。每次月经持续时间为2～7天,月经量的多少很难估计,一般月经第2～3天的出血量最多。月经血多呈黯红色,月经期无特殊症状,有些妇女可有下腹和腰骶部沉重下坠感,个别可有尿频,或头痛,失眠,精神抑郁,易于激动等神经系统症状,或恶心,呕吐,便秘,泄泻等消化系统症状,但不影响妇女的工作和学习。

3. 月经不调如何分类?

临床上将月经不调分为经早、经迟和经乱三类。经早,又称月经先期,指月经提前7天以上者;经迟,又称为月经后期,指月经延迟7天以上者;经乱,又称月经先后不定期,指月经提前或延迟7天以上,并连续2个月经周期以上者。

4. 月经不调有什么临床表现?

月经不调主要表现为月经的周期、经量异常,同时常伴有月经量、月经颜色的改变。①**经早**:月经先期而至,甚至一个月两次,若月经颜色鲜红,经质黏稠,有时夹有血块,属血热内扰;若经血色淡,经质稀薄,则为气不摄血。②**经迟**:月经期推迟量少,若经色黯,夹有血块,伴有小腹冷痛,属血寒凝滞;若经色淡,质稀无血块,属血阴亏虚;若经色黯红或有小血块,则为肝气郁滞。③**经乱**:经来先后无定期,经量或多或少,若经色紫红并夹有血块,经行胸胁、乳房及小腹胀痛,为肝气郁结;若月经量少,色淡且黯,则为肾气不足。

5. 针灸如何选穴治疗?

经早取血海、关元;若属血热内扰加行间、地机等穴,若气不摄血加脾俞、足三里。**经迟**取气海、三阴交;若属血寒凝滞者加膈俞、血海,若属血阴亏虚者加肝俞、肾俞,若属肝气郁滞者加太冲、地机、蠡沟。**经乱**取关元、三阴交;若属肝气郁结者加太冲、蠡沟、归来,若属肾气不足者加肾俞、太溪。

6. 采用什么针灸方法?

根据针灸的治疗原则,属实证者毫针用泻法,虚证者用补法并可加灸法,属肝郁者可平补平泻,属寒者可针灸并用。

耳针治疗月经不调常选取肝、脾、肾、内分泌、皮质下、内生殖器等穴,每次取2~3穴,0.5寸毫针刺入,留针20~30分钟,也可耳穴贴压王不留行籽。

7. 月经不调患者应注意哪些问题?

影响月经的因素很多,如气候、环境、生活和情绪波动等,均可引起月经周期的暂时改变,经过一段时间后会自行调整,因此不能作为病态而论。针灸治疗本病有较好的疗效,一般多在经前3~5天开始针治,连续3~5次,至下次月经来潮前再针。患者平时应注意经期卫生,忌食生冷或刺激性物品,避免精神刺激,减轻体力劳动。

二、痛 经

1. 什么是痛经?

痛经,是指每逢经期或行经前后,少腹或腰骶部疼痛,甚至剧痛难忍,伴有恶心呕吐,多见于青年妇女。西医学将痛经分为原发性和继发性两类,前者指生殖器官非器质性病变,后者常见于子宫过度前屈或后倾,子宫内膜异位症,急、慢性盆腔炎,子宫内膜增厚,子宫颈狭窄等疾病。两类痛经均可参考本节治疗。

2. 痛经有何临床表现?

痛经在临床上分为实证和虚证。**实证**表现为经行不畅,如气滞血瘀者则见少腹胀痛较剧,疼痛拒按,或胀连胸胁,经色紫红且夹有血块,血块下后痛可缓解;若寒凝血滞者可见少腹冷痛,得热则痛减,经量少色紫黯,有块。**虚证**表现为腹痛多在月经后期,痛势绵绵不休,少腹柔软喜按,经量少色淡,多伴有腰酸肢倦,纳食减少,头晕心悸等症。

3. 针灸如何取穴治疗?

实证取中极、次髎、地机,寒凝血滞者加归来,气滞血瘀者加太冲,痛剧者加天枢;虚证取肾俞、脾俞、关元、足三里、三阴交。

4. 上述穴位采用什么针灸方法?

实证毫针用泻法,酌情用灸法;虚证毫针用补法,并可加灸。

5. 耳穴如何治疗痛经?

耳针治疗痛经常取内生殖器、内分泌、交感、神门、子宫等穴,每次取 2 ~ 3 穴,毫针中等刺激,留针 15 ~ 20 分钟,或耳穴压王不留行籽。

6. 痛经患者应注意什么问题?

针灸治疗痛经具有一定的作用,一般针刺时间从经前 3 ~ 5 天开始针至月经期末为止,连续治疗 3 个月经周期,以求根治;患者应注意经期卫生,防止受凉和过食生冷;痛经原因很多,必要时做妇科检查,以明确诊断。

三、经闭

1. 经闭指什么?

经闭,是指发育正常的女子,年龄超过 18 周岁月经仍未来潮,或已形成正常月经周期,又连续中断 3 个月以上者,也叫闭经。西医学中因卵巢、内分泌功能障碍等原因引起的闭经可参考本节治疗。

2. 经闭有何临床表现?

经闭在临床上分为血枯经闭和血滞经闭两类。**血枯经闭**可见月经超龄未至,或月经量逐渐减少,经色淡,终乃闭止,伴有纳少便溏,唇爪色淡,头眩心悸,精神疲倦等症状。**血滞经闭**可见月经往往突然闭阻,伴少腹胀痛,胸闷烦躁,重者有腹部出现癥痕,大便燥结等症状。

3. 经闭如何取穴治疗?

血枯经闭常取脾俞、肾俞、肝俞、关元、三阴交、足三里等穴;血滞经闭常取中极、合谷、太冲、三阴交等穴。

4. 上述穴位采取哪些针灸方法?

若血枯经闭毫针补法,并可加灸;血滞经闭毫针泻法。

5. **耳针如何治疗经闭?**

在临床上常用耳穴治疗经闭,如选取内分泌、子宫、肝、肾、脾、神门、皮质下、卵巢等穴,每次取 2~3 穴,毫针中等刺激,留针 15~20 分钟,或耳穴压王不留行籽。

6. **经闭患者应注意哪些问题?**

引起经闭的原因很多,若因妊娠、哺乳引起的经闭,属生理现象,或因气候、地理环境的变化引起暂时的闭经,也不作病态处理,经过一段时间适应后会自行恢复。经闭患者在针灸同时必须进行必要的妇科及相关检查,以明确发病原因,采取相应的治疗。

四、小儿遗尿

1. **什么是遗尿?**

遗尿,是指 3 周岁以上的小儿,已具有正常排尿功能,在睡眠中仍不能自行控制而排尿者,俗称"尿床"。

2. **遗尿有何临床表现?**

遗尿在临床上分为肾气不足和脾肺气虚两型。**肾气不足型**可见睡梦中遗尿,轻者数夜 1 次,重者每夜 1~2 次或一夜数次,伴有面色㿠白,小便清长,精神萎靡等症状;若**脾肺气虚**则见遗尿,且尿频量少,伴有精神不振,食欲减退,大便溏薄等症状。

3. **针灸怎样取穴治疗遗尿?**

临床上常取中极、膀胱俞、三阴交;如肾气不足者可加关元、肾俞;脾肺气虚者加脾俞、肺俞、足三里等穴。

4. **应采取什么针灸方法?**

因遗尿多属虚证,故针灸治疗时常毫针用补法,并加用灸。

5. **耳针治疗遗尿如何取穴?**

常取肾、膀胱、皮质下、尿道等穴,每次取 2~3 穴,毫针轻刺激,留针 15~20 分钟,或耳穴贴压王不留行籽。

6. 遗尿患者如何调养?

针刺治疗遗尿效果较好,且年龄越小效果越好,治疗期间家属应密切配合,如晚上控制患儿饮水,定时叫醒患儿小便,使其逐渐养成自觉起床排尿的习惯,同时应积极鼓励患儿消除自卑、怕羞心理,树立战胜疾病的信心;对于某些器质性病变引起的遗尿,应及时治疗其原发病。

五、小儿疳积

1. 什么是疳积?

本病多发于3岁以下的乳幼儿。"疳"含有形体干瘦、津液干枯之意。可见于多种慢性疾病,如小儿喂养不足,饮食失调而致的慢性腹泻、肠寄生虫病、结核等。

2. 疳积的临床表现有什么?

本病发病比较缓慢,根据临床症状分为脾胃虚弱和感染虫疾两型。**脾胃虚弱**者可见面色㿠白,形体消瘦,毛发稀疏;肌肤甲错,腹部凹陷如舟,兼有神疲肢软,唇舌色淡,大便溏薄等症状。**感染虫疾**者则见形体羸瘦,脘腹胀大,青筋暴露,嗜食异物,经常腹痛,睡中咬牙等症状。

3. 针灸如何取穴治疗?

针灸治疗疳积常取下脘、足三里、四缝、商丘等穴,如脾胃虚弱可加脾俞、章门、胃俞、中脘等穴,感染虫疾者加中脘、天枢、巨阙、百虫窝等穴,积滞重者可加建里。

4. 上述穴位采用哪些针灸方法?

对于疳积的小儿,在针刺时常以毫针浅刺,用补法,多不留针;虫疾者可先泻后补。

5. 患儿家属应注意哪些问题?

疳积患儿饮食须定时定量,不宜过饥或过饱,控制过多香甜油腻饮食;婴儿在断乳阶段,增加辅食时应循序渐进,不宜突然断乳,或增加过多辅食而致消化不良;若因肠道寄生虫或结核病引起的疳积,须及时治疗其原发病。

179

六、小儿脑性瘫痪

1. 小儿脑性瘫痪指什么?

小儿脑性瘫痪简称"脑瘫",是指小儿由于多种原因引起的脑实质损伤,出现非进行性中枢性运动功能障碍,表现为肢体瘫痪,手足不自主徐动,智力低下,语言不清等症状。

2. 小儿脑性瘫痪如何辨证分型?

脑瘫在临床上分为肝肾不足和脾胃虚弱两型。**肝肾不足**者可见生长发育迟缓,坐立、行走、生齿等明显比同期小儿迟,智力低下;**脾胃虚弱**者可见四肢痿弱,面色萎黄,神情呆滞,智力迟钝,少气懒言,肌肉消瘦,四肢不温等症状。

3. 针灸如何治疗?

针灸治疗小儿脑性瘫痪常取百会、四神聪、合谷、足三里、三阴交等穴;若肝肾不足可加肝俞、肾俞,脾胃虚弱可加中脘、关元,上肢瘫痪者加肩髃、曲池、手三里、外关等穴,下肢瘫痪者可加环跳、风市、阳陵泉、解溪等穴。

4. 针灸治疗小儿脑瘫采用什么手法?

对于脑瘫患儿针刺时宜平补平泻或补法,酌情加用灸法。

5. 耳针疗法如何治疗小儿脑瘫?

以临床上常取心、肝、肾、脑干、交感、神门、皮质下等穴;上肢瘫痪者可加肩、肘、腕;下肢瘫痪者可加髋、膝、踝等。每次取2～3穴,毫针轻度刺激,或耳穴贴压王不留行籽。

6. 脑瘫患儿应如何配合针灸治疗?

本病应及早治疗,在针灸治疗的同时配合语言训练和肢体的功能锻炼,以便巩固治疗,提高疗效。

七、小儿多动症

1. 什么是小儿多动症?

小儿多动症又称儿童多动综合征,是指智力正常或基本正常的儿童,常表现为与其智力水平不相称的活动过度,注意力不集中,情绪不稳定,性格任性、易冲动,伴有不同程度的学习困难,言语、记忆、运动控制等轻微失调的一种综合性疾病。

2. 小儿多动症如何辨证分型?

临床上常分为**肾虚肝亢**和**脾虚肝旺**两型。**肾虚肝亢**可见智力低于同龄儿童,动作笨拙,性格暴躁,幼稚任性,不听管教,难以静坐等症状;**脾虚肝旺**可见心神不宁,多动不安,思想不集中,意志不坚,语言冒失,兴趣多变,做事有始无终,形体消瘦等症状。

3. 针灸如何取穴治疗?

肾虚肝亢多取四神聪、肝俞、肾俞、太溪、关元、三阴交等穴;**脾虚肝旺**可取心俞、脾俞、内关、神门、三阴交、太白等穴。

4. 上述穴位如何针刺?

因小儿多动症多以虚为本,故在针刺时多用补法,或平补平泻。

5. 小儿多动症应注意哪些问题?

针灸虽然对本病有较好的疗效,但患儿家长、学校、社会应共同关心患儿,合理安排作息时间,培养有规律的生活习惯;注意饮食营养,加强教育、诱导、心理治疗及行为纠正;创造轻松和谐的生活和学习环境。

八、痄腮

1. 什么是痄腮?

痄腮,俗称"蛤蟆瘟",是指以耳下腮部肿胀疼痛的一种急性传染病。一般流行于冬春两季,多见于儿童。相当于西医学的流行性腮腺炎。

2. 痄腮有什么临床表现?

临床上有轻重之分。**轻证**仅觉耳下腮部酸痛,继而肿胀,如无其他症状,可在数日后逐渐消退。**重证**初起有恶寒发热,头痛,呕吐,并渐见腮部焮热红肿,咀嚼困难,甚至高热烦渴,并发睾丸肿大等症状。

3. 针灸如何取穴治疗？

常以翳风、关冲、外关、颊车、合谷为主穴；若邪在表可配合风池，热毒内陷厥阴者加十二井穴、人中等穴，睾丸肿大者加曲泉、三阴交、太冲等穴。

4. 采取什么针灸方法？

因痄腮以实证为主，毫针用泻法。

5. 灯火灸怎样治疗痄腮？

先将穴位处头发剪去，用灯心草 1 根蘸麻油或植物油，对准角孙穴迅速灼灸，当被灸处发出"叭"的响声，立即提起，每日 1 次，一般治疗 1～2 次即可。

6. 耳穴治疗取哪些穴位？

常取腮腺、耳尖、内分泌、面颊等穴，常规消毒后用毫针强刺激，或耳穴贴压王不留行籽。

7. 痄腮患者应注意哪些问题？

因痄腮是一种传染病，所以患者自起病至腮肿完全消退时必须进行隔离；针灸治疗腮腺炎效果良好；但如病情较重，伴有严重并发症者，应配合其他疗法；成人发病症状往往较儿童为重，应加以注意。

第三节　针灸治疗皮外科病症

一、带状疱疹

1. 什么是带状疱疹？

带状疱疹是由病毒引起的急性炎症性皮肤病，多见于胸背、面部和腰部，呈带状分布，多发生于春、秋两季。

2. 带状疱疹有何临床表现？

初起患部有束带状刺痛，局部皮肤潮红，伴有轻度发热，乏力,食欲不振;继则出现皮疹,并很快变成水疱,水疱大小如绿豆或黄豆大,呈簇集状,有时中间夹以血疱或脓疱,排列如带状;疱疹多数发生在单侧,常见于肋间,次为头面部。疱疹在 2～3 周后,逐渐干燥,最后痂退而愈,愈后一般不留瘢痕,少数患者有时疼痛可延续较长时间。

3. 中医怎样辨证分型?

带状疱疹在中医临床上常分为肝胆火盛和脾胃湿热两型。**肝胆火盛**可兼见头痛眩晕,面红目赤,烦躁易怒,便秘尿赤等症状;**脾胃湿热**可兼见胃纳不佳,疲乏无力,大便溏泄等症状。

4. 针灸如何取穴治疗?

在临床上常取阿是穴、夹脊、曲池、合谷、血海、太冲等穴。

5. 上述穴位采取什么针灸方法?

因带状疱疹多属实证,故毫针刺用泻法。

6. 皮肤针怎样治疗带状疱疹?

多选皮损周围、夹脊、背俞穴等,用皮肤针重叩,以皮肤微出血为度,每日 1 次。

7. 带状疱疹应注意什么?

患者应忌食辛辣食品和鱼虾、牛羊肉等发物;针刺治疗带状疱疹镇痛效果明显;少数病例合并化脓感染者须外科处理。

二、荨麻疹

1. 什么是荨麻疹?

荨麻疹是一种常见的过敏性疾病。因其遇风而发,故有“风疹”之称,由于其疹块时隐时现,故古代又称为“瘾疹”。

2. 荨麻疹的临床表现是什么?

发病迅速,皮肤出现成块成片的风团,皮肤奇痒难忍,搔之疹块凸起,有如蚊虫叮咬之疙瘩,多成块成片,此起彼伏,疏密不一,消退后不留疹迹;如同时发于咽喉可见呼吸困难,发于胃肠兼有恶心、呕吐、腹痛、腹泻;顽固的风疹往往时隐时现,反复发作,缠绵难愈。

3. 针灸如何取穴治疗?

常以曲池、合谷、血海、委中、膈俞为主穴;若呼吸困难可配天突,腹痛腹泻可配天枢、大肠俞,恶心呕吐配内关。因本病多急性发作,故在针刺时,毫针宜用泻法。

4. 耳针如何治疗荨麻疹?

选取肺、内分泌、枕、肾上腺等穴,每次选 2～3 穴,毫针强刺激,留针 20 分钟,每日 1 次;或耳尖用三棱针点刺出血,每周 2次;或耳穴贴压王不留行籽。

5. 拔罐能否治疗荨麻疹?

除毫针、耳针外,拔罐也同样可以治疗荨麻疹,可在神阙穴上拔罐,留罐 3～5 分钟。

6. 荨麻疹患者怎样调养?

荨麻疹凡属过敏体质,应尽量避免过敏性食物,如鱼、虾、牛羊肉等发物,保持大便通畅;针灸治疗本病效果较好,慢性反复发作者应尽可能查明其原因,针对病因综合治疗。

三、痤疮

1. 什么是痤疮?

痤疮是青春期常见的一种毛囊皮脂腺炎症,好发于面部,也可发于胸背部,多见于青春期男女,发育期过后大都自然痊愈或减轻。

2. 痤疮的临床表现是什么?

本病见于 15～30 岁的青年男女,初起为粉刺,有的为黑头丘疹,可挤出乳白色粉质样物,常呈对称分布或散在分布,在发展过程中可逐渐成为炎性丘疹、脓疱、结节、囊肿,甚至瘢痕等,往往数种同时存在。病程缓慢,常常持续到中年才逐渐缓解而痊愈,遗留或多或少的凹陷状萎缩性瘢痕或瘢痕疙瘩。

3. 中医如何辨证分型?

中医将痤疮分为肺经风热、脾胃湿热和痰湿凝结三型。**肺经风热**可见丘疹色红,多以丘疹损害为主,好发于颜面、胸背的上部。**脾胃湿热**可见皮疹红肿疼痛,或有脓疱、结节、囊肿等,伴口臭、便秘等症状。**痰湿凝结**可见皮疹以脓疱、结节、囊肿、瘢痕等多种损伤为主。

4. 针灸如何取穴治疗?

临床上常取合谷、曲池、内庭、阳白、四白等穴为主;若肺经风热配合尺泽、大椎、肺俞,脾胃湿热配合足三里、三阴交,痰湿凝结配合脾俞、丰隆、足三里、三阴交等穴。

5. 上述穴位如何针刺?

毫针以泻法为主,虚实兼结者可补泻兼施。

6. 耳针如何治疗痤疮?

取耳尖、肺、大肠、内分泌、交感、面颊等穴,每次选 2~3 穴,毫针强刺激,留针 20 分钟,每日 1 次;也可耳穴贴压王不留行籽。

7. 刺络拔罐法如何治疗?

取大椎、肺俞、膈俞等背部腧穴,用三棱针点刺出血后,拔罐 5~15 分钟。

8. 痤疮患者应注意哪些问题?

严禁用手挤压皮疹,以免引起继发感染,遗留瘢痕,有碍美容;本病以脂溢性为多,局部勿滥用化妆品或外搽膏剂,宜用温水硫黄肥皂洗面,以减少油脂附着面部,堵塞毛孔;不食或少食辛辣、糖类食品,多食新鲜蔬菜及水果,保持大便通畅。

四、神经性皮炎

1. 什么是神经性皮炎?

神经性皮炎是一种皮肤神经功能失调所致的肥厚性皮肤病,又称慢性单纯性苔藓,属中医学中"顽癣"的范畴,本病多见于成年人。

2. 神经性皮炎有什么临床表现?

以皮肤苔藓化和阵发性剧痒为特征,常局限于某处,如颈项、肘窝、腘窝、阴部、骶部等,偶见散发全身,双侧对称分布。

3. 中医如何辨证分型?

临床上可分为两种类型。**风热客表**可见局部因搔抓或摩擦等刺激,而表现为阵发性瘙痒,局部皮肤有苔藓样皮疹,呈多角形或椭圆形,如帽头大小,皮色淡红或如常。**血虚风燥**可见丘疹融合成片,皮肤病增厚,干燥粗糙,或有少量灰白鳞屑,而成苔藓化,阵发性瘙痒加剧,常因搔抓而见抓痕、血痂和继发感染。

4. 针灸如何取穴治疗?

选取阿是穴、合谷、曲池、血海、膈俞、足三里等穴,毫针用泻法。

5. 皮肤针怎样治疗神经性皮炎?

取局部阿是穴,皮肤针重叩,以患处少量出血为度,可配合拔罐或艾灸。

6. 耳针如何治疗?

常取交感、神门、耳中、肺、胃、耳尖等穴,每次选 2～3 穴,毫针强刺激,留针 20 分钟,每日 1 次;也可耳穴贴压王不留行籽。

7. 神经性皮炎患者如何调养?

针灸治疗本病有一定效果,治疗同时注意劳逸结合,避免精神过度紧张,保持心情舒畅,切忌烦恼、悲观、忧愁,少食辛辣等刺激性食物,患处不宜用刺激性肥皂或洗液。

第四节　针灸治疗五官科病症

一、近视

1. 近视指什么?

近视眼为眼科常见疾病,是由神光不足引起,多发于青少年。

2. 近视眼有什么临床表现?

视近物正常,视远物则模糊不清。

3. 针灸如何取穴治疗?

针灸治疗本病多以局部取穴为主,如承泣、睛明、风池、翳明,可配合合谷、足三里等远端穴位。针刺时毫针宜平补平泻。

4. 耳针怎样治疗近视眼?

取眼、目 1、目 2、肝、肾、胃、神门等穴,每次选 2～3 穴,毫针中等刺激,留针 20 分钟,每日 1 次;或耳穴贴压王不留行籽。

5. 皮肤针如何治疗近视眼?

取眼周围穴位、风池、大椎、中度刺激,以眼周围重点叩刺。

6. 近视眼应注意哪些问题?

针刺治疗假性近视效果较好;平时应注意用眼卫生,长时间看书或看电视后,要适当地让眼休息,可做眼保健操、眺望远方等,以解除眼肌疲劳,使视力得以恢复。

二、鼻渊

1. 什么是鼻渊?

鼻渊,是以鼻流腥臭浊涕,鼻塞,嗅觉减退或丧失为主要症状。相当于西医学的慢性鼻炎,急、慢性副鼻窦炎等疾病。

2. 鼻渊有什么临床表现?

鼻渊有急性和慢性之分,以鼻流浊涕,色黄腥秽,鼻塞不闻香臭为主症。急者兼见头痛,发热,纳呆等症状;若经久不愈,则成慢性,常反复发作,伴有头昏,眉额胀痛,思绪分散,记忆力减退等。

3. 针灸如何取穴治疗?

常取迎香、上星、印堂、风池、合谷等穴,毫针以泻法为主。

4. 鼻渊患者应注意哪些问题?

针刺治疗鼻渊有一定疗效,但如果是副鼻窦炎,则效果较差,可作为辅助治疗;因牙源性上颌窦炎继发鼻渊者要注意治疗原发病;对反复发作,久治无效者应做专科检查,及时排除因其他疾病引起的鼻渊。

三、牙痛

1. 牙痛指什么?

牙痛为口腔疾病常见的症状。可见于各种牙病,如龋齿、牙髓炎、冠周炎等。

2. 中医如何辨证分型?

在临床上多分为三型:①**胃火牙痛**可见牙痛剧烈,兼有口臭,口渴,便秘等;②**风火牙痛**可见牙痛伴有齿龈肿痛,兼有形寒身热等;③**肾虚牙痛**则表现为隐隐作痛,时作时息,或见牙齿松动等。

3. 针灸如何取穴治疗?

以合谷、颊车、内庭、下关为主穴;风火牙痛配外关、风池等,肾虚牙痛配太溪、行间等穴。

4. 采取什么针灸方法?

实证毫针用泻法,肾虚者用补法或补泻兼施。

5. 牙痛患者应注意哪些问题?

平日患者应注意口腔卫生,坚持每天刷牙 2～3 次;针刺对一般牙痛有良好的止痛效果,但牙痛原因很多,对龋齿感染、坏死性牙髓炎、智齿冠周炎等,应同时治疗其原发病,治疗时应与三叉神经相鉴别。

第五节　针灸时间治疗学

1. 针灸有时间疗法吗?

中医学具有悠久的历史,其内容非常丰富,中医学的基本特点是整体观,它明确了人体本身是一个有机的整体,同时也论述了人与自然界的关系。在这种"人与天地相应"的理论指导下，逐渐产生和完善了时间医学。早在《黄帝内经》中就有关于时间医学的记载，有关于经气流注的意义和气血流注在各阶段的状态（偏盛或衰），也有依时间为条件的刺灸方法，如以年周期律的"四时刺法"，还有月周期律、日周期律的刺法。到宋金时代，形成了子午流注针法——这一独特的时间针灸疗法，它是以时间为条件选取穴位而进行针刺治疗的方法。经过后世医家进一步的完善和补充，如今的子午流注针法已成为中医针灸学的重要组成部分。

2. 子午流注针法包括哪些内容？

子午流注针法是由天干、地支、阴阳、五行、脏腑、经络以及肘膝以下的五输穴和原穴联合组成的一种逐日按时取穴法。其基本内容主要包括纳甲法（纳干法）、纳子法（纳支法）、养子时刻注穴法、灵龟八法和飞腾八法。纳甲法是以天干为主的按时取穴法，因其每一天干配合一条经脉，故也称为纳干法。纳子法是按一天内十二时辰顺序，配合十二经脉气血流注，用五输穴的五行生克关系进行按时取穴的方法。养子时刻注穴法中的"养子"是指五行母子相生，"时刻"是指十二时辰与百刻（古人用铜壶滴漏将 1 昼夜分为百刻），"注穴"是指十二经气血各至本时注于所纳之穴，养子时刻注穴法就是按时按刻开穴的一种针刺取穴之法。灵龟八法是运用古代哲学的八卦九宫学说，结合人体奇经八脉气血流注，取十二经脉与奇经八脉相交通的八个穴位（八脉交会穴）按照日时干支的推演数字变化，用相加、相除的方法来按时取穴的一种针刺法。飞腾八法是以八脉交会穴为基础，与八卦相结合的一种按时取穴法。

3. 时间针灸疗法适合于哪些疾病？

子午流注针法以其取穴少、疗效高、收效快、疗程短等特点，逐渐被国内外针灸医师所接受，使子午流注针法在临床上逐渐普及，治疗范围也不断扩大。在针灸临床上根据疾病及医生经验,可单独使用子午流注针法,也可在一般取穴的基础上配合子午流注针法。由于时间疗法是以时间为基础,因此对于一些有节律性的疾病用时间疗法或配合时间疗法往往可取得更为满意的效果。如哮喘的发病有明显的时间性和节律性,患者多发病于冬春,在时间上则多在夜间发病或加重,故用时间针灸疗法可取得较好的疗效。还有一些疾病也有明显的时间性,如精神病好发于春季,关节病在冬季加重,血管神经性头痛常随月经周期而发病等,均可以应用时间针灸疗法。据现有资料统计,时间针灸疗法的治疗范围很大,包括呼吸系统、消化系统、神经系统以及妇科疾病、儿科疾病、关节疾病等,而且还具有明显的止痛作用。

（马文珠）

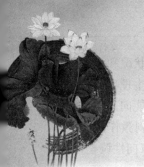

第六讲
现代针灸治病机制研究

针灸作用及其影响因素是针灸作用原理研究中的一个重要问题，众所周知，针灸疗法和药物疗法是中医的两种基本治疗方法，因为两者有着共同的理论基础，故可因病制宜，辅佐为用。研究药物、方剂的药理，有助于提高药物的疗效；研究针灸作用原理，则有助于提高针灸疗效。但由于针灸的作用不同于药物，它不是直接针对病原，也不是直接作用于患病的器官组织，而是通过针或灸，刺激体表一定的部位（穴位）调动机体本身固有的调节功能从而达到治病的目的，所以针灸治疗效应的优劣，主要着眼于针灸对完整机体生理、病理过程的影响，这就规定了针灸作用原理的研究内容主要是关于针灸对机体的作用、影响针灸治疗效应的因素和针灸作用的途径。

那些训练有素和有丰富临床经验的针灸医师，之所以能够运用针灸医术"拯救于疾"，收到"万刺不殆"的奇效，除了掌握精湛的针灸医术外，更重要的是他们注重研究和分析患者本身的情况，长于辨证施治。

（一）针灸作用的双向性（调衡效应）

针灸对机体的各种作用一般都具有双向性调节——即兴奋和抑制双重效应。当机体器官功能活动状态病理性减弱或低下时，针刺使之增强而显示兴奋性效应；当机体器官功能活动状态病理性增强或过度亢进时，针刺使之减弱而发挥其抑制效应。生理状态下，针灸对各种功能的影响相对不明显。针灸的作用与药物不同，它对各脏腑器官功能的影响，既不是单纯的兴奋过程,也不是单纯的抑制过程,而是可因机体功能状况和相关条件的不同,分别使亢进或低下、兴奋或抑制的病理生理功能趋向正常化。针灸的这种使亢进和低下的脏腑经络功能向其相反的方向发展的作用叫做双向性调整作用,因其适宜刺激作用的最终结果总是向正常化的方向发展,所以又叫良性双向性调整作用。针灸的这种特性是针灸无毒副作用的根本原因。

(二)整体性、综合性

在人体和动物的实验中都已分别证明,针刺可以调整呼吸、消化、循环、泌尿、神经、内分泌、能量代谢等各个系统的异常功能。实际上,机体某一脏器发生疾病时往往不仅表现为该脏器本身的功能障碍,还能影响其他脏器甚至全身的功能活动。而针灸对某一脏器功能的调整,也往往是对该脏器所属的整个系统甚至是全身多个系统功能综合调整的结果。在这种调整过程中,单纯的功能亢进或单纯的功能低下的调整是很少见的,大多是既调整器官系统中亢进的功能,又调整其低下的功能。针灸的调整作用有显著的整体性和综合性,针灸的这种整体、综合的调整作用是针灸具有广泛适应证的基本原因。

(三)功能性、早期性

虽然针灸对某些器质性疾病和晚期病例都有一定的疗效,但对于大多数的疾病来说,针灸的调整具有明显的功能性、早期性的特点。功能性失调的比重越大、病程越短,针灸的调整作用越好。

(四)调整作用的表现形式

针灸的调整作用表现在治疗的效应上,可以有不同的形式:由于机体的功能状态、疾病的性质不同,所以针灸在临床上表现为不同的治疗作用。

1. 对感染性疾病或外伤疾患,针灸作用有促防卫免疫和抗炎、加速组织修复等作用。

2. 对偏盛偏衰或紊乱失调的脏腑器官功能表现为良性调

整作用。

3. 对各种痛症表现为镇痛作用。

这三种治疗作用是同时并存、互相联系的,总是在不同的疾病情况下,针灸对机体各系统、各器官功能发挥多方面、多环节、多水平及多途径的调整作用。

（张露芬）

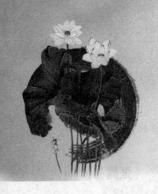

针灸名家医案举隅

近代全国各地针灸名家很多，各有特色。本讲只选取了部分北京地区的专家医案，以期举一反三，开阔思路。

一、针灸大师贺普仁

针灸大师**贺普仁**生于 1926 年，河北省涞水县人。京城著名针灸专家，北京市针灸学会第一、二任会长，兼任北京市针灸学会终身名誉会长。他总结了毫针、放血、火针疗法的应用，在针灸治疗高血压、白癜风、风湿性关节炎、发热、儿童弱智、子宫肌瘤、外阴白斑、慢性小腿溃疡、下肢静脉曲张、静脉炎等病上均有显著疗效。用火针治疗中风后遗症为其疗效的一大特色。"病多气滞，法用三通"，是贺老针灸三通法的核心内容。

贺老治病，理、法、方、穴一气呵成，颇有深意。

案 1：女教师的摇头症

有位女教师，退休几年之后，得了摇头的毛病。这病说来也怪，平时摇头轻一些，若是情绪一激动，头就摇得愈发厉害。她开始不太在意，后来摇头日渐严重，根本无法控制，似乎这头不是自己的。

女教师开始看中医，服了一些平肝息风的中药，稍有好转，但很快又加重了，只好请贺普仁诊治。问诊后，贺普仁发现这个患者二便正常，饮食尚佳，舌质正常，舌苔白，脉弦滑。于是做出诊断：女教师肾阴不足，肾水滋养不了肝木，督脉不畅，阴虚之风涌动，导致摇头不止。

在西医看来,摇头症多属神经症反应,也可能是锥体外系病变引起,或帕金森病的临床表现。在中医看来,摇头症属肝风的范畴,多见于老年人。其病因病机为年事已高,脾肾渐亏,精血不足,髓海空虚;肝肾同源,肝之阴血易亏,血不养筋,肝阳偏亢,肝风扰动而致头摇不止。

督脉"上至风府,入脑,上颠",长强穴为督脉的起源,可治疗头部疾患,且长强又为督脉与足少阳、足少阴之交会穴,补之又可有抑阴息风之效。

贺普仁为女教师做出诊断后取穴长强治疗。他用刺法,将4寸毫针沿尾骨端前沿插入,行以捻转补法,不留针,得气即出。

初诊之后,女教师明显感到好转,一是摇动次数减少了,二是集中精神,自己还能控制头部,使摇晃幅度减小。继续做到第五次治疗,取穴刺法均不变,女教师的摇头风终于治好了,从此不再摇头。

案 2：手指麻木验案

徐某,男,30 岁。

左手拇食指麻木,时发时止。近日因夜卧受风,麻木复作,平素畏寒喜暖,体质较弱,余无不适。舌苔薄白,脉象细缓。阳虚气弱,不能远达肌肤四末,复为外风客于经络,拟用针阳达络法。

处方:少商、商阳、曲池、合谷。

治疗经过:少商、商阳速刺放血,配曲池、合谷针之,1 次显效,2 次痊愈。

案 3：高热案

栾某,女,8 岁。

高热 39℃ 5 天,头痛项强,不思食。经儿童医院检查怀疑"脑膜炎",欲做腰穿检查,转来针灸治疗。刻下体温 39℃,神志不爽,面垢,倦容。前额剧烈头痛,烦躁口苦溲黄。昼轻夜重。急性病容,舌苔薄黄,脉浮数。症系风热在表未解,邪热内蕴阳明,表里同病。

治法:表里同治,外散表邪,内泄里热。

处方:手、足十宣、攒竹速刺放血;大椎挑刺放血,并拔火罐。

治疗经过:第二日复诊体温 38℃,诸症均减轻,进饮食,宗原法治疗。三诊体温恢复正常。

(谷世喆选编)

二、著名针灸专家王乐亭

王乐亭,名金辉,河北省香河县人,生于1895年,卒于1984年。1929年考取"医师执照"后,王乐亭开始使用针灸行医治病,人称"金针王乐亭"。

他提出的"督脉十三针"、"王氏夹脊穴"、"老十针"等针灸组方,在当代针灸处方学发展中占有重要的学术地位,目前仍被广泛应用。他对针刺技法的注重、对透穴的运用等都成为北京中医医院针灸科学术特色的组成部分。

(一)督脉十三针

督脉十三针是王老运用经络辨证和使用奇经治疗疾病的典范。督脉原有腧穴28个,加印堂现为29穴。王乐亭教授1958年初精选百会、风府、大椎、陶道、身柱、神道、至阳、筋缩、脊中、悬枢、命门、阳关、长强13穴组成督脉十三针。该处方是用来治疗脑和脊髓相关病变的基本选穴。

功能:疏通督脉,调和阴阳,补脑益髓,镇惊安神。

适应证:脑和脊髓病变或损伤引起的各种瘫痪(脑瘫、偏瘫、截瘫、痿证);神经官能症、抑郁症、更年期综合征;癫痫和各种惊风所致角弓反张;脊柱强痛,背腰酸痛,风寒湿痹。

(二)华佗夹脊穴

王乐亭教授采用的华佗夹脊穴可分为颈、胸、腰三组。单数椎骨左右18穴为奇数组,双数椎骨左右16穴为偶数组。奇数组主治脊髓病,兼治五脏疾患;偶数组主治脊髓病,兼治六腑疾患。取穴由距离正中线 5 分改为 3 分。称为"王氏夹脊穴"。该方 1965 年在北京中医医院定型,并广泛应用于临床。

组方:①颈 1、2、3、4、5、6、7(颈组);②胸 1、3、5、7、9、11,腰 1、3、5(奇数);③胸 2、4、6、8、10、12,腰 2、4(偶数)。

功能:疏通经络,调和阴阳,补益气血,增强脏腑。

适应证:脊髓损害所致瘫痪;颈、胸、腰、脊椎疼痛等症;类风湿关节炎;颈椎病、肺病、咳喘、呃逆等症;脏腑虚损,气血两亏之慢性疾病。

(三)病案

1. 急惊风病案

王某,男,4 岁。初诊日期:1956 年 7 月 15 日。

父母代诉:3 天前,因发烧(体温 38℃)精神不振,去某医院注射退热剂后,身热不退,作犬吠然抽风,即去某医院急诊,又注射退烧针,抽风反而频繁发作。来我院门诊,现症:壮热,两目上视,牙关紧闭,四肢抽搐,两手紧握,抽搐过后则见小的抽动,而后昏睡,小便失禁,大便 2 日未解。面色潮红,呼吸急促,口唇干裂而红。脉象浮数,扪之脘腹胀满。

【辨证】外感时邪,热极生风。

【治法】清热解表,平肝息风。

【处方】十宣放血。针刺人中、合谷、太冲(开四关),针后未缓解,即请王乐亭教授会诊,用三棱针速刺涌泉、劳宫放血,约 20 分钟后抽搐停止。

治疗经过:针刺放血后,观察 1 小时未再抽搐,当晚体温退至 37.5℃,抽搐止后未再发作。次日复诊时,热势已退,改针中脘、足三里、内关调理脾胃(用补法)。1 周后家长来门诊叙述病情,患儿已恢复健康,一切良好。

【按语】急惊风属于儿科四大证之一。《幼科发挥》中说:"急惊风者,肝风甚而心火从之"。惊风是心、肝功能失调,系因风、火、食、痰、受惊等引动心火肝风而致。

急惊风发作突然，抽搐有力，口噤痰鸣，甚则角弓反张，脉实。本例系因外感时邪、热极动风，正如王肯堂所说："此内挟实热，外感风邪，心家受热积惊，肝家生风发搐，肝风心火，二脏交争，血乱气并，痰涎壅盛，百脉凝滞，关窍不通。风气蓄盛，无所发泄……"。在治疗时先以十宣泄热，四关开窍平肝，人中镇静，而惊风未平。王乐亭教授独取心包经之劳宫以清心开窍，取肾经之涌泉以镇龙雷之火，用三棱针速刺放血，20分钟后，邪热得去则风自平息。刺劳宫、涌泉清热息风，镇痉安神，王老体会犹如牛黄清心之妙。对于本例的治疗，实属经验丰富且有胆识之佳作。

2. 咳喘

例1：徐某，男，7岁。初诊日期：1968年10月。

家长代述：患儿4岁时曾患感冒，咳嗽数月，继发喘息，经治而愈。但是体质较差，消瘦，平时容易感冒，每次发病则咳喘7～8日才能缓解，逐年发作频繁。今年来咳喘加重，呼吸困难，气憋欲断，不能平卧，咳吐白色黏稠泡沫样痰液，偶尔夹有血丝。本次因外感咳喘已发作5日，咳则气憋，汗大出，痰出气续，手足厥冷，咽干颧红，不思饮食，睡眠不安，大便稍干，尿清。胸透未见异常，服中西药未效。舌质淡尖红，苔少色白，脉细数。

【辨证】气阴两虚，肺失肃降。

【治法】补气益阴，肃肺化痰。

【处方】养阴清肺方与止嗽平喘方加减：

鱼际、太溪、天突、俞府、乳根、中府、膻中、灵台（灸）、肺俞、风门。

【手法】补法。隔日1次。

治疗经过：针治2次后，咳喘好转，4次后痰液减少，气促平稳，睡眠尚安。改针天突、中脘、俞府、鱼际、足三里2次，咳喘缓解，继针1次以巩固疗效，停诊观察。嘱其父母每晚睡前用艾条灸风门、肺俞各5分钟。1个月后追访，未再复发。

例2：张某，男，52岁。初诊日期：1969年12月5日。

患者咳喘已3年。病起于感冒之后，曾经治疗1个月，症状缓解。3年来入冬则喘咳发作，至夏季才好转。痰中偶带血丝，近1年来症状加重，发作频繁，不能过劳。近5～6天来，鼻塞流涕，咳喘气急，胸闷气憋，不能平卧，痰不易咯出，体乏无力，纳食不香，夜寐易醒，大便干燥，小便短赤。经某医院检查，诊为支气管扩张，服氨茶碱仅能缓解症状数小时。患者体瘦，面黄，舌质红，苔黄稍腻，脉沉滑。

【辨证】　痰浊内蕴，肺失宣降。

【治法】　宣肺化痰，平喘止咳。

【处方】　风府、大椎、风门、肺俞、合谷、灵台（灸）。

【手法】　泻法。

治疗经过：经针治3次，外感已除，鼻涕已止，咳喘减轻，已能平卧而眠。舌苔薄黄，脉沉滑。改拟：天突、中脘、俞府、膻中、乳根、内关、合谷、太溪。手法：俞府、太溪用补法，其他用泻法。经治6次后，咳嗽已除，但仍有喘促，动则喘甚，再以上方治疗6次。复诊，喘未再作。

【按语】　咳喘为呼吸道常见病证之一。一般认为有声无痰为之咳；呼吸困难，张口抬肩，不能平卧，谓之喘。本病的发生与肺、脾、肾三脏功能障碍有密切的关系。正如《医学入门》所说："脾为生痰之源，肺为贮痰之器"。《景岳全书》中也指出："凡类中风之多痰者，悉由中虚而然。夫痰即水也，其本在肾，其标在脾。在肾者，以水不归源，水泛为痰也；在脾者，以食饮不化，土不制水也。"又因肺主气，司呼吸。肺主呼气，肾主纳气，是故肺、脾、肾三脏在生理病理上相互关联，相互影响。实证咳喘大多责之于肺，多由风寒或风热袭肺，使之肺气不宣，气逆而失于清肃，病势急骤，咳嗽声高而痰壅；虚证多责之于肾，由于元气亏损，肾不纳气而致，病势徐缓，咳嗽声低而息短，呼吸不相接续。王乐亭教授治疗咳喘时，多采用他的经验方止嗽平喘方和养阴清肺方合用,并随证加减。

止嗽平喘方的组成为天突、俞府、乳根、中府、膻中。本方是王老根据两个古方结合自己的临床经验而组成,其中俞府、乳根是《玉龙赋》中的穴方,主治风痰气喘;天突是《灵光赋》中的穴方,主治痰喘;再加入肺经的中府穴、任脉的膻中穴,即为平喘化痰方,此方侧重于治疗痰阻气道,肺失肃降所致之咳喘。天突为任脉穴,为阴维任脉之会,功能为开胸顺气,化痰定喘镇咳,以降肺肾之逆气。俞府为足少阴肾经穴位,功能降逆平喘,足少阴肾经与足阳明胃经并行,而冲脉又隶于阳明,故三经皆有一定的联系,其功能降冲逆之气,调理肾气,疏通肺气,故咳喘得以平息。乳根穴为足阳明胃经脉气所发,能降气化痰,主治咳逆气促,久嗽不止。中府为肺经之募,主治肺系之急,能通宣理肺;膻中为八脉交会穴之气会,亦为心包之募穴,能宣肺降逆、宽胸化痰;五穴相合,具有理肺平喘化痰止咳之功。临床多用泻法。

养阴清肺方的组成为鱼际、太溪。太溪为足少阴肾经之原穴,通达三焦原气,调理五脏功能,又能退热敛汗,佐鱼际泻肺热祛邪而扶正。王乐亭教授拟定本方,旨在取其养肾阴,清邪热,以免火邪刑金;滋阴液,润肺燥,以求金水相生。本方适用于肺痨咳嗽及肾气不固之虚证咳喘,临床多用补法,且忌用灸。

例1 属于气阴两虚,肺失肃降,治以补气益阴,肃肺化痰,故用养阴清肺方与止嗽平喘方合用,施以补法,加灸灵台、肺俞、风门,以补气助肺定喘,针治2次后,症状好转,改针天突、中脘、俞府、鱼际、足三里以降逆平喘,止咳化痰,益肾补肺而收功。

例2 证系痰浊内蕴,肺失宣降,治以宣肺化痰,平喘止咳。因为患者新感未尽,根据“急则治其标”的原则,先取风府、大椎、风门、肺俞、合谷施以泻法,加灸灵台以解表宣肺,平喘止咳。经治5次外感已除,然后用止嗽平喘方、养阴清肺方化裁,以治其本。取其俞府、太溪用补法,以滋肾益肺;天突、中脘、内关、合谷、丰隆用泻法,以降逆平喘,止咳化痰,开胸宣肺。继续针治1

个疗程,咳喘平息,未再发作。

3. 头痛

例1:程某,女,44 岁。

3 天来外感头痛,流涕,身热,四肢酸沉,咽痛,咳嗽无痰,口干。头痛牵扯前额及颞部,尤以颞部痛甚。自觉恶风,左眼发胀,夜寐不安,食欲不佳,大便干,面色微红,鼻音重浊。舌苔薄黄,舌尖红,脉浮。

【辨证】外感风热,邪袭络脉。

【治法】疏风清热,祛邪活络。

【处方】百会、风池、神庭、太阳、合谷。

【手法】泻法。

治疗经过:每日 1 次,针治 2 次后,感冒已好,再以原方加攒竹斜刺 2 次,头痛痊愈。

例2:祁某,女,38 岁。初诊日期:1977 年 6 月 7 日。

1 周来左侧偏头痛,阵发性发作,以头顶及耳后刺痛为主。左侧耳鸣发堵,下午较重。睡眠尚可,纳食一般,二便自调。舌苔薄白,脉细弦。

【辨证】邪客少阳,络脉阻滞。

【治法】和解少阳,疏通脉络。

【处方】风池透风府、丝竹空透率谷、头维透曲鬓、合谷、阳陵泉。

【手法】泻法。隔日 1 次。

治疗经过:针 3 次后,头痛减轻,耳后刺痛次数减少。再以上法治之,继针 4 次,头痛缓解。

例3:李某,男,12 岁。初诊日期:1978 年 3 月。

头痛 3 个月余,近来感冒发热 2 天,烧退后,头痛加重,痛甚则呕吐,面色苍白,发冷,头痛以前额及头两侧为甚。食纳差,睡眠欠佳,大便不成形,小便正常。某医院诊断为血管神经性头痛。舌质淡红,舌苔薄白,脉沉滑。

【辨证】 外感余邪未尽,脾胃不和。

【治法】 疏解余邪,健脾和胃。

【处方】 风府、风池、百会、太阳、合谷、神庭、中脘、足三里、太冲。

【手法】 泻法。

治疗经过:针治 2 次,头痛缓解,针治 13 次,痊愈。

例 4:白某,男,51 岁。初诊日期:1966 年 5 月。

3 个月前因感冒,头痛眩晕作呕,心悸,身热(体温 38℃),经治后热退,唯头晕、前额痛未除,日渐加剧,伴有心悸、欲吐、不能起坐。头不能左右环顾。夜寐不安,多梦。双侧下肢发凉,关节酸痛,阴雨天更甚。食纳不香,脘闷腹胀,小便灼热。大便稀,日解 1~2 次。面色黯而无华,舌苔薄白,舌质淡,脉弦细。

【辨证】 余邪未尽,脾胃不和。

【治法】 扶正祛邪,健脾和胃。

【处方】 "老十针"方加百会、攒竹、关元。

【手法】 补法。

治疗经过:按上方针刺 3 次后,头晕、前额头痛减轻,食纳增加,脘胀大减。继用上方加三阴交,针治 6 次后,诸症继减,仅感下肢发凉。继按上方加膝阳关、阳陵泉,针治 6 次症状基本消失。为了巩固疗效,隔日针 1 次,又用手足十二针方治疗 3 次而痊愈。

例 5:戴某,男,69 岁。初诊日期:1976 年 12 月 31 日。

左侧偏头痛 2 周,近来头痛发作频繁,症势加重,每因情志不遂即发作,且伴有明显的头部跳痛、心慌、气短、心烦不安。在某医院诊为血管神经性头痛。大便干燥,4~5 日 1 次,小便黄,面色红润,舌苔淡黄,脉弦滑。

【辨证】 肝胆火旺,郁阻脉络。

【治法】 清泻肝胆,活络止痛。

【处方】 风池、丝竹空透率谷、头维透曲鬓、合谷、太冲。留针 1 小时。

【手法】泻法。

治疗经过:每日 1 次,共针 4 次而痊愈。

例6:程某,女,20 岁。初诊日期:1976 年 6 月。

左侧偏头痛已半年,且以闷痛为主,下午尤甚,自觉睡眠后头痛可以缓解。食纳尚可,二便自调。舌苔黄腻,脉弦滑。

【辨证】肝胆湿热,郁阻脉络。

【治法】清热利湿,通经活络。

【处方】头维透曲鬓、丝竹空透率谷、列缺、合谷。

【手法】泻法。

治疗经过:针治 4 次而愈。

例7:田某,女,36 岁。初诊日期:1979 年 11 月。

患者头痛 3 个月,日渐加重。经常双侧颞部跳痛,上午尚轻,下午加重,晚上更甚。痛时如割如裂,发作时用双手按压痛处略能减轻。食欲不振,睡眠欠安,二便自调,月经量少,色淡。舌苔薄白,舌质淡红,脉沉弦细。

【辨证】气血两虚,肝旺气逆。

【治法】调补气血,平肝降逆。

【处方】风池、丝竹空透率谷、头维透曲鬓、内关、合谷、太溪。

【手法】泻法,太溪用补法。

治疗经过:按上方针治 3 次,头痛减轻,夜间头痛明显好转,再以原方治疗 4 次,头痛已除,睡眠已安,为巩固疗效又继针 2 次。共针刺 12 次痊愈。

【按语】头痛是临床常见的症状之一。多种原因都可以引起头痛,但不外乎外感与内伤两大类。内伤头痛常见者有肝胆火逆,胃中积热,痰湿内阻,瘀血阻滞,肝肾阴虚,或阴虚阳亢,阳气衰微等。因为头为"诸阳之会"、"清阳之府",又为髓海所在,凡五脏精华之血,六腑清阳之气,皆上注于头,故六淫之邪外袭,上犯于头，邪气稽留，阻滞阳络或内伤诸疾，以致气血逆乱，瘀阻经络，蒙蔽清窍，脑失所养均可发生头痛。临床又有虚证、实证之分。王乐亭教授治疗头痛惯用他的经验方"头痛八针"。本方组成为：百会、风府、风池（双）、太阳（双）、合谷（双）。本方由督脉之百会、风府，足少阳胆经之风池，手阳明大肠之合谷，以及经外奇穴太阳共计八针组成，故名以"头痛八针"。督脉为"阳脉之海"，手足三阳共六条经脉，均与督脉相会于百会，而且督脉贯脊上头，循膂络肾；肾主元阴元阳，因此督脉具有调整和振奋人体元气的作用。取百会，施以补法，则升阳健脑（多用于虚证）；用泻法，则醒神开窍（多用于实证）。王老认为：百会穴之命名，是由于手足三阳经皆交会于头，五脏之气又在头上会合，故名曰百会，而百会为头气之街。风府，顾名思义为风之门户，取风府以疏风散邪。风池虽为足少阳胆经穴，又是手足少阳经、阳维、阳跷四脉之会，功能为平降肝胆之逆气，清泻肝胆之郁火，且为疏风之要穴，故能清头窍，醒神定痛。百会、风府、风池相配，疏通头面经络，使之气血流通；太阳为经外奇穴，是手足少阳经、手太阳经之会穴，能疏通三者之经气，使之气行血行，通则不痛；合谷为手阳明大肠经之原穴，能升能降，能散能通，能走肌表，使清轻之气上浮，泻合谷能清气分之热，配太阳能散风解表，通经活络。总之，"头痛八针"的功能是通经活络，扶正祛邪，疏风止痛。根据不同的证型，分别采用补、泻手法，用于治疗各种头痛。另外，可根据头痛的部位，配合局部取穴，收效更好。

　　本组 7 例的治疗即为"头痛八针"的具体应用。

　　例 1 证属外感风热，邪袭络脉，治以祛风清热，活络祛邪，取头痛八针化裁，用神庭易风府。施以泻法。神庭亦为督脉穴位，配百会解表散热，清脑止痛。针治 2 次，感冒已轻，原方加攒竹（足太阳膀胱经穴），以增强解表之功，再针 2 次而愈。

　　例 2 证属邪客少阳，络脉阻滞，治以和解少阳，疏通脉络。本例为偏头痛，采用王老针治偏头痛的经验方。丝竹空透率谷、头维透曲鬓、风池透风府三组透穴。丝竹空属三焦经，率谷属足少阳胆经，两穴相配，能和解少阳，舒理气机；头维、曲鬓属足阳明胃经及足少阳胆经穴，也是局部取穴，功能为调气和血；风池、风府属胆经及督脉穴，功能为解表疏风。采用透刺法旨在一针贯数经通数穴，既沟通经气，又免于多刺易伤皮卫之弊。三组透穴相配，用于患侧，补泻手法随证变换。本例为左侧偏头痛，故用上方（施以泻法）加合谷、阳陵泉。合谷为四总穴之一，取其降逆、清热、散风；阳陵泉为胆经之合穴，合主逆气而泄，故能降肝胆之逆气，搜头面之风邪，共针治7次而头痛缓解。

例3、例4均系外感表证已解，余邪未尽，脾胃受损，以致头痛等证。治以疏散余邪，健脾和胃。例3方用头痛八针，加神庭表散余邪，加中脘、足三里、太冲健脾和胃，全方扶正祛邪。经针2次，头痛缓解，经1个疗程治疗，迁延2个月之头痛即获痊愈。例4并发湿邪内蕴，阻滞经络，脾失运化，胃失和降，症状较显著，故以"老十针"方健脾和胃为主；加百会、攒竹通阳疏散余邪；加关元补肾助阳，釜底添薪，以助脾土之运化。经针3次，头晕头痛等症大减，再加三阴交益肾健脾。又由于湿阻经络，以致患者自觉下肢发凉，关节酸痛，故加用膝阳关、阳陵泉舒筋利节，针治6次症状基本消失，后用手足十二针方通经活络，调和气血而收功。

例5证属肝胆火旺，郁阻脉络，以致左侧偏头痛，仍可用治疗偏头痛之经验方（丝竹空透率谷、风池透风府）加合谷、太冲，以清泻肝胆之郁火，活络而止痛。

例6证属肝胆湿热，郁阻脉络所致左侧偏头痛。治以清热利湿，通经活络，用治偏头痛经验方两组穴（头维透曲鬓、丝竹空透率谷）加列缺、合谷，以调气机，助气化，使邪去而正安。

例7证属气血两虚，肝胆气逆以致头痛。治以调补气血，平肝降逆。用治偏头痛方加内关、合谷、太溪。内关为心包经之穴，理气舒郁，清三焦之热，以平肝降逆；太溪为足少阴肾经之原穴,施补法以滋肾水,两穴相配使之水火相济,安神镇静;合谷功能为调理气血,疏通经络。针治3次,头痛减轻,7次后睡眠已安,共针12次而愈。

4. 呃逆

李某,男,45岁。初诊日期:1976年9月15日。

数日来自觉胃脘不适。3天前早饭后呃逆发作,逐渐加重,以致呃逆频作,午饭后更加重。曾经某医院治疗未效。现症:呃逆不止,影响进食,但不呕吐。胃脘不适,胸部发闷,疲乏无力,夜寐不安,大便2日未解,小溲短赤,面黄体胖,舌苔黄腻,舌质红,脉弦滑。血压150/90mmHg。

【辨证】肝郁胃热,上气呃逆。

【治法】疏肝和胃,清热降逆。

【处方】中脘、气海、天枢、内关、章门、足三里、巨阙、丰隆。

【手法】泻法。

治疗经过:次日复诊,针后呃逆稍减而未止,拟用下方:巨阙、中脘、膻中、天突、气海、足三里、太冲。3诊:呃逆渐缓,再拟下方:幽门、中脘、气海、天枢、内关、章门、足三里。4诊:呃逆基本缓解,每日发作6~7次,已能进食,胃脘不适已消除,仍按上方针治。5诊:共针治5次,呃逆已除,饮食正常,大便已通,按上方再针治1次。1个月后随访未再复发。

【按语】呃逆是指气逆上冲,呃逆连声,短促频繁,不能自控的证候,俗称"打嗝",古名为"哕"。多因感受寒凉,饮食不节,或情志不舒,肝火犯胃,以及劳累太过,中气耗伤,致使气机逆乱,发为呃逆。若见于久病重症患者,如呃逆时作不休,属于胃气将绝的危象。临床可分为虚实两类,呃声有力者为实,无力者为虚。寒证畏冷喜暖,热证口渴便秘;食滞则腹满,嗳腐吞酸;肝郁则胁胀,脘闷纳呆,兼见畏寒肢冷,则为阳气虚衰之证。

本例证系肝郁胃热、胃气上逆而致呃逆频作,治以疏肝理气、清热和胃之法。使用"老十针"方化裁,均用泻法。方中气海、中脘、天枢、内关、足三里调中和胃;章门疏肝理气;加巨阙以降胸膈之逆气;丰隆为胃经之络穴,能调胸膈降逆气,清热化湿。故针治1次症状减轻;为增强其调气降逆、宽胸利膈之功,加用膻中、天突、太冲、幽门等穴。经治6次,呃逆已除,饮食、二便恢复正常。

5. 偏瘫(癔症性瘫痪)

刘某,女,60岁。初诊日期:1976年8月25日。

患者发作性左半身瘫痪1年。近1年来,左侧上肢、下肢瘫痪,反复发作,语言謇涩,撮口。初病时瘫痪症状较轻,发作时肢体不能活动,30~60分钟即可缓解。症状日益加重,无论是在家中或到户外均不能自行控制。每次发作均有先兆,先感胸闷不适,但不能自行控制其发作。多数医院诊为脑血管痉挛、高血压性脑病,曾在某医院住院治疗2个月,未见明显好转,失眠,纳差,二便自调。面色黄无光泽,痛苦面容,体瘦,神经系统检查未发现阳性体征。舌苔薄白,脉弦细,血压170/110mmHg。

临诊时正值左侧半身瘫痪,不能说话,神志尚清醒,表情尚属正常,能理解问话的内容,但不能回答。经详细观察,最后诊断为癔症性瘫痪。

【辨证】 心肝血虚,筋脉失养。

【治法】 补益心肝,濡养筋脉。

【处方】 发作时速刺人中,五脏俞加膈俞方(肺俞、心俞、膈俞、肝俞、脾俞、肾俞)。每周2次。

【手法】 补法。

治疗经过:针治6次,发作间隔期间延长,持续时间减少至9分钟左右,最长时间不超过20分钟。仍继用上方针治,约2个月针刺20次,发作基本停止。继以上方又针3次停诊。随访5年未发作。

【按语】 患者病程已1年余,经多方检查,疑诊为脑血管痉挛、高血压性脑病,给予相应的治疗,均未获效。来诊时突然发作,呈完全性偏瘫,意识正常,病理反射均属阴性,既按上方施针,又速刺人中,则偏瘫消失,口角抽搐缓解,活动恢复正常。

详审其脉证属于心肝血虚,筋脉失养,以致发作性瘫痪。因为心主神明,主血脉,开窍于舌。肝藏血,主筋。患者年已花甲,气血俱虚。且因女子以血为主,故阴血常虚而气常有余。血虚则心肝失养,筋脉失润,故发作时失音不语、撮口、一侧肢体失用。又因情志郁闷而致,故发作前胸闷不舒,继而肢体瘫痪不用,失眠纳差,脉弦细,均系心肝血虚之候。治以补益心肝,濡养筋脉。方用五脏俞加膈俞,施以补法,以调气和血,扶正固本,调理阴阳,效若桴应。从而可知,对于以瘫痪为主症的病证,在辨证上也应当认真注意,并根据其临床特点,正确加以判断。

6. 偏瘫(中毒性脑病后遗症)

张某,女,5岁。初诊日期:1976年10月6日。

患儿失语瘫痪2个月。今年8月患中毒性痢疾,持续高烧、昏迷、抽搐8天。经住院治疗清醒后,随之发现右半侧肢体偏废,右上肢不能高举,右手不能握物,右下肢全瘫。颈项软弱不能抬头,左侧上肢活动尚正常,下肢软弱无力。食欲不振,大便定期排出,呈球状粪便,小便尚可排出(反射性膀胱)。患者形体消瘦,面色黄,舌质淡,苔薄白,脉弦滑。右上下肢屈曲挛缩,痛觉尚存在。腹壁反射(+),右膝腱、跟腱反射亢进,巴氏征右(+),左(±)。运动功能:左下肢股四头肌肌力3级,右下肢运动功能丧失,右足内翻。西医诊断为中毒性脑病后遗症。

【辨证】 疫痢热毒,扰神耗津,肝胃阴亏,筋脉失养。

【治法】 健脑醒神,滋补肝肾,濡养筋脉。

【处方】

方1:百会、风府、大椎、身柱、至阳、筋缩、脊中、悬枢、腰阳关、命门。

方2:王氏夹脊穴:胸2、4、6、8、10、12,腰2、4,椎旁3分。

方3：手足十二针方：曲池、内关、合谷、阳陵泉、足三里、三阴交加百会、廉泉、天突、通里。

以上3套处方，交替使用，隔日1次。12次为1个疗程。

【手法】补法。

治疗经过：经治1个疗程后，患儿可以扶持迈步，头可以抬起，右上肢可以活动，但仍有痉挛、言语障碍、定期排便，仍为反射性膀胱。取穴同上。在第一组方中加大杼、绝骨、照海，连续治疗2个月，患者可以独立行走，言语基本正常，但智力、思维仍迟钝，二便恢复正常，右上肢活动仍欠灵活，右足内翻。在第3组方基础上加解溪、丘墟，再针6次，完全恢复正常。

1978年4月追访时，患儿上肢活动自如，手能握物，下肢活动良好，可以跳跃；言语基本正常，偶有个别字发音不清；右足稍显内翻，二便正常，检查病理反射消失，两侧生理反射基本对称，临床痊愈。

【按语】患儿由于热毒过盛，热扰神明，以致昏迷；热灼津液，肝木失养，则筋急抽搐；筋脉失养则肢体废痿不用。

肾主二便，膀胱与肾相表里，气机失司则排尿不畅；阴津损耗，则大便干结不通。病患已2个月之久，高热灼耗，气阴两伤。治以滋补肝肾，益髓健脑，调和气血，濡养筋脉，调理二便。

王乐亭教授治疗此症采用"治瘫十一法方"中的三套处方，交替使用，隔日1次。第一套用督脉十三针方加百会、廉泉、天突、通里，疏通督脉，补髓健脑；第二套王氏夹脊穴方，疏导阳气，调理脏腑；第三套手足十二针方，疏通经络，调和阴阳。经治1个疗程之后，四肢运动功能有所恢复，余证同前，仍取上穴在第一组方中加大杼、绝骨、照海。第三组穴方加解溪、丘墟，以加强疏通经气，舒筋利节之功。经3个疗程针治，肢体功能恢复正常，两年后追访，情况良好。本例的治疗方案，突出了"治瘫首取督脉"的学术观点，加用手足十二针方，实乃重视调理气血、治疗整体之意。

7. 瘫痿(煤气中毒后遗症)

王某,男,27岁,煤矿(消防队)工人。初诊日期:1976年8月。

患者因煤气中毒后四肢瘫痪已有半年之久。半年前因煤气中毒而致昏迷,当时口吐白沫,不省人事,小便失禁。经急救后,神志半清醒,四肢瘫软,失语,二便失禁。此后,四肢肌肉松弛,不能屈伸,手指拘急,翻身起坐活动障碍,手足发凉,大便干燥需要定时灌肠,小便失禁。患者面色白,表情呆滞,两目斜视,舌质淡红,舌苔薄白,脉细弦。血压120/80mmHg。

【辨证】毒邪伤神,筋脉失和。

【治法】健脑醒神,濡养筋脉。

【处方】

方1:督脉十三针方:百会、风府、大椎、陶道、身柱、神道、至阳、筋缩、脊中、悬枢、命门、阳关、长强。

方2:五脏俞加膈俞方:肺俞、心俞、膈俞、肝俞、脾俞、肾俞。

方3:足太阳膀胱经配肾经:八髎、环跳、承扶、殷门、委中、承山、昆仑、涌泉。

方4:任脉配肝、胃二经穴加减:巨阙、中脘、下脘、气海、关元、中极、梁门、天枢、水道、章门。

方5:足阳明胃经配脾经:气冲、髀关、伏兔、犊鼻、足三里、上巨虚、下巨虚、解溪、陷谷、内庭、三阴交。

方6:手足十二针方:曲池、内关、合谷、阳陵泉、足三里、三阴交。

六组配方,交替使用。

【手法】补法。

治疗经过:第1疗程,取方1、方5、方6加百会、人中、中脘、气海、关元。针治后,四肢可以屈伸,能翻身靠坐,大小便能控制,可以说简单的字,神志清醒。第2疗程,取方1、方3足太阳膀胱经配肾经的下肢穴,方5加肩髃、曲池、合谷、中脘、关元、阳陵泉,针后四肢活动逐渐灵活,手指可以屈伸,能靠墙扶拐站立片刻。第3疗程,取方1、方3足太阳膀胱经配肾经的下肢穴,方5、方6加人中、中脘、关元、中极、阳陵泉。针后在护理人员的保护下能扶拐行走,大小便能控制,可手持小匙吃饭,可以说简单的话,但吐字缓慢,神志清楚,两眼仍有斜视。第4疗程,取方2、方5、方6加中脘、关元、阳陵泉、带脉。针后患者自己能扶单拐站立,二便自调,言语清楚,神志恢复正常。第5疗程,取穴同上,针后能弃拐杖独立行走,但较缓慢,上肢及手指可屈伸持物,但手指仍发僵。第6疗程,取方4、方5、方6,针后能缓步,独立行走,说话逐渐流利,能准确地回答问题。针治3个月为一个疗程,共计治疗2年,临床痊愈。

【按语】煤气中毒即一氧化碳中毒。由于中毒后脑组织缺氧,功能受损害,以致精神、运动障碍,中医辨证属于痿证、心窍毒邪伤神、筋脉失和等证范畴。患者来诊时表情呆滞,两目斜视,四肢废用,大便不通,小便失禁。证系毒邪伤神,筋脉失和。因为脑为元神之府,心主神明,主明则下安,主不明则十二官危。王乐亭教授使用"治瘫十一法方"进行治疗,第1疗程选用方1"督脉十三针方",以疏通督脉,补髓健脑;方5足阳明胃经配脾经,以调胃健脾,养血荣筋;方6手足十二针方,以疏通经络,调和阴阳,加百会、人中、中脘、气海、关元以醒脑明神、调中益肾。第2疗程,选用方1"督脉十三针方",以疏通督脉,补髓健脑;方3足太阳膀胱经配肾经的下肢穴,以调节膀胱,强筋健步;方5足阳明胃经配脾经,以调胃健脾,养血荣筋;加肩髃、曲池、合谷、中脘、关元、阳陵泉以疏通上下肢之经气,舒筋利节,并能调理先天与后天。第3疗程,继续使用方1、方3、方5、方6,加人中、中脘、关元、中极、阳陵泉,功效同上。第4疗程,选用方2五脏俞加膈俞方以调补五脏,益气和血;以及方5足阳明胃经配脾经,方6手足十二针方加中脘、关元补先天调后天;阳陵泉与带脉穴,用以解痉利节。第5疗程,选穴同第4疗程。第6疗程选用方4任脉配肝、胃二经穴加减,以育阴固本,疏肝和胃,与方5足阳明胃经配脾经,方6手足十二针以调胃健脾,活血通经。本例因为病情较重而复杂,病程也长,治疗比较困难,但是最后的疗效尚称满意,从整个疗程来看,对于治瘫十一法方运用比较典型,也就是对于各种法则和处方的运用与相互配合、交替使用娴熟如意,因此疗效较好。

8. 郁证

例1:王某,女,43岁。初诊日期:1974年3月25日。

自述平素多思多虑,好生闷气。近半年来,心情苦闷,突然语言不利,说话吐字不清,自觉舌根发硬,舌头发短并向舌根部收缩。胸口堵闷,饮食无味,食后脘腹胀满。半年来一直不能工作,精神萎靡不振,睡眠差,多梦,二便自调,月经尚正常。曾经某医院检查,诊断为神经官能症。经中西药治疗未效。面色黄,体瘦。舌苔薄白略干,脉沉细弦。

【辨证】 肝郁气滞,脾胃不和。

【治法】 疏肝解郁,健脾和胃。

【处方】 老十针方加减:中脘、气海、天枢、内关、章门、足三里加廉泉。

【手法】 泻法。

治疗经过:按上方治疗6次后,说话较前流利,腹胀堵闷渐轻,睡眠仍差,夜卧多梦,有时因噩梦惊醒。改用五脏俞加膈俞方,每周针3次,连续2周。针后精神好转,语言较前流利,舌体发硬、收缩现象基本消失。取穴如前,两套配方交替使用,每周3次。

5月25日复诊:每晚能睡8小时,胸闷已大减,有饥饿感,饭后腹胀亦减轻,按原方继续治疗。6月21日复诊,症状基本消除,停止治疗。半年后追访,未再复发。

例2:韩某,女,40岁。初诊日期:1979年4月10日。

胸胁胀闷已半年,去年10月份,因与同事发生口角,开始觉得胸中堵塞,服舒肝丸未见好转,日趋加重,胃脘及两胁发胀,背部酸沉,饥不欲食,不易入睡,不能仰卧,久立则心烦意乱,周身无力,头晕,大便干燥,小便正常。下肢有轻度浮肿,体胖,舌苔白腻中心稍黄,舌质绛,脉沉滑。

【辨证】肝失条达,木郁土壅。

【治法】疏肝健脾,宽胸理气。

【处方】三脘、气海、天枢、内关、足三里,隔日针治1次。

【手法】泻法。

治疗经过:治疗3次,胸部堵闷减轻,胁肋仍胀,睡眠尚差,再改拟处方如下:

方1:五脏俞加膈俞方。

方2:老十针方:三脘、气海、天枢、内关、足三里。

两组配方交替使用,每组方连刺?次,针治1个月,胸中堵闷已除,胁胀消失,睡眠、纳食均好,劳累时头晕、心烦。再以前方加百会、膻中、风池,继续治疗6次,诸症均除。

例3:金某,女,50岁。初诊日期:1963年9月14日。

心悸、失眠半年。患者于1963年3月由于忧虑,加之操劳过度而致心悸、气短、失眠、记忆力减退,曾服中药效果不显,近来仍感头晕头胀,饮食减少,大便干燥,小便正常,面色黑而无泽,体瘦。舌质淡,舌尖红,语声无力,脉沉缓。

【辨证】思虑过度,心脾两伤。

【立法】补益气血,养心安神。

【处方】

方1:神门、内关、中脘、气海、章门、足三里、三阴交。

方2:五脏俞加膈俞方。

两组配方交替使用,每周3次。

【手法】补法。

治疗经过:针治12次,失眠、心悸、气短大为好转;又继用上法治疗1个月,症状皆除。

例4：李某，女，32岁。初诊日期：1967年11月7日。

失眠多梦已3年，伴有头晕、头痛、心悸、气短、健忘等症。劳累后则诸症加重，手足经常发凉，饮食尚可，二便自调。面色无光泽，体瘦，舌苔薄白，脉沉细。

【辨证】　心脾不足，阳气虚衰。

【治法】　补益心脾，温阳安神。

【处方】

方1：神门、内关、百会、神庭、中脘、气海、足三里、三阴交、关元（灸）。

方2：五脏俞加膈俞方加风池。

两组配方交替使用，隔日1次。

【手法】　补法。

治疗经过：针刺6次，诸症好转。继以上方治疗6次，症状大减。再继续针灸4次，痊愈停诊。随访2个月情况良好。

例5：刘某，女，30岁。

患者自觉颈部发紧，咽喉部发堵已数月，两手指挛缩不能伸展，情绪紧张则手指挛缩加重，经服西药未效。睡眠、饮食尚可，二便自调。舌苔薄白，舌质淡，脉细弦。

【辨证】　肝郁气滞，筋脉失养。

【治法】　疏肝解郁，濡润筋脉。

【处方】　天突、膻中、内关、合谷、太冲。

【手法】　泻法。

治疗经过：针治5次，胸闷、颈紧、咽喉发堵已减轻，手指仍有时拘紧。再用上方加中渚，继续治疗5次，诸症皆除，临床痊愈。

【按语】　中医所谓郁证，系指由于情志不舒、气机郁滞所致病证，主要表现为情绪抑郁、神志不宁、胁肋胀痛，或易怒喜哭，以及咽中如有硬物梗阻（梅核气）、失眠等多种多样的症状。所谓"郁"者，滞而不通之意。郁证又可诱发其他病证，正如《丹溪心法·六郁》所说："人体气血冲和，万病不生，一有怫郁，诸病生焉，故人身诸病，多生于郁。"如若人之情志失常，则首犯气机，气病及血，气血同病，则变生多端。古人有"六郁"之说，即气郁、血郁、痰郁、湿郁、热郁、食郁等。百病又以气为先，故气郁首当其冲，继而血、热、痰、湿、食诸郁接踵而来。王乐亭教授治疗本病多采用其经验方"老十针"方。例1 证属肝郁气滞，脾胃不和。治以疏肝解郁，健脾和胃，方用"老十针"加廉泉施以泻法。因患者伴有语言不利、吐字不清、舌本发硬，故加用廉泉以利舌本，标本兼顾。针治6次，说话流利，舌硬好转，余证减轻，再用五脏俞加膈俞，共针治2个疗程，诸症消失。例2 证系肝失条达，木郁土壅。治以疏肝健脾，宽胸理气，方用"老十针"，经治3次，症状减轻，再配合五脏俞加膈俞，经治1个疗程，诸症消失，仅遇劳累时有头晕、心烦，故以前方加百会、膻中、风池以清头目，宽胸理气。继治6次，诸症均除。例3 证系劳思过度，心脾两亏。治以补益气血，养心安神。方用"老十针"合五脏俞加膈俞化裁，加用神门、三阴交以宁心安神。经治2个疗程，病症痊愈。例4 证系心脾不足，阳气虚衰。治以补益心脾，温阳安神，仍用"老十针"方，五脏俞加膈俞方，加用神门、三阴交宁心安神；百会、神庭、风池以补脑醒神；灸关元温肾助阳。经治1个疗程，症状大减，继针4次而停诊，半年后追访，已获痊愈。例5以颈部发紧、咽喉似堵、手指挛缩不能伸开为主要表现，证系肝郁气滞，气机不畅，筋脉失养。治以疏肝解郁，调理气机，濡润筋脉。方用天突、膻中、内关、合谷、太冲。其中合谷、太冲以开四关；膻中、内关宽胸顺气；天突理气降逆，针治5次症状缓解，因手指时有抽紧之感，再以上穴加中渚，活络缓筋，诸症全除。

　　本组5例郁证，除例5外，前4例均以"老十针"或五脏俞加膈俞方为主，单独使用或交替使用，或前后续用，治疗着眼于整体功能的调节，并以调理肝脾为中心，足以说明王老对于上述经验方的灵活运用和独到之处。

9. 脏躁症

例 1：王某,女,17 岁。初诊日期：1967 年 7 月 31 日。

患者近 1 个月来,因情志不遂而失眠,胸闷发憋,爱哭,喜怒无常。严重时则抽搐,四肢僵直,精神呆板。往往在忧思多虑之后易于发病。纳食量少,二便、月经尚属正常。舌苔薄白,脉沉细。

【辨证】肝郁不舒,发为脏躁。

【治法】疏肝解郁,宽胸理气。

【处方】

方 1：膻中、中脘、气海、内关、合谷、足三里、太冲。

方 2：五脏俞加膈俞方。

两方交替使用,隔日 1 次。

【手法】泻法。

治疗经过：按上法针治 5 次,胸闷憋气减轻,2 周来未发抽搐。继用上法治疗 3 次,胸闷已除,睡眠安好,精神好转,谈笑自如。投以平肝舒络丸,每次 1 丸,每日 2 次,共计 20 丸,临床痊愈。

例 2：聂某,女,29 岁。初诊日期：1968 年 5 月 21 日。

患者 1 个月来哭笑无常,头晕,失眠,烦躁,胸部堵闷,多思多虑,多疑,善太息,精神恍惚,易惊恐,食纳无味,大便干,小便黄,表情淡漠。舌苔薄白,脉沉细弦。

【辨证】肝郁气滞,发为脏躁。

【治法】疏肝解郁。

【处方】百会、膻中、内关、合谷、太冲。

【手法】泻法。

治疗经过：按上方针刺 2 次,胸部堵闷大减,仍有精神恍惚,有时在室内无目的地走动,不愿与人接触。再用上方针治 4 次,胸闷已除,烦躁情绪大减,哭笑失常未再发作。停针观察。经追访未再发作,并已参加工作。

例3:孔某,女,30岁。初诊日期:1967年8月12日。

2年来,因情志不遂而致精神恍惚,胸闷发堵,急躁不安,哭笑无常,多疑惊恐,有幻听,夜寐不安,易醒多梦,头胀痛,四肢乏力,食欲差,月经后错而量少,色紫。面色黄白无泽,舌苔薄白微腻,脉沉细。

【辨证】 肝郁不舒,心脾两伤,发为脏躁。

【治法】 补益心脾,疏肝解郁。

【处方】

方1:五脏俞加膈俞方,加百会。

方2:中脘、气海、内关、三阴交、神门、足三里、太冲。

两方交替使用,每周针2次。

【手法】 补法。

治疗经过:针刺2个月,幻听消失,情绪比较安静,悲伤哭泣减少,睡眠好转,夜梦减少。继续针治2个月,悲伤多疑显著减少,睡眠显著好转,心情愉快。再以原方治疗2个月,余症消失,临床病症痊愈,停诊观察,恢复原来工作,未再发作。

【按语】 中医所谓脏躁症,相当西医的癔症,多发生于青壮年女性。本症多因情志郁怒,思虑过度,悲哀动中,以致气机阻滞,或因气火痰邪,上蒙清窍,扰乱心神,脏阴耗伤而致。临床除表现为无故悲伤、哭笑无常、精神失常外,甚或出现肢体瘫痪不用等。王乐亭教授治疗此证以合谷、太冲为主穴。此两穴为四关穴,合谷为气关,太冲为血关,双侧同针以开四关,有启闭解郁、宁心安神之功。配合五脏俞加膈俞方,以调理脏腑,平和气血阴阳。另外,随证加减其他穴位。本组三例均因肝郁不舒而诱发,临床证候同中有异,故治法也不尽相同。例1除见有一般脏躁症状外,伴有四肢抽搐、僵直、精神呆板,故加用中脘、足三里以调中和胃;膻中、内关以开胸顺气,气机调达则抽搐得以缓解;气海为调理气机之要穴,诸穴相配以调气机,继服平肝舒络丸以巩固疗效。例2症状较轻,仅用合谷、太冲、内关、膻中四穴,因其伴有头晕,故加百会以醒神健脑,共针6次而愈。例3因病程日久,心脾两虚,治以补益心脾,疏肝解郁,首选五脏俞加膈俞方,再配合其他穴位,加用神门、三阴交,养心安神而获效。

10. 癫狂

例1:钱某,女,27岁。初诊日期:1967年9月。

家属代诉:3日前与其兄发生口角,当晚回宿舍,烦闷不语,欲哭,夜卧中哭醒,次日曾给予镇静剂,药后昏睡半日,醒后双手不时捻搓,喃喃自语,双目发呆,亲人问话也不理睬,拒绝服药。两天来夜不得眠,强迫进流食,大便3日未解,尿黄量少。月经昨日来潮,色正常。面色黄,默默发呆,脉沉弦。

【辨证】肝郁气结,痰扰神明。

【治法】疏肝解郁,清心安神。

【处方】合谷透劳宫、太冲透涌泉、人中。

留针30分钟,起针后点刺环跳。

【手法】泻法。

治疗经过:起针后约40分钟,患者闭目不语,似睡非睡,约2小时进入熟睡。次日上午复诊时称,昨日3点以后睡眠较好,晨起仍不答话,仍是哭泣,两目发直。改针中脘、气海、内关、足三里、膻中,治疗3次,患者能自行回答问题,答话切题,但语言较少,昨天约进食2两面条。继用上穴治疗,针治5次,精神好转,表情如常,目呆消失,自觉尚有胸闷。继用以上方再针3次痊愈。

例2:金某,男,55岁。初诊日期:1964年4月。

家属代诉:5天前与其家属发生口角,自己生闷气,晚餐未进,彻夜不眠,自言自语,喋喋不休。次日突然发狂,急躁,悲哀,奔走,登高,不避亲疏,不知痛痒,家属将其锁在屋内,患者毁物砸窗,遂将其手足绑起悬梁。临诊探望时,仍被绑缚,双目直视,骂人,屎尿不避,净洁污秽不知,见人即挣扎欲打,喃喃自语,无法制止,昼夜不眠,3日未进饮食,面红目赤。舌苔黄燥,脉洪大。

【辨证】五志过极，火郁痰凝，蒙闭心窍。

【治法】醒神开窍，泄热镇静。

【处方】人中重刺。合谷透劳宫，太冲透涌泉，重刺捻转不留针。十宣放血，百会、大椎、长强、委中重刺。

【手法】泻法。

治疗经过：针后患者躁动缓和，遂松绑安卧，即刻入睡。次日晨起吃半碗粥，另加安眠药2片，很快入睡。下午复诊取穴：人中、合谷透劳宫、太冲透涌泉、内关、中脘、气海点刺不留针。按上法每日1次，针刺2次，患者能礼貌接待，让坐，说话已有伦次，未再打人骂人。但双目时有发直发呆，尚能配合治疗。取穴百会、大椎、长强、委中、涌泉、内关伏卧针刺，留针30分钟。按此方治疗，隔日1次，连续4次。5月上旬复诊时，症状大减，问答切题，饮食正常，每天可以入睡4～5小时。改用五脏俞加膈俞方，隔日1次，继针6次，诸症消失，精神恢复正常，追访数月，一切正常。

【按语】癫狂属于神志失常病证。癫证表现为哭笑无常，语言颠倒错乱，或沉默痴呆。狂证表现为狂妄多怒，躁动不安，喧扰打骂。《灵枢·癫狂》中说："癫疾始生，先不乐，头重痛，视举目赤甚……狂始发，少卧不饥，自高贤也，自辨智也，自尊贵也，善骂詈，日夜不休。"癫狂的发生主要由情志所伤。气滞痰阻，痰气上逆，闭阻心窍，以致神志失常。气郁引动痰浊者多发为癫；气郁化火，痰火而致者多发为狂。癫狂证有阴阳之分。癫证属阴，多静；狂证属阳，多动。若癫证经久，痰郁化火也可以转变为狂证；狂证既久，郁火渐得宣泄，亦可转变为癫证。

例1为癫证，属于肝郁气滞，脾运失调，湿聚生痰，痰气交阻，蒙蔽清窍，扰乱神明，故而见有沉默哭泣等症。治以合谷透劳宫、太冲透涌泉，开四关以解郁理气。劳宫功能清心开窍，使用透刺法以加强清心开窍之功。点刺环跳平肝降逆，取涌泉滋水制火，开窍醒神。取人中醒脑开窍。后期以"老十针"方加减,疏肝解郁,健脾和胃而收功。

例2为狂证,属于郁怒化火,肝胆火炽,痰火壅盛上扰心神,故见狂躁易怒,登高而歌,弃衣而走,打人毁物等症。由于狂躁不羁,被绑缚悬吊,说明家属实在束手无策。在治疗时重刺人中以醒神开窍;合谷、太冲、劳宫、涌泉开窍清泄肝热,安神定志。十宣放血,清泄火邪,宣闭开窍。方中百会、大椎、长强为督脉穴,均用泻法,以泄阳气而降逆气;取委中以疏泄足太阳经之热邪。待证势平缓后,取中脘、气海、内关以理气宽胸,调理脾胃。取五脏俞加膈俞,调五脏益气血,安神定志,疏肝解郁,理气化滞。通过针刺调治,五脏调和,气血畅通,神能守舍而宁静,狂证自愈。

11. 痫证

王某,男,18岁。初诊日期:1974年4月。

家属代述:患者于7年前曾持续发高热3天,经治疗烧退。半个月以后突然仆倒,昏不知人,四肢抽搐,两目上吊,口吐白沫,舌尖被咬破,抽止醒后嗜睡。1个月发作2~3次,经某医院诊为癫痫。服用苯妥英钠和中药,发作次数减少,但近1个月来发作较频繁,每次发作持续2~3分钟,醒后头痛,困倦、自觉记忆力减退,学习很吃力,思考能力迟钝,夜卧尚安,二便正常,精神萎靡。面色黄,身体瘦弱,身材矮小。舌苔薄白,舌质淡,脉沉滑。

【辨证】 热灼伤阴,肝肾阴虚,虚火扰神。

【治法】 滋补肝肾,镇肝安神。

【处方】

方1:鸠尾、中脘、气海、内关、神门、足三里、三阴交。

方2:督脉十三针方。

两方交替使用,每周3次。

【手法】补法。

治疗经过:根据患者以往发作的大致日期,于发作前10天连续针刺 5~6 次，即停针观察。下个月按原治疗方案进行治疗。针后结果，第 1 个月犯病 1 次，但日期推迟 5 天，发作情况尚无明显变化。第 2 个月犯病 1 次，日期向后推延 10 天，发作时症状减轻，醒后头痛、疲乏感稍轻，可以自行缓解，不必卧床休息，1~2 小时后，即恢复正常。第 3 次发作与末次发作间隔将近 2 个月，发作后见有头晕、体乏。以后间隔 5 个月未犯病，仅感心里难受，头脑发乱，卧床休息片刻，睡醒后症状即消失。以后间隔半年仍未犯病，去农村插队 2 年，分配工作。1978 年随访时，一直未再发作。

【按语】癫痫是一种阵发性神志失常的疾病，俗称"羊痫风"。临床特征是突然仆倒，口吐白沫，尖叫，四肢抽搐，发作过后如常人。发病的原因，主要为风、痰、火、惊所致。

王乐亭教授治疗痫证常用穴如下：鸠尾、中脘、气海、内关、三阴交，或用"督脉十三针"方。发作时用泻法，平时用补法。发作神昏时则用人中、太冲、合谷醒神开窍；若见抽搐不止，再加涌泉、劳宫以清泻心火、凉血息风；若见突然昏仆、气闭、面白、脉乱，则用回阳九针急救，使之复苏。关于回阳九针，王老曾编以歌诀："人中合谷与太冲，中脘内关三里通，针后还是不苏醒，阴交涌泉和劳宫"。其中，三里是指足三里，阴交是指三阴交。选用"督脉十三针"方，旨在清泄风阳，使之气逆和降，醒脑安神。取"老十针"方加减以宽胸降痰，调理脾胃。另外，神门为手少阴心经穴，功能为定志安神；三阴交为足太阴脾经穴，功能为养血柔肝，健脾滋阴。所选的穴位与处方均围绕调理肝脾肾三经功能而设，并且配合安神定志、镇心安神之法。

另外，他在临床上曾遇到过一男性癫痫患者，患病已 3 年，久治不愈，后来经某针灸医生灸其中脘 50 壮而愈，至今数年未犯。后来王老用于一位妇女患者病程已 10 年，亦灸中脘 50 壮而愈。故作为小经验介绍，不妨一试。

在总结治疗癫狂痫的经验时，他自己曾概括为以下四套方法：

（1）疏风、镇痉、定惊、安神、开窍法：方用百会、风府、大椎、身柱、人中、合谷、太冲。

（2）清心包、调肺脾、通经络、止抽法：方用鸠尾、后溪、神门、少商、隐白。

（3）强心、解郁、健脾、降浊、化痰法：方用巨阙、风池、中脘、足三里、阳陵泉。

（4）滋肾、平肝、交通心肾、调和阴阳法：方用心俞、肝俞、肾俞、间使、劳宫、涌泉、三阴交。临证时，可以根据病情辨证选用。

12. 淋浊

刘某，男，60岁。初诊日期：1978年3月。

患者发烧5天，近2日来小便不畅，尿道灼痛，小腹发胀，腰部酸楚，四肢无力，经某医院检查诊断为急性前列腺炎。因尿潴留，曾导尿1次，服药未效。平素血压偏高，曾患半身不遂，但已基本恢复。舌质淡嫩，舌苔薄白，脉沉细弱。

【辨证】肾气不足，精气亏耗，发为淋浊。

【治法】补肾气，益精血，助膀胱气化。

【处方】

方1：百会、气海、中极、关元、归来、中脘、三阴交。

方2：肾俞、上髎、环跳。

两方交替使用，每日1次。

【手法】均用补法。

治疗经过：经治5次，诸症消失，小便通畅，停诊观察。

【按语】前列腺炎属于中医淋浊范畴。临床有虚实之分，实证多因湿热下注，虚证多因肾虚所致。患者年逾花甲，阴阳俱虚，肾气已衰，膀胱气化不利，小便癃闭不通。治取"任脉十二针方"加减，补阴和阳，以助膀胱气化。方中百会助阳益气，使阳气能以下行，实乃病在下取其上之意；中脘、三阴交育阴益精；

三阴交配中极、关元益肾阳补肝阴,配归来温经,活血通络;气海为下焦之要穴,功能为益气理气;肾俞补肾之阴阳;上髎为足太阳膀胱经穴,为局部取穴,以通利膀胱经气,专治小便不利;环跳为足少阳胆经穴,肝胆相表里,肝经环阴器抵少腹,取环跳因其与病位相近,使之气至病所而前后呼应。此为王乐亭教授治疗小便不利之经验用穴。进针后,针感需放射至前阴部,方能获效。

"任脉十二针"方,是王老的经验方之一,由任脉之承浆、廉泉、天突、紫宫、膻中、鸠尾、上脘、中脘、下脘、气海、关元、中极十二穴所组成。任脉为"阴脉之海",足三阴经、阴维及冲脉均在腹部与任脉相会。故本方能调理冲任,补阴济阳,疏通气机,开胸宣肺,升清降浊,调和肠胃。方中承浆穴为手足阳明经、督脉、任脉之会,功能为调理阴阳;廉泉为阴维、足少阴肾经、任脉之会,又为足少阴肾经之结穴;天突为阴维与任脉之会,能调五脏之气。此三穴配紫宫能调理阴阳,清热开胸,顺气降逆。膻中为手太阳、手少阳、足太阴、足少阴与任脉之会,又名上气海,为心包经之募。《难经》说:"气会膻中",是心之宫城,功能为调气开胸;鸠尾功能为清心包之痰热,镇惊安神,配膻中能增强开胸顺气之功,配天突能清化痰饮;三脘、气海、关元、中极理脾胃助运化。本方为中风十三治法方一。根据其组成及方义,王老扩大了临床应用范围,不仅用于中风,而且用于因气机失调导致的其他病证,如呃逆、小便不利等。对于实证多用泻法,虚证多用补法,如胃寒呕吐加灸膻中、中脘、气海;胃热盛则泻上脘、中脘、下脘;肝火旺者泻中极。本例为肾气不足、精气亏耗而发为淋浊。故取"任脉十二针方"加减,以补阴济阳,助膀胱气化,以通调水道而小便自利。

13. 癃闭

例1:郝某,女,28 岁。初诊日期:1960 年5 月。

患者产后2 日小便不通,产后尿闭,小腹胀痛,头晕眼花,精神倦怠,食纳不多,夜寐不安,大便 3 日未解,少腹胀满、拒按,呼吸急促,呻吟不已,体瘦,面黄无华。舌质淡红,苔薄白,脉沉细。

【辨证】 产后气血两虚,膀胱气化不利。

【治法】 益气养血,以助膀胱气化。

【处方】 龙门、中脘、足三里、太渊、阳陵泉、气海(灸)。

每隔 10 分钟捻针 1 次,留针 40 分钟。

【手法】 补法。

治疗经过:起针后即排尿少许,当晚排尿数次,但仍不畅利。次日继续针治,先点刺秩边,使之针感达于前阴部然后起针,再针灸以上穴位。二诊后尿量增多,腹胀已减,取穴中脘、气海、关元、中极、阴陵泉、足三里,针后尿路已畅,少腹痛止,加灸气海、关元后,排尿已通畅。后因患者见有心悸、失眠,改针神门、内关、三阴交、中极、足三里穴,5 次而眠安,诸症皆除。

例 2:谭某,女,29 岁。会诊日期:1961 年 9 月。

患者足月顺产第 2 胎,产后 2 日未解小便,少腹胀甚,虽有尿意,但不能排出,经热敷无效。睡眠不安,食纳差,大便未解,请王乐亭教授会诊。患者精神欠佳,面色苍白。舌质淡,苔薄白,脉沉细无力。

【辨证】 产后气血两亏,膀胱气化不利。

【治法】 调补气血,益肾利尿。

【处方】 百会、龙门、阴陵泉、足三里、三阴交、关元(灸)。

【手法】 补法。

治疗经过:针灸后约 1 小时,患者欲解小便,给予精神鼓励,遂之尿出,少腹舒适,但量少而不畅。当晚又按上穴针灸 1 次,起针两小时后排尿通畅,尿量约 500ml。三诊取穴同上,加中脘、气海、中极、灸气海、关元,针治后小便恢复正常。

【按语】 产后尿潴留是产后常见的并发症之一。因暂时性排尿功能障碍,部分或全部尿液不能排出,称为尿潴留,属于中医癃闭范畴,也称产后小便不利或转胞。此症多因产后肾气不足、膀胱气化不利而致。临床又有虚实之分。虚证多因肾气不足、气血两亏；实证多因气滞、血瘀或湿热阻滞所致。《素问·灵兰秘典论》认为："膀胱者，州都之官，津液藏焉，气化则能出矣。"肾与膀胱相表里，膀胱气化依赖肾气之蒸腾，肾气不足，则膀胱气化不利。上述两例，均属产后气血亏虚，肾气受损，气化失司，以致癃闭。王老治疗本病常针刺龙门穴（该穴为经外奇穴，在任脉线耻骨下缘至前阴上际之间），功能为调理气机；取太渊补肺气，功能为通调水道，下输膀胱；针中脘、足三里补中益气，培补后天生化之源，气血生化有源，先天肾气得养；灸气海、关元以温补肾阳，助膀胱之气化；针脾之合穴阴陵泉，功能为通利水道；中极为任脉足三阴经之会，足太阳膀胱经之募穴，募为经气聚集之处，针之取其调节膀胱气化，通利水道；针三阴交健脾补气、疏肝益肾。例1曾经点刺秩边，该穴为膀胱经穴，使之气至病所，以助膀胱气化，通利小便，取督脉之百会、益气助阳，使之阳气下行于肾，膀胱气化功能得以振兴，小便畅利。

14. 遗尿

李某，男，14 岁。初诊日期：1977 年 5 月 10 日。

家属代述：患者夜间尿床已 7 余年。自 7 岁患急性肠胃炎之后，每当饮食不慎，便胃脘隐痛，胃纳日渐减少，饭后自觉腹胀。形体逐渐消瘦，精神倦怠，四肢无力，手足发凉，夜寐梦多，大便溏薄，夜间遗尿频发。经服中药治疗，胃痛痊愈，而余症同前，遗尿逐渐加重，每晚皆遗，甚则一夜数次。舌淡苔薄白，脉细弦，尺部无力。

【辨证】脾肾阳虚，膀胱失约。

【治法】健脾温肾，固摄膀胱。

【处方】中极（灸）、关元（灸）、三阴交、足三里。

每周 3 次。

【手法】补法。

治疗经过：经针治 3 周，胃纳增加，手足已温，精神好转，大便正常。舌脉同前,按原穴位,每周针 2 次,针 7 次后,遗尿未作,停止治疗,随访 1 年未犯。

【按语】遗尿是指小便失于控制,不自觉地排尿,一般见有小便失禁或夜间遗尿。前者多见于年老体弱者,后者多见于儿童。中医认为肾司二便,肾气足则能制约膀胱;肾气不足,下元不固,则膀胱失约而遗尿。本例证属脾肾阳虚,下元不固,膀胱失约而致遗尿。病因脾胃受损,运化失职,气血两虚而起。脾为后天之本,肾为先天之本。患者 7 岁,肾气未充,又因后天失养,肾阳匮乏,先天后天失济,两脏受累,虽经治疗而先天难复。肾与膀胱相表里,肾虚则膀胱气化不利,固摄无权;肾主水属阴,阳虚不得坚阴,故夜间遗尿频作。治取中极,此穴为膀胱募,足三阴经任脉之会;关元为小肠之募穴,手太阳小肠与足太阳膀胱二经相接,经气共济,加灸以温阳补肾,固摄膀胱,调理肝脾;取足三里、三阴交,健脾补肾调气,以固摄膀胱,全方共奏补阳固肾之功,膀胱得以制约,故遗尿得以控制。

15. 痛经

例 1:徐某,女,28 岁,已婚。初诊日期。1967 年 5 月 12 日。

患者于 5 年前产第 3 胎后 30 天,生气郁闷,日久不解,遂于产后 2 个月余经水复潮,伴有少腹疼痛。此后月经周期后错,经行少腹绞痛,量多色黯,有血块。腹痛时用热敷或服止痛片,痛势稍减,带经 4～5 天。平素时有胁肋胀痛,腰酸乏力,带下增多而色淡。食欲不振,夜寐易醒多梦,大便时稀,小便正常。患者面色㿠白,体瘦。舌淡红,苔薄白,脉沉细弦。

【辨证】产后体虚,肝郁不舒,气滞血瘀。

【治法】补益气血,疏肝解郁,行气化瘀。

【处方】

方 1:气海、关元、归来、中极、三阴交、太冲,灸关元。

方 2:次髎、肺俞、心俞、肝俞、脾俞、肾俞、膈俞。

上述两套处方,于每月行经前 4～5 天针灸。第 1 天针方 1,

第2天针方2,依次交替使用,经潮即停。

【手法】补法,太冲用泻法。

治疗经过:经治2个月,痛经减轻,诸症好转,仍按原方继针。9月份复诊,行经时少腹绞痛未作,仅于经前1天少腹隐痛,心胸烦闷,经后症减,未服止痛片。再以前方治疗,至10月份再诊,痛经消除,唯有不适感,继以原方针灸4次,停诊观察。2个月后追访,痛经未作,诸症基本消除。

例2:郭某,女,35岁,已婚。初诊日期:1967年4月。

患者正值经期受到"冲击",思绪郁怒,胸中懊恼,次日月经中断。此后每逢经期则少腹疼痛,有时伴有呕吐,甚至昏厥。食欲逐渐减退,胁肋作胀,急躁,失眠多梦。经量减少,色紫黑,带经2日即净,经后痛止。患者体瘦,面黄无泽,精神恍惚。舌质淡,苔薄白,脉沉细。

【辨证】肝郁气滞,脾胃不和。

【治法】疏肝理气,健脾和胃。

【处方】

方1:中脘、气海、关元、中极、天枢、归来、内关、三阴交。

方2:五脏俞加膈俞。

两组处方交替使用,于行经前5天针治,每日1次,经潮即停。

【手法】方1用泻法,方2用补法,其中膈俞、肝俞用泻法。

治疗经过:治疗3个月,痛经减轻,情绪急躁稍缓解,睡眠好转,经量经色均见改善。按原方治疗,半年期间共针刺30次,痛经消除,食纳增加,睡眠安好,精神转佳,停针观察。半年后追访,痛经未作。

例3:张某,女,19岁。初诊日期:1967年3月2日。

患者于1965年初中毕业到农村插队,因同学之间关系不和,心情不舒畅,忧郁憋气,又因饮食不节,饥饱无度,以致月经后错,量少色淡,经期少腹钝痛,持续1~2天,昨日月经来潮,后错 10 天,量少色淡伴有血块,少腹钝痛,按之尚能缓解,气急烦躁,食纳减少,睡眠不安,二便尚调。舌苔薄白,脉象细弦。

【辨证】 肝郁气滞,脾胃失健。

【治法】 疏肝解郁,健脾和胃。

【处方】 老十针方去天枢,加灸关元、水道,每周 3 次。

【手法】 补法,其中水道用泻法。

治疗经过:当日针灸后腹痛已除,余证尚无明显变化。次日晨起疼痛又作,持续 10 多分钟。情绪好转,睡眠渐安。舌脉同前,按原方治疗。3 月 6 日三诊,疼痛未作,停针观察。4 月 24 日月经再次来潮,痛经诸症未发。

例 4:张某,女,25 岁。初诊日期:1967 年 11 月。

患者 13 岁月经初潮,伴有少腹隐痛,周期后错。15 岁时症状开始加重,经前 1 天,少腹发凉,疼痛剧烈,大汗出,甚则昏厥,月经来潮则疼痛稍有缓解。食纳无味,夜寐不安,精神萎靡,面色黄。舌苔白,脉沉缓。

【辨证】 脾肾不足,胞宫虚寒。

【治法】 培补脾肾,温暖胞宫。

【处方】

方 1:中脘、气海、关元、中极、足三里、三阴交,加灸关元(艾条灸)。

方 2:五脏俞加膈俞,加灸。

经前 5 天开始,两方交替应用,每日 1 次。

【手法】 补法。

治疗经过:经治两月来共针灸 8 次,痛经减轻,不服止痛片已能耐受。4 个月内共针灸 16 次,痛经已除。嘱患者于经前 1 周用艾灸气海、关元 30 分钟,此后痛经未作。

【按语】 痛经是妇科常见病、多发病之一。系指妇女在月经期前后或行经期间发生腹部疼痛或其他不适,甚则影响正常生活及劳动。痛经是自觉症状,临床分为虚实两类。实证多发生于经前,或行经前半期,症见经行不畅,下腹疼痛剧烈,沉坠憋胀,或绞痛难忍,拒按,经色紫黑,伴有血块,每于血块排出则腹痛缓解。舌质正常或紫黯色,有瘀点斑块。脉象沉涩或弦滑。虚证多发生于经后,或行经后半期,痛势轻而绵绵不休,喜按喜暖,伴有全身其他虚象,经血色淡,量少,舌质淡,脉沉细。

中医认为,妇女在月经期间,由于阴血耗伤,卫外失固,易受六淫侵袭或七情所伤。而痛经的发生,多由于郁怒伤肝,气滞血瘀,或寒邪凝滞,经血不通,或气血不足,胞脉失养以致经血不通。中医根据临床习惯,将月经初潮即患本病者称为原发性痛经,已潮多次而后患者,称为继发性痛经。与西医的分类方式略有不同(西医所谓原发性痛经,系指生殖器官无明显病变者;继发性痛经,则指生殖器官有明显病变者)。中医认为,痛经的发生,主要由于经血运行不畅,不通则痛。引起经血运行不畅的原因,多责之于气滞、寒凝、热结、湿阻或气虚血运无力等。

针灸治疗痛经,同样要根据"虚者补之,实者泻之"的原则。切忌通用攻瘀逐血之法。对于痛经虚证则补而通之,正如前贤所说:"若欲通之,必先充之,气血充沛,脉道满盈,则运行无阻,通则不痛矣"。对于痛经实证,则以攻瘀为主,行而通之;寒证温而补之;热证清而通之;虚中夹滞者补中有通;纯虚无滞者,补益气血,使之胞脉得养则痛经自愈。

王乐亭教授治疗痛经,已初步摸索出一套规律。他认为对于痛经虚证,治应补益气血,濡养冲任,可用"老十针"为主方。"老十针"方功能调中健脾,理气和血,升清降浊,调理脾胃。其中以气海为主穴,因气海为生气之海,由此蒸动气化,以助运化之机,且能通调任脉,温固下元;加关元以培肾固本,调气回阳;其中膈俞为血之会,女子以血为本,血又为经水之主要成分,与气血密切相关,故刺膈俞以疏通气血,具有统治一切血病之功;它与五脏俞合用,功能调气和血,扶正固本,调理阴阳。本方用于治疗痛经则应根据病情随证化裁。手法多施以补法，或配合灸法。对于痛经实证，因其邪气壅实，气血运行瘀滞，不通则痛，故以疏肝理气、活血化瘀为基本法则。因为肝藏血，主疏泄，司血海，为经血之本；肝气条达，疏泄有度则经血流畅，通则不痛。针治处方多用中极、三阴交、归来、太冲，且以中极、三阴交为主穴，手法多用泻法。中极有助气化、通调冲任之功；归来有补气升提、调经止痛之效；三阴交为足太阴脾经、足厥阴肝经、足少阴肾经之会，能健脾化湿，疏肝益肾，调理肝、脾、肾三脏之功能；太冲疏肝解郁，理气调血。若为寒证，则加灸气海、关元，以温肾助阳，血得温则通，使之气血流畅。若为湿热证者，则泻三阴交、中极以清热利湿。若为寒湿证者，加灸气海，以助燥湿之力。若为气郁化热者，泻中极、归来。若并发恶心呕吐者，泻内关、上脘以调理气机，降逆和胃。若伴有腹泻便溏者，灸气海、关元加天枢。天枢为足阳明胃经腧穴，为大肠之募，腹气之街，功能为分理水谷，调理肠胃之气，与气海相配，能振奋下焦之元气，助肠胃腐熟水谷以利运化，从而达到健脾止泻之功效。

　　对于以上 4 例的治疗，完全体现了王老治疗痛经的经验。例 1 至例 3 为继发性痛经，例 4 为原发性痛经，均因情志不遂而诱发，证系肝郁气滞为主，但由于年龄、婚姻状况、病程长短以及体质之不同，在治疗上同中有异。例 1 正值产后又逢生气，情志郁怒，肝失条达，气机不疏，以致气滞血瘀，经行不畅，不通则痛，故经行少腹绞痛，经色黯红成块。肝经布胁肋，抵少腹，气机不畅，故两胁胀痛；肝木乘土，脾胃失健，故食欲不振，大便时稀。又因产后气血亏虚，化源不足，心无所养，故见失眠多梦；肝脾受损，则肾精不足，故见腰酸乏力；肾气不足，阳不化湿，则带下增多。治取任脉少腹部之腧穴气海、关元、中极，以补气调经，滋阴养血，行气化瘀；灸关元以温经行血、化瘀通经；取三阴交、太冲以滋阴疏肝；取背俞穴以调和五脏，理气养血，健脾和胃。另外，加用次髎，为膀胱经穴，是治疗泌尿生殖系疾病之要穴，且又主气,取其疏导经气、祛瘀化滞。总观本例属于虚中夹滞,即虚中夹实之证,故采取补中有通之法,且以扶正为主,祛邪为辅,使之脏腑和调,气血流通,以期正复邪去之效。例2于行经期间精神受刺激而月经中断,继发痛经诸证。系因肝气横逆,木郁乘土,属于气机致病。气为血帅,血为气母,气行则血行,气滞则血瘀,经血不通,故见腹痛,经色紫黑;肝气上逆,清窍受蒙,甚则发为昏厥;肝失条达,故见胁肋作胀,气急烦躁;肝气横逆,胃失和降,故食欲不振,时有恶心呕吐;脾胃化源不足,气血两亏,故经量减少,体瘦面黄无泽,舌质淡,脉沉细。治疗时取任脉少腹部穴气海、关元、中极,加中脘和胃宽中;归来调经降逆;内关宽胸膈舒气机,除心胸之郁闷。"五脏俞加膈俞方"调补气血,肝气条达,木疏土和则痛经诸症自除。例3亦属肝气郁结,失于疏泄,经滞不畅,又因饮食不节,伤及脾胃,气血化源匮乏,以致经行腹痛,量少色淡,见有血块等证,故取"老十针"方加减,健脾和胃理气,欲通先充,气血旺盛,脉道充盛,经水得以流畅。灸关元以壮元阳,补元气,气行则血行;另加水道通利下焦气机。本例系青年未婚女子,因病而虚累及后天,故以"老十针"方加减而取效。例4为原发痛经,渐次加重,证系先天不足,后天失养,胞宫虚寒,经脉空虚,寒性收引,以致血流稽迟,虚则滞涩,气血凝泣,经水被遏,欲行不能,不通则痛;阳气受阻,营卫不和,故见厥逆自汗。治以"老十针"方化裁。灸关元温肾固本,加用五脏俞加膈俞方,以调补阴阳,使之先天得养,后天得益,气血充盛,阴阳平和,虚寒得消,诸症自除。

总体来说,妇女以血为本,以气为用,两者相辅相成。血为经水之主要成分,而经血之生化、蓄溢有赖气机之调畅。气行则经血行,气滞则经血瘀,气寒则经血凝,气热则经血结,而痛经的发生关键在于经血不通,不通则痛。治以调理气血为主要法则。王老以"老十针"为主方,配合五脏俞加膈俞方,用补泻手法加以调整,并随证加减,灵活变通,疗效显著。

16. 闭经

例1：刘某，女，20岁。初诊日期：1973年10月31日。

患者14岁月经初潮，15岁到农村插队，经常接触凉水，此后经行不畅，量少有血块，约半年后开始闭经。食纳少，疲乏，腹痛，带下量多，大便正常，小便清长。曾服中药未效。舌苔薄白，脉象沉细。

【辨证】下焦寒湿，冲任受阻。

【治法】健脾化湿，温经散寒。

【处方】"老十针"方。关元加灸，气海加灸。每周3次。

【手法】补法。

治疗经过：针治5次，食纳增加，腹痛发作1次，带下量减少，大便正常，小便清长。原方去上脘、下脘、天枢，加阴陵泉，连针10次，至12月1日就诊时，月经复潮已两天，经量增多，食纳正常，腰酸、体之消失。12月25日继用前方治疗，每周2次。12月28日第2次行经，周期、经量如常，无不适感，停诊观察。

例2：夏某，女，24岁，未婚。初诊日期：1971年11月。

患者去山区"拉练"，天气虽冷，因急行奔走而汗出，中途休息，汗退后全身反觉寒冷战栗，以后开始闭经，迄今已1年半之久。每用黄体酮治疗，月经虽行，但量少色黯伴有血块，带经2日，停用黄体酮后又闭经。平时少腹发凉发胀，腰酸明显，食纳尚可，二便如常。舌苔薄白，脉象沉涩。

【辨证】寒客胞宫，气血凝滞。

【治法】温经散寒，暖宫调经。

【处方】中脘、气海、关元、中极、天枢、水泉、合谷、足三里、三阴交，灸关元。

【手法】补法。

治疗经过：针灸5次，少腹冷感消失，针灸8次，月经来潮，经血量少，腰酸减轻。继针灸2次停针，嘱患者自灸关元、气海，每日2次，直至再次月经来潮。经治后月经周期正常，经血量适中,带经4日而净。

例3:王某,女,22岁,未婚。初诊日期:1978年7月3日。

患者以往月经正常,因生气劳累而致闭经4个月之久。每月定期出现烦躁,胸闷胁胀,睡眠不实,持续时间约1周。饮食一般,近1个月来大便时溏,小便色黄。体质消瘦,面色黑。舌质稍黯,脉弦细涩。

【辨证】肝郁脾虚,气滞经闭。

【治法】疏肝健脾,理气通经。

【处方】

方1:合谷、三阴交、太冲、中脘、关元、中极、血海。

方2:环跳、次髎、三阴交。

两组处方交替使用,每周3次。

【手法】补法。其中太冲用泻法。

治疗经过:经针治10次,于7月24日月经来潮,量少色淡,经行不畅,少腹作痛,有时口苦。仍按前方继续治疗,间隔1个月,经水复潮,经量适中,诸症已除,停针观察,2个月后追访,月经已恢复正常。

【按语】闭经为妇科常见病、多发病之一。妇女应有月经而超过一定时限仍未来潮,且属于病理情况者称为闭经。闭经分原发性和继发性两类。凡年龄超过18岁仍未行经者,称为原发性闭经。月经周期已建立,又停止3个月以上者称为继发性闭经。从中医观点来看,闭经又有虚证、实证之分。

闭经虚证有阴、阳、气、血、虚亏之分,以致冲任空虚,胞宫失养,月经闭止不行。闭经实证,多因气郁、寒凝、血瘀、热结、痰湿阻滞冲任,胞脉不通,以致月经不行。治疗虚证,根据"虚者补之"的原则以调和阴阳,补益气血,以治肝脾肾为主;实者泻之,宜攻宜通,治以活血理气为主。王乐亭教授根据上述理论拟定的基本处方是:关元、中极、归来、三阴交、合谷。其中关元培肾固本,益气壮阳,具有强壮作用,为治病保健之要穴。而关元又为小肠之募穴，小肠与心相表里，心主神明。神明指精神意识活动，对于月经生理也起主导作用。而心主血脉，其络脉与胞宫直接相连，正如《素问·评热病论》说："胞脉者，属心而络于胞中，今气上迫肺，心气不得下通，故月事不来也"。说明心气下通，胞宫得以荣养温煦，血液生化经水，月事才能来潮。中极能助气化，调理胞宫，两者为任脉之穴；任为阴脉之海，为足三阴、任脉之会。肝、脾、肾三脏对于妇女月经生理的调节起着重要的作用。肾藏精，司二阴，为先天之本；肝藏血，喜条达，司血海，为经血之本；脾统血，生化气血，为后天之本；三者经气会于任脉之关元、中极。然而，任脉主胞胎，与冲脉同起于胞宫，冲为十二经之海，任通冲盛则胞宫得养，经血蓄溢正常。正如《素问·上古天真论》所说："女子七岁肾气盛……二七而天癸至，任脉通，太冲脉盛，月事以时下……"另外，再配合归来穴，此穴为足阳明胃经穴，胃经为多气多血之经，而冲脉隶属于阳明，故而刺之能使经血"归来"。三阴交为足太阴脾经、足厥阴肝经、足少阴肾经之会，能健脾化湿，疏肝益肾。合谷为手阳明大肠经，所过为"原"，有调气和血之功能。本方"穴少力专"，能调理冲任，益气养血，活血调经。临床应用时，可根据证情之虚实，施以补泻手法。

例1 于14岁月经来潮，肾气盛，天癸虽至而不固。又因生活失于调护，寒邪侵犯，脾肾同病，生化匮乏，冲任失养，胞脉空虚。又因阳气不宣，湿邪内生，寒湿阻滞，以致经行不畅，开始月经量少有血块，而后闭经，伴有腹痛、带下增多、纳少乏力、小便清长。证系下焦寒湿，冲任受阻。治以健脾化湿，温经散寒。方用"老十针"方，关元、气海加灸，以调中健脾，理气和血，升清降浊，调理肠胃，温暖下元，加阴陵泉为足太阴之合穴利下焦，益阳燥湿，暖宫祛寒，补养气血，调理冲任。

例2 因汗出卫阳不固，寒客胞宫，血得寒则凝，以致经水不行，不通则痛；阳气被遏，失于温煦，故少腹发凉发胀，腰酸明显。

方用"老十针"加减,其功效机制同上,唯加水泉,乃足少阴肾经之郄穴。郄为空隙之意,乃经气深集的部位,刺之能调补肾气,肾气充盛则天癸至,任脉通,太冲脉盛,胞官得养,化生经水,月经才能复潮。合谷、三阴交通经活血,为王老治疗闭经的常用配穴。

例3　证属肝郁脾虚,以致闭经。肝失条达,疏泄失常,气机不畅,血固气滞,经水不行,故见烦躁,胸闷,胁胀。劳累伤脾,失于健运,故见大便时溏。由于化源不足,冲任失养,血海空虚,以致血虚血滞,故见体瘦、面黑、舌黯、脉弦细涩。治以疏肝健脾理气通经。针取合谷、三阴交,使气血下行以通经;太冲疏肝解郁;血海养血调经;中脘运化水谷,滋助化源;气海、关元、中极益气补肾,调经行气。另外选用膀胱经之次髎邻近胞官,使之前后相应,以理气通经。环跳为胆经与膀胱经之合穴,肝与胆相表里,从胆以调肝为其独特之体会。王老对于针刺环跳有以下三种看法:①能使经气直达少腹。②能前后呼应并起"决断"之作用。理论根据是《素问·灵兰秘典论》记载"胆者,中正之官,决断出焉",与《素问·六节脏象论》说:"凡十一脏,皆取决于胆也"。③能调理肝血,因为肝胆相表里,肝为经血之本,从胆以调肝功效直接。手法的运用系根据证情的虚实而行补泻之手法,并取轻、中、重刺法,力度灵活掌握。王老在刺环跳时取穴的方法与众不同。患者侧卧,环跳穴位于大转子的后下缘,针刺时针尖斜向少腹刺入,使针感直达前阴部,效果才能理想。

以上选自《首都医科大学附属北京中医医院名老中医集》、《金针王乐亭》等。

三、田从豁教授临床常用穴方总结

田从豁教授为河北滦南人,1930年出生,主任医师,教授。1951年毕业于中国医科大学。现任中国中医科学院广安门医院主任医师、研究生导师、国家中医药管理局确定为全国老中医药专家经验师承制导师。田老理论水平高,临床经验丰富,著述也多,《针灸医学验集》等书深受读者喜爱。

(一)田老临床常用穴方

1. 利水除痹方

取穴:水分、阴交、肓俞。

主治:痹证日久、腹胀、腹水、浮肿等正气虚或水湿盛之证。

加减:病久体弱加足三里;肝失疏泄加阳陵泉;肾阳虚衰加命门、肾俞;水饮凌心加心俞。

手法:水分用泻法,阴交用平补平泻法,肓俞用补法。

典型病例:患者,女,31 岁,1999 年 6 月 9 日初诊。

主诉:双下肢胫骨发凉半年。病史:自去年入冬后出现双下肢胫骨前自觉冒凉气,下肢无疼痛、肿胀,曾经针灸治疗无效。肢体肌肉无萎缩,肌力、肌张力正常,直腿抬高试验阴性,血常规、抗链"O"、类风湿因子等检查均正常。饮食正常,眠差,月经延期 3～4 日,舌淡、苔白微腻,脉沉滑。西医诊断:双下肢发凉待查。中医诊断:痹证,属风寒湿邪入侵经络,湿邪阻滞,气血不运。治宜祛风散寒除湿,针刺水分、阴交、肓俞、足三里、鹤顶、解溪。每周治疗 3 次,共治疗 14 次痊愈。随访 2 年未复发。

体会:利水除痹方最初为田老治疗痹证日久的经验用方,后逐渐用于腹水、浮肿等水湿较盛兼有正虚之证,亦取得很好疗效。因穴位距离脐部较近,临床运用时应注意严格消毒。

2. 疏散外风方

取穴:大椎、风池、风门。

主治:外感风寒或风热外束之证。

加减:风寒加大椎拔罐,风门、肺俞隔姜灸;风热加大椎放血拔罐或少商、商阳放血;肺气郁闭加尺泽、列缺。

手法:大椎向下斜刺,用平补平泻法;风池向鼻尖方向斜刺,用泻法;风门向下斜刺或直刺,用泻法。

典型病例:患者,女,43 岁,1986 年 11 月 4 日初诊。主诉:

咳嗽3天。病史:3天前因着凉出现咳嗽频作,胸痛,痰白呈泡沫样,易咯出,咽痒,喉中痰鸣,头痛,恶心,纳差。两肺听诊有痰鸣音,血常规正常,舌淡红、苔薄白,脉细数。西医诊断:呼吸道感染。中医诊断:咳嗽,属风寒束肺。治宜宣肺散寒、化痰止咳,针刺大椎、风门、风池、肺俞、列缺、尺泽,大椎、风门、肺俞加拔罐,每日1次,治疗3次痊愈。

体会:本方无论外感风寒风热,均可运用,临床应注意根据具体情况配用不同穴位。3穴深处均有重要脏器,不宜深刺,且田老认为外感病邪在表宜浅刺,故本方针刺勿过深。

3. 调和冲任、补肾益精方

取穴:关元、三阴交。

主治:遗尿、不孕不育、更年期综合征、月经不调等肾精不足或冲任失调之证。

加减:脾虚气弱加足三里、中脘;肾虚加肾俞、肓俞、命门、志室、太溪;冲任不调加气海、中极。

手法:补益阴精用补法,调和冲任用平补平泻法。

典型病例:患者,女,8岁,2006年1月23日初诊。主诉:自出生后一直遗尿。曾经中西医治疗效果不好,现白天尿急,夜间遗尿,每夜1~4次,尿常规正常,饮食、睡眠正常,大便干,1~3日一行,舌尖红、苔薄白,脉沉细。西医诊断:遗尿。中医诊断:小儿遗尿,属肾气不充。治宜培元益肾,针刺关元、三阴交、水道,夹脊胸腰段梅花针轻度叩刺,命门拔罐,治疗1次即未遗尿,后继续每周治疗3次,共治疗10次痊愈。随访半年未复发。

体会:本方为治疗月经不调常用对穴,田老取其补益肾精的作用,用于治疗各种肾精不足或亏虚之证,临床运用常配足三里、中脘健运脾胃,有阳中引阴之意。

4. 调和气血方

取穴:血海、曲池、足三里、三阴交。

主治:荨麻疹、神经性皮炎、慢性湿疹、皮肤瘙痒等气血不和、营卫失调之证。

加减:气滞血瘀加局部火针浅刺,或大椎、膈俞放血拔罐;肝气不舒加阳陵泉、期门;中焦气滞加中脘、胃俞;风邪外袭加疏散外风方;病久虚实夹杂加背俞四穴(肝俞、膈俞、脾俞、肾俞)。

手法:平补平泻法,或先泻后补法。

典型病例:患者,男,54 岁,2005 年 12 月 7 日初诊。主诉:全身皮肤瘙痒 1 年。病史:1 年前无明显诱因出现全身皮肤瘙痒,并起片状红斑,抓后更重,曾用西替利嗪治疗,仅能维持 1 小时不痒。现皮肤瘙痒,夜间尤甚,全身片状红斑,此起彼伏,饮食、睡眠正常,二便正常,舌尖红、苔薄白,脉弦紧。

诊断:瘾疹,属风寒外束,治宜祛风散寒、理气活血。大椎、膈俞刺血拔罐,针刺血海、曲池、足三里、三阴交、风池、风门,针后皮肤瘙痒明显减轻,继续每周治疗 3 次,共治疗 10 次基本痊愈。随访半年未复发。

体会:对于荨麻疹、神经性皮炎等皮肤病,田老常以调畅气血、调和营卫之法治疗,取穴多取阳明经穴与血海、三阴交等调阴血之穴合用。田老认为阳明经多气多血,凡阳明经穴均有调气血作用,临床均可选用。

5. 补益气血方

取穴:气海、中脘、足三里、三阴交。

主治:各种疾病见气血不足证者。

加减:脾虚或脏腑功能不调加章门;肾虚加肓俞、太溪、肾俞、命门;肝郁血虚加膈俞、阳陵泉;中焦气机不畅加天枢、曲池。

手法:补法,多加用温和灸或艾盒灸。

体会:田老重视中焦脾胃的作用及任、督二脉穴位的应用,气海、中脘同属任脉,三阴交、足三里分属脾、胃表里两经,4 穴健脾益气而兼调气机升降,养血而兼活血。临床见正虚邪实者,应配伍运用祛邪穴位。

6. 调理脏腑方

取穴：肝俞、膈俞、脾俞、肾俞。

主治：哮喘、荨麻疹、失眠、眩晕等气血不和、脏腑不调之证。

加减：背俞穴应用不仅此4穴，根据不同病情采用不同脏腑之俞加减。

手法：肝俞、膈俞用平补平泻法，脾俞、肾俞用补法。

体会：本方的配伍体现了田老重视调理脏腑的思想，对于久病者，虽为一脏之病，多累及他脏；或虽未及他脏，但仅治一脏亦很难奏效，田老往往采用"调五脏以治一脏"的方法，多脏同治。临床运用时，不限于此4个背俞穴，可根据具体病情选用不同背俞穴。

7. 调气血和营卫方

取穴：大椎、风池、肺俞、膈俞、脾俞、肾俞。

主治：咳嗽、哮喘、荨麻疹等病久本虚标实、气血失调、营卫失和之证。

加减：风邪外袭加曲池、风门；血瘀加三阴交、心俞；本虚明显加夹脊（胸腰段）梅花针中度叩刺。

手法：大椎、肺俞用平补平泻法，风池、膈俞用泻法，脾俞、肾俞用补法。

体会：田老善用大椎与背俞穴，本虚标实的肺卫表证及营卫失和证，以大椎振奋阳气，与背俞穴合用宣肺祛风，活血行气，兼顾培本。邪实较甚者，大椎可加刺血拔罐。

8. 安神和中方

取穴：百会、印堂、神门、中脘、足三里、三阴交。

主治：失眠、神经衰弱、更年期综合征、脏躁等心神不宁，或兼脾胃不和之证。

加减：阴阳失衡加巨阙；阳气不振加人椎；头目不清加风池。

手法：百会直刺7mm，用刮针向下的补法，或用温和灸法，余穴用平补平泻法，或依据病性虚实采用补泻之法。

体会:对于失眠、神经衰弱等病,田老注重从平衡阴阳入手,取穴要求阴经穴与阳经穴同取,上部穴与下部穴相配,以调和阴阳。

9. 醒脑健脑方

取穴:风府、风池、百会、大椎。

主治:中风、高血压、流行性脑脊髓膜炎、流行性乙型脑炎等脑髓失养,或神昏、痴呆之证。

加减:热盛神昏加十二井、水沟;肝经气逆加合谷、太冲;病久加膈俞、肾俞;肾精不足加肓俞、肾俞;脾胃虚弱加中脘、足三里。

手法:实证大椎用放血拔罐法,放血量5ml以上,余穴用泻法,虚证用补法。

体会:田老重视头部腧穴的运用,认为头部腧穴密集,但目前应用较少,疗效不肯定,可能与针具偏细、刺激量较小有关,为加大刺激量可采用双针刺或多针丛刺等方法。

10. 调和气血、疏肝理气方

取穴:肩髃、曲池。

主治:中风、痹证、痿证、荨麻疹等经络失畅、气血失和或各种疾病证候中兼有肝郁气滞者。

加减:营卫不和加大椎;肝郁明显加阳陵泉、期门。

手法:平补平泻法。

体会:本方为田老的老师高凤桐老中医所授。本方作用一是疏肝理气,二是调气血,和营卫,三是通经活络,用于疏通局部经气,有"治痿独取阳明"之意。临床根据不同治疗目的选配不同腧穴。

11. 滋阴益阳方

取穴:肓俞、气海、中脘。

主治:各种疾病见阴阳虚证者。

加减:阳虚加大椎、百会;阴虚加太溪、三阴交。

手法:补法,可加用灸法。

体会:田老补虚多从脾胃入手,选穴除脾、胃本经穴外,重视任、督脉穴位的运用,肓俞为肾经与冲脉交会穴,为田老常用腧穴。本方既可用于虚证,又可用于虚实错杂之证,为一补益基本方。

12. 和胃降逆方

取穴:梁门、中脘、足三里、内关。

主治:胃脘痛、呕吐等胃失和降之证。

加减:脾胃不和加章门。

手法:中脘、足三里用平补平泻法,梁门、内关用泻法。

体会:本组与下面调和肝胃方、宽胸理气方、和降肺胃方、通腑降浊方几组均含调畅气机升降之意,而各有侧重。田老认为脾胃为气机升降之枢,调气机必从脾胃入手,故几组均取胃之募穴、腑之会穴中脘、胃经合穴足三里调畅中焦气机。

13. 调和肝胃方

取穴:期门、中脘、足三里、三阴交。

主治:胃脘痛、胁痛、吞酸、泄泻等肝旺脾虚、气机失调之证。

加减:脾虚较重加章门、脾俞;肝郁较重加阳陵泉、太冲。

手法:平补平泻法。

14. 宽胸理气方

取穴:膻中、中脘、足三里、三阴交。

主治:哮喘、咳嗽、心痛、胸闷等肺气不降,或胸中气滞之证。

加减:痰湿蕴肺加肺俞、丰隆;心气不足加心俞、巨阙。

手法:中脘、足三里、三阴交用平补平泻法,膻中用泻法。

15. 和降肺胃方

取穴:天突、中脘、足三里。

主治:咳嗽、呃逆等肺胃气逆之证。

加减:虚寒证中脘加用灸法;实热证加大椎放血拔罐;寒凝证加胃俞或肺俞用灸法,中脘加用灸法。

手法:中脘、足三里用平补平泻法;天突穴根据不同症状采用不同手法,咽痒咳嗽直刺 12mm 深,针尖抵气管内膜处,患者欲咳未咳时出针,用捻转颤法泻之;咳喘痰多先刺入皮下,再斜刺至气管向下入针 37～50mm,吸气缓慢入针,捻转向下补法 30 秒后,呼气出针;神经性呕吐、呃逆先刺入皮下,再斜刺沿食管向下入针 50～75mm,向下捻转 30～60 秒,呼气出针;梅核气先刺入皮下再斜刺向下,针尖沿胸骨内缘入针 37～50mm,捻转向上刮针法,30 秒后出针。

16. 通腑降浊方

取穴:天枢、中脘、足三里、三阴交。

主治:便秘、泄泻、腹胀等肠胃气机不畅之证。

加减:热证加大肠俞、合谷、曲池;寒证加中脘、关元;脾虚加脾俞、中脘;肾虚加关元、命门。

手法:平补平泻法。

17. 调理中焦方

取穴:天枢、中脘、气海。

主治:久病脾胃虚弱,气虚不运,或中焦气滞,腹胀、便秘等证。

加减:水湿不运加水道、阴陵泉或脐周 4 穴(肓俞、水分、阴交);水谷不运加足三里、下巨虚;瘀血阻滞加大椎放血拔罐;痰浊内生加丰隆。

手法:气虚者用补法,或用灸法;气滞者用泻法。

体会:病在脾胃,田老常用此方加减,重在行中焦气机,益气健脾,助运化。病在他脏,兼有中焦不运或气滞者,也可合用本方。

18. 暖宫活血方

取穴:关元、外陵、归来。

主治:经、带、胎、产疾病寒凝血滞、冲任失调之证。

加减:病久本虚加中脘、足三里;精亏加命门、志室、太溪。

手法:依据病性虚实采用补泻之法,可加用灸法。

体会:本方为田老治疗妇科病的基本方,临床根据具体疾病配用不同穴位,如不孕多加三阴交、血海,带下多加带脉、维道、丰隆,月经不调多加气海、中极、肝俞、肾俞、脾俞等穴。

19. 独取阳明方

取穴:百会、肩髃、曲池、合谷、阳陵泉、足三里、三阴交。

主治:中风、痿证、痹证等经络空虚或阻滞,或气虚血瘀之证。

加减:瘀血阻滞加大椎放血拔罐;中风脑髓失养加大椎芒针通调督脉;言语不利、失语加舌下穴速刺;经络阻滞加风池搜风通络。

手法:平补平泻法,或依据病性虚实采用补泻之法。

体会:"治痿独取阳明",本方取手足阳明经穴为主,是一个治疗痿证、中风后功能障碍等的基本方,但往往仅取阳明经穴收效较慢,故应适当加用大椎刺血拔罐等法祛瘀生新。为防止中风后遗症患者产生肢体痉挛,田老一般不加用电针治疗。

(二)田老针灸治疗妇科病举隅

1. 月经后期

月经周期延后 7 天以上,甚至四五十日一行的,称为"月经后期"。如每次月经延后三五天,或偶然延后一次,下次仍如期来潮的,均不作月经后期论。此外,在青春期月经初潮后数月内,或更年期月经终止前,经期时有延后,如无其他证候者,亦不视为"月经后期"。体虚、受寒、七情、嗜食肥甘厚腻可致本证。

【辨证】 主症为经期延后,量少。血虚血寒见色淡红或色黯有血块,小腹冷痛,得热减轻,畏寒肢冷;或面色无华,头晕眼花,心悸少寐;气滞证见月经色红质稠,行而不畅,有小血块,精神郁闷,两胁乳房胀痛;痰阻证见经血夹杂黏液,色淡,质稠,或平时带多质稠。

【治则】 除痰开郁,温经补血调经。

【**主穴**】关元、三阴交、气海。

【**配穴**】血寒血虚加阴陵泉、命门、血海、足三里;气滞加京门、足窍阴、蠡沟;痰阻加丰隆。

【**灸法**】温和灸,每次选3~5穴,每穴灸10分钟,每日灸1次,10次为一个疗程。

【**病例**】王某,女,36岁,已婚,生1子。2002年3月11日就诊。16岁月经来潮,每月正常行经一次。2001年6月因生气后经期延后10天左右,月经量少色淡黯红,有小血块,伴小腹胀,胸胁、乳房胀痛,舌质红,脉弦。诊为气滞性月经后期,取气海、京门、足窍阴、蠡沟、命门,每穴悬灸10分钟,每日1次。10次为一个疗程。每一月经后期治疗10天。治疗3个疗程后月经正常,诸症消失。

【**按语**】注意气候环境变化,适当增减衣被,不使过热过凉,以免招致外邪,损伤血气,引起月经病。注意饮食定时定量,不宜暴饮暴食或过食肥甘滋腻、生冷寒凉之品,以免损伤脾胃造成月经不调。要保持心情舒畅,避免忧思郁怒,或七情过极,五志化火,扰及冲任而为月经疾病。要积极从事劳动,但不宜过度劳累,过则易伤脾气,可致统摄失职或生化不足而引起月经疾病。要重视节制生育和节欲防病,避免生育(人流)过多过频及经期、产后交合,否则损伤冲任、精血、肾气,导致月经疾病。

2. 闭经

凡年逾18周岁,月经尚未初潮的,称为原发性闭经。月经周期已经建立后,在发生连续3个月以上停经的,称为继发性闭经。

【**辨证**】年逾18岁尚未行经;或有月经后期量少逐渐发展至闭经。虚证伴见腰酸腿软,头晕耳鸣,乏力。气滞血瘀证见精神抑郁,少腹胀痛。痰湿阻滞者形体肥胖,胸闷呕恶,带多黏稠。

【**治则**】补肾养血,祛瘀通经。

【**主穴**】三阴交、关元、足三里、血海。

【配穴】虚证配肾俞、肝俞,气滞配太冲、地机、合谷;痰湿配脾俞、丰隆、中极。

【灸法】温针灸,每次选 3～5 穴,每日 1 次,10 日为一个疗程。或温和灸。

【病例】彭某,20 岁,未婚。月经史;初潮 15 岁,经期 3～5 天,周期 25～27 天,量较多,色鲜红,夹杂少量血块无痛经史。平素健康,发育营养良好。刚上大学,因改换生活环境,且学习任务重,精神紧张,入学第 3 个月起即无月经来潮,已有 4 个月。刻诊:面色红润,除精神较紧张,偶有烦躁失眠外,余无不适,舌红,苔薄微黄,脉缓有力。即用毫针针刺三阴交(双侧)、足三里(双侧),取强刺激后温针灸,每日 1 次,3 次后即有少量黯红色月经来潮,夹有较多血块,经行 6 天干净,用纸 6 包。此后每月月经均按期而至,量多,来少量血块。

【按语】灸法对功能性失调的闭经疗效较好,配合中药奏效更捷。如为哺乳期、妊娠期、绝经期出现的停经,及"居经"、"暗经"等为生理性闭经,无需治疗。闭经后应注意加强营养,增强体质,保持心情愉快,注意适当休息。在一段时间内,如月经量逐渐减少应及早检查,抓紧治疗。年满 16 岁仍未来月经,应留意发育情况,必要时到医院做检查。闭经期间仍需避孕。不可滥用激素类药物。

3. 痛经

痛经是妇科的常见病,以行经或月经来潮时发生小腹胀痛,甚至连及腰腿为主要症状,有时伴有头晕、头痛或恶心、呕吐,严重者可见面色苍白、冷汗淋漓、甚则痛剧昏倒的危急现象。

原发性痛经,月经初潮就有痛经症状,并随着月经周期发作,常见于未婚或未育的青年妇女,多由于子宫过小、子宫极度前倾或后屈、子宫颈管狭窄等导致排经困难而发生的疼痛;继发性痛经,由于某种疾病引起,中年妇女多见,在盆腔炎、子宫内膜异位症、肿瘤等疾病时常可出现痛经。中医认为多有气血运行不畅所致。

【辨证】 每于经前 1~2 天或月经期小腹胀痛,经量少。气滞血瘀伴见经行不畅,经色紫黯有块,经净疼痛消失;寒湿凝滞伴见小腹绞痛并有冷感,得温痛减,痛连腰背,行而不畅;虚证见隐痛,喜揉按,色淡、质薄,神疲乏力,或腰部酸痛。

【治则】 调经止痛。

【主穴】 三阴交、关元、中极、合谷。

【配穴】 气滞血瘀加膻中、太冲;寒湿凝滞加地机;虚证加足三里、肾俞、太溪。

【灸法】 着肤灸,每穴 5~7 壮,每日 1 次,或用艾条悬灸。经前 3 天开始治疗。

【病例】 王某,24 岁,未婚,工人。2001 年 8 月 9 日就诊。患者痛经 1 年多,每逢经期小腹疼痛,拒按,经色紫黯,有血块,量中等,痛引腰骶。曾多方求治,一直未见明显效果,每次经前因畏痛都有恐惧感。诊见:面色苍白,口唇发绀,痛苦病容,小腹疼痛,拒按,夜不能寐,胸胀痛,经行不畅,色紫黯,有血块,舌质黯红,舌边有瘀斑,脉弦紧。嘱其平卧,温灸关元穴 15 分钟后疼痛缓解。8 月 11 日二诊,小腹部疼痛消除,月经量色均正常,未再复发。

【按语】 痛经患者应注意精神调养,切勿在痛前有畏惧感,饮食起居须有常,经期忌食生冷或刺激性饮食,忌涉水、游泳,寒凉、滋腻药物慎用。劝导患者配合医嘱,坚持周期性治疗。痛经病因复杂,容易反复,器质性病变引起的痛经效差。

4. 经期头痛

经期头痛是指每逢经期或经行前后一两天,出现以头痛为主症者。头痛剧烈者伴有恶心呕吐、头胀目眩等症。西医学称之为经前期紧张症。本病多见于中年及更年期妇女。气血虚弱、邪之所凑、肝郁化火、气滞血瘀导致经络气血运行受阻,不通则痛。

【辨证】血虚症见经期或经后,头晕头痛、神疲乏力;或兼感风寒,恶寒、流清涕;兼风热,发热、流浊涕。肝火证见经前头痛,甚或巅顶掣痛,头晕目眩,目胀,烦躁易怒。血瘀症见经前或经行,头痛如刺如灼,痛有定处,病程日久,经行腹痛有块,色紫黯。

【治则】活血行气止痛。

【主穴】百会、风池、太阳、合谷、血海、三阴交。

【配穴】风寒加外关;风热加大椎;瘀血重者可加膈俞;小腹冷痛者加灸关元穴。

【灸法】艾条温和灸,每日 1 次,经前 3 ~ 5 日开始治疗,至行经结束。连续 3 个月为期。

【病例】杨某,女,17 岁。2002 年 9 月 17 日就诊。患者平素性格内向,沉默寡言,行经前有不同程度的头痛,未经治疗,随月经周期自行消失。历时 2 年余。14 岁月初来潮,半年内经期无不适感,半年后逐渐感行经前头痛,近七八个月逐渐加剧,经量适中,色黯红加血块。就诊时正值经前期。头痛较甚以致不能坚持上课,伴小腹疼痛拒按,脉细兼涩,舌边稍黯,苔薄白。证属瘀血内阻,脉络不通,治以疏肝理气,活血化瘀。取头维、百会、太阳、关元、三阴交、太冲艾条温和灸。3 次后月经来潮,头痛及小腹痛已减大半,经量一般,色黯夹血块,脉细,舌苔同前。治疗 7 次后经净无不适感,改服逍遥丸,并于下月行经前 1 周开始继续治疗,共治疗 3 个疗程,头痛消失,随访半年未复发。

【按语】预防经期头痛;本病发生与情志因素有关,必须注意调情志,尤其在经期,必须保持心情舒畅、愉快,以使气调血和。防治经行头痛饮食疗法:天麻 10g,川芎 6g,鸡蛋 1 个,煮熟鸡蛋后去壳,放在药中再煮 5 分钟,吃鸡蛋及药汁,每日 1 次,经前连服 7 日。

四、张吉教授针药并用经验

张吉教授是全国著名中医针灸学家,北京中医药大学针灸学院教授,主任医师,博士研究生导师,全国第二批名老中医药专家。张吉教授早年学西医,后为北京中医药大学第一届毕业生。从事中医针灸教学、科研及临床医疗工作近50载,治学严谨,医术精湛。现举其治疗疑难杂病验案如下:

1. 补益肝肾、祛风渗湿除痹法治类风湿关节炎案

患者,女,55岁,2005年8月2日初诊。3年前,患者初起两手疼痛,后发展为两膝关节肿痛,全身骨骼疼痛。刻下症:患者两手肿痛,变形,两膝关节肿痛,不能走路,坐轮椅前来就诊。每日晨僵1~2个小时,一直靠服消炎痛止痛,否则疼痛难忍。查:血沉84mm/h,类风湿因子(+),皮下结节(+)。舌边赤,薄白苔,脉弦细。西医诊断:类风湿关节炎活动期。中医诊断:痹证。治以补益肝肾、祛风渗湿。

处方:针刺取大椎、至阳、命门、风池、四神聪、阳陵泉、血海、八邪、外关、内膝眼、外膝眼、委中。隔日1次,每次留针30分钟,平补平泻。

中药:独活12g,桑寄生12g,青风藤12g,海风藤12g,豨莶草12g,制川乌5g,炙黄芪20g,丹参12g,炒杜仲12g,牛膝12g,天麻12g,钩藤12g,穿山龙12g,威灵仙10g,党参12g,香附12g,郁金12g,地骨皮10g,木瓜12g,薏苡仁12g,炙甘草6g。每日1剂,水煎,分早晚2次服用。

针药并用2个月后疼痛大减,消炎痛已停服,晨僵亦明显减轻,手指肿胀亦消退大半,但上下楼困难,膝关节有胀感。处方:针刺同上。中药:前方牛膝改为15g,加羌活12g、秦艽10g、秦皮12g、桂枝8g。针药并用3个月后,诸症基本消失,偶因天气变化而手指关节稍有不适,恢复正常工作。予以化瘀蠲痹冲剂巩固疗效,随访至今,病情稳定,未见复发。

按:类风湿关节炎属中医"痹证"范畴,其症状与痹证中的"白虎节"、"骨痹"、"历节风"、"顽痹"等相似。《素问·痹论》曰:"风寒湿三气杂至,合而为痹也。"一般认为,类风湿关节炎的病因有内外两个方面:内因为素体虚弱,气血不足,腠理空虚,肝肾亏虚;外因是风寒湿热之邪入侵。内外之因相合而导致此病,虚实夹杂为该病的主要病机。以肝肾亏虚、气血不足为本,风、寒、湿、热邪气侵袭关节、肌肉、筋脉,阻滞经络,气血运行不畅,而致"血停为瘀、湿凝为痰",痰瘀互结,闭阻经络,深入骨骱,而致关节肿胀、疼痛、僵硬、畸形,并使病情逐渐加重,缠绵难愈。张老治疗该病,针药并用,针刺取大椎、至阳、命门等壮督兴阳;风池、阳陵泉、血海、八邪、外关、内膝眼、外膝眼、委中等穴祛风除湿、活血通络止痛。中药用炒杜仲、独活、桑寄生、青风藤、海风藤、豨莶草等补益肝肾、祛风除湿;当参、炙黄芪、川芎、穿山龙等补气活血化瘀。针药并用,内通外达,逐邪外出而使病愈。

2. 补益气血、活血化瘀法治脑梗死案

患者,女,58岁,2005年8月21日初诊。患者2天前上午出现右脚麻木,下午又出现右上肢麻木,酸软无力,晚上出现头部麻木,次日右侧半身不遂。刻下症:患者右侧肢体麻木,酸软无力,言语欠清,纳可,眠安,二便可。查体:神志清楚,精神正常,反应力、理解力、记忆力、计算力、定向力减退。右上肢近端肌力Ⅱ级,右上肢远端肌力Ⅲ级,左侧上肢近端和远端肌力均为Ⅳ级,右下肢肌力近端和远端均Ⅱ级,左侧下肢近端和远端肌力均Ⅳ级,不能自主走路。右膝腱反射减弱,双侧巴宾斯基征(+)。CT检查:左基底节区脑软化灶,左内囊腔隙性脑梗死,脑萎缩。苔白腻,脉沉细。

中医诊断:中风(气虚血瘀型)。西医诊断:脑梗死。治以补益气血、活血化瘀。

针灸:①头针:选顶颞前斜线、顶旁1线及顶旁2线,毫针平刺入头皮下,快速捻转2~3分钟,留针期间反复捻转2~3次。

②体针：人中、极泉、手三里、内关、合谷、血海、梁丘、足三里、丰隆。平补平泻，隔日1次，每次留针30分钟。

中药：炙黄芪20g，党参15g，丹参15g，当归12g，何首乌12g，熟地黄12g，延胡索12g，桑寄生12g，香附12g，白芍12g，川芎10g，水蛭6g，桂枝6g，炙甘草6g。每日1剂，水煎，分早晚2次服用。

针药并用1周后，患者右手能自持筷子，不用搀扶能自己行走，仅感觉走路时右小腿发僵。中药前方去熟地黄、桑寄生、香附、桂枝、白芍，水蛭改为4g，加生地黄12g、女贞子12g、淫羊藿10g。针刺治疗同上。继续治疗1周后，肌力恢复正常，症状消失而痊愈。

按：本病属于中医"中风"范畴。中风是在气血内虚的基础上，遇有劳倦内伤、忧思恼怒、嗜食醇酒厚味、气候突变等诱因，引起脏腑阴阳失调，气血逆乱，导致脑脉痹阻或血溢于脑脉之外，临床一般以突然昏仆、不省人事、半身不遂、口舌歪斜、语言謇涩或不语、偏身麻木为主症的常见疾病，以中老年多见。中风病位在脑，本虚标实为其总的病机。本虚是指脏腑气血不足，脏腑功能失调；标实指中风病表现出的多种临床证候，以邪实为主。张老治疗中风运用头针、体针、中药。头针取顶颞前斜线、顶旁1线及顶旁2线，主要用来恢复肢体运动功能。体针取人中、极泉、手三里、内关、合谷、血海、梁丘、足三里、丰隆，补益气血、活血化瘀通络。中药用炙黄芪、党参、丹参、当归等补气活血化瘀。头针、体针、中药三者合用，共奏益气补血、活血化瘀、恢复肢体功能之效。三者并用，内通外达而使病速愈。

3. 祛风化痰、通络止痉法治顽固性面瘫案

患者，女，23岁，2005年10月27日初诊。4个月前，患者说话时突然嘴角向右侧歪，吃饭漏饭，左眼闭合不全，眼睑跳动，味觉减弱，耳后乳突疼痛，于当日去某医院就诊，诊断为"病毒感染性周围性面瘫"，曾治疗多次未见好转。刻下：患者左侧抬头

纹消失,说话时嘴角及鼻唇沟向右侧歪,吃饭漏饭,左眼闭合不全,眼睑跳动,舌偏向左侧,舌味觉减弱,耳后乳突疼痛,舌淡,苔白,脉沉细。诊断:顽固性面瘫。治以祛风化痰、通络止痉。针刺:左侧颊车、地仓、颧髎、攒竹、阳白、四白、翳风,双侧风池,右侧合谷。平补平泻,隔日1次,每次留针30分钟。中药:用牵正散加减(白附子8g,白僵蚕8g,全蝎6g,连翘12g,板蓝根12g,制黄芪20g,丹参15g,当归12g,炙甘草6g),每日1剂,水煎分早晚2次服用。治疗2周后诸症基本消失,耳后不再疼痛,左眼可完全闭合,味觉基本正常。

按:顽固性面瘫属中医学"口僻"、"口眼歪斜"等范畴,多因面部受风寒诸邪侵袭,经络失调,气血阻滞,血不荣筋,日久肌肉出现迟缓不收而发生。西医学认为,系因受病毒侵犯而致急性非化脓性面神经炎症,主要为面神经缺血、水肿、受压变性,导致面神经兴奋性降低而麻痹,以致功能障碍。张老治疗周围性面瘫,针药并用,针刺能提高神经的兴奋性,平衡自主神经,增强机体免疫力,以达康复之目的。针刺以颊车、地仓、风池为主穴,再辅以颧髎、攒竹、阳白、四白、翳风、合谷等,共收祛风活血通络之功。中药用牵正散加减,方中白附子辛散、祛风解痉、燥湿化痰,且善治头面之风以解痉;白僵蚕化痰止痉,祛络中之风;全蝎增强祛风通络、止痉之功;连翘、板蓝根清热解毒、祛邪外出;制黄芪、丹参、当归补气行血活血。针药合用共起祛风痰、止痉挛、通经络之功,使风去痰消,经络通畅,则顽固性面瘫得愈。

4. 疏肝解郁、健脑调神法治失忆症案

患者,女,31岁,2005年8月10日初诊。患者2年前在国外因事业不顺心,心烦、焦虑、多疑,后出现记忆力明显减退,幻视、嗜睡。刻下症:患者心烦,焦虑,嗜睡,幻视,多疑,记忆力明显减退。患者原从事设计工作,能写会算,现在不会写自己的名字,不认识亲人,不能分清方位,出门即迷路。咳嗽,咯白色稀痰,舌胖大、边赤,脉沉细。西医诊断:失忆症。中医诊断:郁证。

治以疏肝解郁、健脑调神。处方:针刺取四神聪、印堂、内关、神门、神庭、三阴交、太溪、太冲。平补平泻,隔日1次,每次留针30分钟,每隔10分钟行针1次。中药:香附12g,郁金10g,香橼10g,熟地黄12g,山茱萸12g,山药12g,何首乌12g,女贞子12g,丹参15g,当归12g,川芎10g,炙甘草6g。每日1剂,水煎服。

针药并用2个月后症状明显改善,心情舒畅,心烦、焦虑、嗜睡、幻视明显减轻,记忆力有所增强,基本能写自己的名字,能记起部分以往发生的事。处方:针刺同上;中药原方去川芎,加枸杞子12g、白芍12g、泽泻12g。继续针药并用3个月,诸症消失而痊愈。

按:本病属于中医"郁证"范畴,是由于情志不舒,气机郁滞所引起的一类病证。临床主要表现为心烦、焦虑、抑郁、情绪不宁、失眠或嗜睡、记忆力减退或易怒善哭以及咽中如有异物梗阻等。郁证病机为肝失疏泄,脑神失调。张老临证以疏肝解郁、健脑调神为治法,针刺多取四神聪、印堂、内关、神门、神庭、三阴交、太溪、太冲;中药多用香附、郁金、香橼、女贞子、丹参、当归、川芎之辈。针药并用,内通外达,使症状消失而病愈。

5. 疏通经脉、温补脾肾、补益气血治疗系统性硬皮病

张老治疗系统性硬皮病,多取大椎、至阳、命门、腰阳关、双侧肾俞、膈俞、阴谷、委中、三阳交、太溪、悬钟、合谷、曲池。取督脉以补阳,如大椎、至阳、命门等穴。大椎为诸阳之会,能壮阳固表,散寒除湿;至阳穴在胸背,胸中为气海,背为心肺之宅,针至阳而补肺心之阳,益气血和经脉;命门为生命之源,元气之根,针之而补肾壮阳、散寒除湿;腰阳关壮阳补肾、养血舒筋,和肾俞、太溪用以补肾气壮肾阳;膈俞穴为血之会,针刺血会可调节血液运行,补益气血。背部及腰部诸穴,通督脉和脏腑,以调脏腑之气。阴谷穴益阳壮肾,合委中疏通气血,补肝益肾;三阴交为肝经、脾经、肾经交会穴,补脾益肾,补益气血;悬钟穴又名绝骨穴,是足少阳胆经腧穴,又是八会穴中的髓会穴,诚如窦汉卿所说:

"泻络远针,头有病而脚上针"。悬钟穴善治本经经脉通路上的病症,疏通经络,行气活血。根据经络"内属于府藏,外络于肢节"之说,肢节之穴能治内腑之疾,故取悬钟以疏通肝胆之气。合谷穴是手阳明大肠经的原穴,可振奋元气,益气养血调经气,和胃腑,以达安和脏腑、降逆止呕之功;曲池为手阳明大肠经的合穴,调气血,理腹气,升清降浊,化瘀通络。

典型病例:马某,女,34 岁,2006 年 8 月 9 日初诊。主诉:颜面四肢部皮肤萎缩变硬 17 年,面部红斑,脱发,全身关节痛 10 年,加重 1 个月余。1990 年底 5 月在某大医院被诊断为结缔组织综合征。现面部四肢皮肤皱纹消失变硬,面色苍白,多发性关节痛,双手近端指间关节过伸,远端指间关节屈曲畸形。四肢肌肉均有压痛,皮肤萎缩变硬,呈蜡样光泽(皮肤硬化期),不能捏起,舌质红,苔薄白。中医诊断:皮痹。西医诊断:系统性硬皮病。

治则:化瘀通络、健脾益肾、温阳散寒。

处方:独活 12g,桑寄生 12g,炒杜仲 12g,川牛膝 12g,川断 12g,青风藤 12g,海风藤 12g,雷公藤 12g,稀莶草 12g,制川乌(先下)5g,炙黄芪 10g,丹参 10g,赤芍 12g,白芍 12g,炒白术 12g,茯苓 12g,香附 12g,郁金 12g,延胡索 10g,炙甘草 6g。共 7 剂,水煎服,1 日 1 剂,分 2 次早晚服用。

针刺:颈百劳、大椎、至阳、命门、腰阳关、双侧肾俞、定喘、膈俞、阴谷、委中、三阴交、太溪、悬钟、合谷、曲池。采用平补平泻,上述各穴均采用 2.5 寸毫针,针刺得气后留针 30 分钟,隔日 1 次。

2006 年 8 月 17 日复诊:病情稳定,食后腹胀,腹泻,脉沉细,舌质红,苔薄白。处方:前方加鸡血藤 15g,生地 10g,茯苓 10g,苍术 10g,加强补脾益气化湿之力。共 7 剂,针刺同上。

2006 年 8 月 24 日三诊:针后出现腰背发酸,劳累,胃脘不适。处方:前方重用炙黄芪 20g,加丹参 10g,穿山龙 12g,延胡索

10g,党参15g,玉竹10g,炙甘草6g。共7剂。针刺同上。

2006年8月31日四诊:近日背脊、腰胯部疼痛,有时睡眠不佳,昨夜胃脘疼痛。面肌紧张,口裂小,表情差。闭经已有4个月。舌尖赤,少苔。脉沉细,左侧尤甚。处方:前方加狗脊12g,川断12g,北沙参15g,龟板胶(烊化)12g,阿胶(烊化)12g,以增强益阴养血之功。共7剂,针刺同上。

针药并用治疗近2个月,服药80余剂。2006年11月4日来诊,患者皮下结节消失,皮肤变软,有弹性,颜色正常有光泽,皮肤纹理出现,唇形出现,十指指肚硬化较轻。饮食尚可,胃脘部无不适,脉沉细。皮损及受损脏器基本恢复正常,四肢活动基本自如,腰膝酸软和关节疼痛等诸症皆除,食纳增进,精神好转,基本守原方,对症进行加减,针刺同上。目前患者仍在门诊继续针药并用巩固治疗。张吉教授在治疗痹证时善用藤类药疏通经络,一则,枝藤类药物善走四肢而利关节,疏通四肢关节络络气血的运行优于其他药物。二则,枝藤类药物具有引经的作用,可引诸药达于全身,以增强其疗效。三则,枝藤类药物大多柔和不燥,大部分还有养血荣经的功效,对于痹久营卫不和,气血不足者,更为适宜。

(谷世喆)

五、周德安教授临床经验总结

周德安教授为北京中医医院主任医师。1965年毕业于北京中医学院中医系。现任中国针灸学会常务理事,针灸器材专业委员会委员,北京针灸学会名誉会长,为国家级师带徒名老中医。在长达四十余年的临床实践中,积累了丰富的临床经验。2002年香港凤凰卫视刘海若主播在英国遭遇车祸导致昏迷,周教授为其制订了促醒的针灸配穴方案,这一方案的制订及实施,使其从被宣判脑死亡到神奇康复。以下简述周德安教授的临证经验以及针灸验案举隅:

1. 失眠治验

韦某,女,38 岁。1989 年 5 月 8 日初诊。主诉失眠,入睡困难,甚至通宵不寐20 余年。患者本身系一位医生,自述早在上中学时即经常失眠,同时伴有头晕头痛、健忘乏力、月经过多等。经中医治疗后月经恢复正常,并且于 30 岁结婚生育一个小孩,但失眠、多梦、头晕头痛以及健忘乏力等无丝毫好转,并经常通宵不寐,精神压力极大,痛苦之状难以言表,曾多处投医无效。

查患者舌红少苔,有两处溃疡,脉细弦。

证候分析:患者虽然病程已久,但通过其言语及行动表现,正气尚未虚弱,尤以心火亢盛为主。

治以交通心肾,镇静安神为法。

取穴:百会、神庭、四神聪、本神、神门、少府、太溪、行间。

治疗 1 次即安睡一夜,患者来诊时感测万分。

2. 狂证治验

治疗原则:清心泻火,开窍豁痰。

主穴:大椎、强间、人中、鸠尾、神门。

配穴:后溪透劳宫,间使透支沟,合谷透劳宫,太冲透涌泉。

方解:神门清心火,大椎为足太阳经与督脉交会穴,可泄阳热之邪;鸠尾为任脉之络穴,具有清泄痰热之效;人中、强间均为督脉穴位,多用于神志系统疾病,尤以镇静安神效佳。几组透穴用泻法,具有清泄痰热、安定神志之功。

临床经验穴:

（1）百会、神庭、中脘、内关、丰隆、行间。

（2）督脉十三针。

3. 痫证治验

（1）轻证

辨证:平日少言寡欢,面色淡黄,伴心悸气短,倦怠无力,腰酸肢软,舌质淡红,舌苔薄白,脉细滑。多由肝郁脾虚,或思虑劳倦,或先天不足所致。

治疗原则:解郁疏肝,健脾宁心。

取穴:①肝俞、心俞、脾俞、肾俞;②百会、中脘、气海、丰隆、行间、列缺。

手法:平补平泻。

（2）重证

辨证:患者多为嗜食肥甘,体态丰满,或烦躁易怒之体,发病之前先有眩晕、头痛、胸闷、欠伸等表现,旋即昏倒,不省人事,面色苍白,牙关紧闭,两目上视,手足抽搐,口吐涎沫,口中发出类似猪羊等的叫声,甚至二便失禁。移时苏醒,恢复常态,舌苔白腻,脉多滑数。本证多为风痰上壅,清窍被蒙所致。

治疗原则:宣窍化痰,息风定痫。

取穴:人中、合谷、太冲、百会、风府、鸠尾、丰隆。

手法:泻法。

方解:急刺人中开窍醒神。合谷、太冲合为四关,可以镇惊息风、平肝潜阳。百会、风府二穴是治风要穴。大凡癫痫之证,多因痰涎内结,日久化火,火化而生风,风气上逆,蒙闭清窍而发病,故用百会、风府可息风解痉。丰隆调理脾胃,促进运化,豁痰定痫,还可解除生痰之源。鸠尾为治痫验穴,具有镇静宁心之效。

（3）发作后

辨证:发作后除疲乏之外,一般无明显自觉症状,但久病反复发作由于体虚,多见精神萎靡,面色不华,头晕心悸,食少痰多,腰酸肢软,舌质淡,苔白,脉细滑。为心、脾、肾三脏俱不足之表现。

治疗原则:补养精气,健脾化痰。

取穴:五脏俞加膈俞、百会、中脘、气海、内关、足三里、三阴交。

手法:补法。

方解:五脏俞补五脏之精气,膈俞调气血,血气和则心宁脑健。中脘、气海补中益气,健脾化痰。足三里、三阴交为健脾胃、益后天、充气血之要穴。百会益气升阳;内关宽胸理气,两穴合用,可加强补五脏、调气血之效。

疗效判断标准:痊愈,2 年以上未发作者;好转,重症发作次数减少,间隔时间延长;无效,发作次数和症状均不减轻。

(4) 典型病例

患者刘某,男,39 岁,1983 年 12 月初诊。主诉癫痫发作 2 年。自诉于 2 年前夜间突然号叫一声,将家人惊醒,之后两目上视,牙关紧闭,口吐白沫,颈项强直,四肢抽搐,家人急呼叫而不醒,正待惊慌欲送医院之际,患者长叹一声而苏醒。此后每月发作 1~2 次,每次十几分钟。自诉发作时与情绪变化有关。来我院就诊时症状为头晕,头痛,耳鸣,便秘,平时性情急躁,舌苔黄腻,脉弦滑。

据脉参证,系肝旺痰盛,阳化风动,触犯积痰,上扰清窍,蒙闭神明,而致本病发作。拟安神定志,平肝涤痰法治疗。

取穴:大陵、巨阙、百会、丰隆、太冲、心俞、膻中等穴加减治疗。针治 10 余次,效果不显,后加四关穴治疗 8 次,癫痫发作控制,随访 2 年未复发。

按语:四关穴具有调和气血,平肝潜阳,镇静止痛,安神定志,搜风理痹,急救等多种功效,尤以镇静安神疗效最佳。适用于肝旺、痰积、火盛、风动等阳亢之证,本证正是此型。故治疗甚满意。

4. 皮炎尿闭治验

患者张某,女,46 岁,1985 年以剥脱性皮炎住院治疗,入院时病情危笃,正在抢救治疗中,除皮肤剥脱外,伴高热口渴,腹胀无尿,已十几个小时,请周老会诊,观全身焮红,无正常皮肤可见,腹部膨隆,唇干思饮,张口呼吸,烦躁,痛苦面容,舌红无苔,脉数无力。证系气阴两伤,气化无权,以致水道不通。遂以大艾炷隔盐灸神阙 3 壮,1 小时后,膀胱内潴留尿尽出。

5. 瘾疹治验

患者王某,女,48 岁。1982 年 12 月 12 日初诊。主诉全身瘙痒伴遍体疹块 3 日。患者于 3 日前吃涮羊肉以后约 1 小时,即感全身瘙痒,难以忍受,搔之遍身出现大小不一之疹块,遂往医院打了 1 针(药物不详),很快即获疹消痒止之效。但第 2 天上班时又感身痒,搔之如前,奇痒难忍,又出现疏密不均之疹团,再去医院照方治疗,则无济于事,又服防风通圣丸和苯海拉明等药,疹块略减,而身痒不止,伴心烦意乱,坐卧不安,大便秘结。遂转至针灸科治疗。

中医辨证:肺胃蕴热,肠腑不通。

治疗原则:清热泻火,活血祛风,通调肠胃,安神止痒。

取穴:大椎、风门、肺俞、膈俞、百会、神庭、天枢、支沟、丰隆、阳陵泉、合谷、太冲。

手法:大椎、风门、肺俞、膈俞三棱针放血;百会、神庭平补平泻;其余穴位用泻法。

如上法治疗后,立即痒止神安,疹消大半,再针 1 次而获愈。

6. 阳痿治验

阳痿古称"阴痿"或"阳事不举",本病的发生除少数有生殖泌尿系统器质性疾病外,多属于性功能减退症,也就是"性神经衰弱"。中医认为本病病变部位在肾,因肾主水藏精,又内寄相火,在正常情况之下,肾水与命火既济,阴阳平衡,因此房事正常。本病的病因多种多样,有因性欲过度或少年误犯手淫引起的,损耗了肾精,导致命火虚衰;有因思虑过度,劳伤心脾,以致心肾不交而成的;有因体胖湿盛,以致宗筋弛缓而致发本病的;也有因突发惊恐,致肾气损伤而发病的。

治法:补肾壮阳,交通心肾;补益心脾及化痰利湿。

取穴:关元、三阴交、命门、肾俞。

以阳虚为主者加百会,关元、命门加灸;以阴虚为主,水火失于既济者加神门、太溪;湿盛者加中脘、丰隆。

手法:平补平泻,阳虚者加灸。

方解:本病除少数有局部器质性病变外,多为神经功能性疾病,故只要辨证准确,治疗得法,一般均可治愈,方中关元乃元气生发之处,内寄命门真火,藏肾精,肾为水火之脏,关元不仅可以补肾壮阳,又可补髓填精,既可益气血,又可祛寒湿,灸之益火壮阳之力更强,因此是治疗本病的主穴;三阴交为肝、脾、肾三条足阴经的交会穴,有健脾益肾之功,又有益气生血之效;命门、肾俞益阳助阴,亦为肾虚证之常用穴;百会可益气助阳,又有镇静安神之效,故对心、脾、肾俱不足而胆怯不安者效更佳;神门为心经原穴,既可补心气,又可泻心火,与太溪相配,使水火得以既济;太溪为肾经原穴,不仅可以滋肾水,养肾阴,而且可以补肾助阳。

典型病例:田某,男,29岁,1981年初诊,婚后即发现阳痿,结婚已?年而无子,自诉15岁至婚前一直有手淫习惯,婚后思想压力较大而致本病,尚感心悸气短,胆怯乏力。患者面色不泽,精神不振,舌淡红,苔薄白,脉沉细。证属心脾两虚,肾阳不足之证,治当益心脾,补肾气。取百会、关元、神门、三阴交及命门、肾俞等穴交替治疗,同时予以心理安抚,治疗十余次即可行房,再治十余次一切症状均消,第二年生一女婴。

7. 眩晕治验

(1)韦某,女,48岁,工人。主诉眩晕恶心反复发作七八年。经常出现突发性眩晕,眩晕发作时自觉天旋地转,不敢睁眼,不能站立,欲呕。曾去本市某医院诊治,诊为神经官能症,治疗以后缓解(用药不详)。约半年后再次发作,再到该医院诊治而不见效,4日后到另一家医院求治,诊为梅尼埃病,经治疗好转。但此后则每3~4个月发作一次,每次4~5日。本次于1985年11月发病来我院针灸科治疗。经询问病史,除上述症状外,其人平素性情急躁,月经色黯有块,胸胁胀满,便干尿黄,口干饮水不多,伴有耳鸣声大,舌苔黄腻,舌质淡红,体略大,脉象弦滑。

辨证分析:患者乃肝郁脾虚之体,素体肝旺,木郁不疏,横犯中州,脾虚生痰,致清阳不升,浊阴不降而为眩晕;肝气郁结,气滞血瘀,而致月经色黯有块,胸胁胀满;便干尿黄,口干饮水不多乃湿邪阻遏,不能运化之象;耳鸣声大为肝胆之火上逆所致;舌质淡红,舌体略大,脉象弦滑为肝郁脾虚之征。

治疗原则:疏肝健脾,化痰利湿。

取穴:先以三棱针点刺金津、玉液,以清上逆之火。而后针刺百会、中脘、内关、公孙及"四关"诸穴,以达疏肝健脾,宽胸理气,息风化痰之效。再配翳风清泄少阳经之热。

针1次后两目即敢睁开,呕吐亦止,3次后一切症状均解。此后又以百会、中脘、内关及足三里等穴进行调整治疗,以恢复正气。共针刺一疗程(10次)而痊愈。随访1年未复发。

(2)刘某,男,60岁,住院患者。主诉头晕伴左半身无力和右半身痛觉减退14日。患者于1986年6月20日晚坐在沙发边喝汽水并加少量啤酒,边吹电风扇,忽然打了几个喷嚏,之后即感嗓子发哑,左手指发麻,同时左侧头面部及左下肢均相继出现麻木,当时不敢睁眼,随即躺在床上,起则头眩。约20分钟后出现口眼向左㖞斜,无头痛、恶心及呕吐,无尿失禁。送某医院急诊,CT检查未见异常,也未做出明确诊断,遂给予扩张血管药治疗无显效。此后发现右半身出汗而左半身无汗,呕吐食物2次,次日病情稍有好转,但发觉看远处东西呈双影,喝水发呛,吞咽困难,而于第3日晚上送往另一家医院以脑梗死留观,继续以扩张血管药治疗,当晚又出现呃逆不止现象,一直持续至今(第7日),并感排尿困难。患者来我院治疗,自觉头晕,不敢睁眼,看东西呈双影,吞咽困难,声音嘶哑,饮水发呛,左半身无力,右半身痛觉减退,呃逆频作。舌淡红,苔薄白,脉沉细无力。

既往有低血压病史26年,入院时血压12.0/9.33kPa(90/76mmHg),心率70次/分钟,律齐。患者神清,意识清,瞳孔右大于左,对光反射灵敏,左侧角膜反射消失,右侧迟钝,眼球各向运动好,向左看东西时眼球可见旋转性眼震及水平眼震,上视时可见垂直眼震,面纹对称,伸舌右偏,咽反射消失,肌张力左上下肢稍低,左上下肢腱反射亦稍低,四肢肌力大致正常;指鼻试验左侧不准,膝腱反射左侧不准,未引出病理征。颈软无抵抗,克氏征阴性,左半身浅感觉障碍,深感觉无异常。临床诊为脑梗死、不完全性椎-基底动脉病和低血压病。

辨证分析:患者年已花甲,气血渐亏,张景岳说:"无虚不作眩"。由于气血不足,清空失养,故眩晕,目失血濡则视物不清而呈双影;久虚兼饮酒吹风,而致外风乘虚而入,侵袭经络,引动内风,故口眼㖞斜,肢体无力,痛觉减弱,纳食困难,饮水呛咳,声音嘶哑为中风舌强所致;外邪随经上逆,致胃腑失和,故呃逆不止;舌淡红,苔薄白,脉沉细无力等均为气血亏虚之象。

治疗原则:益气养血,息风通络。

取穴:百会、中脘、气海、足三里、三阴交,合谷、风池,内关、血海。

手法:百会、中脘、气海、足三里、三阴交各穴施补法;合谷、风池施泻法;内关、血海施平补平泻。

方解:百会、气海益气升阳,气充则能载血上行;中脘、足三里、三阴交健脾胃,补后天气血生化之源,使气血得充,清窍得养;合谷、风池祛外风;内关理气,血海理血,气血调理则风息眩止。诸穴相伍,则共奏益气养血,息风通络之效。

8. 子宫脱垂治验

患者唐某,女,66 岁,1985 年 11 月 15 日初诊。主诉阴道内有脱出物 5 年余。患者因在纺织厂工作劳累紧张,且生育 4 个子女,因而经常感觉腰酸、背痛、小腹坠胀而凉。5 年前因阴道内有物脱出而去妇科检查,结果诊为子宫脱垂,症状时轻时重。近因冬贮大白菜工作而致病情加重。腰痛欲折,小腹坠胀,白带增多,脱出物明显。时感乏力、易汗、心慌气短。纳可、眠安、二便调。舌淡红,苔薄白,面色㿠白,脉沉细。

中医辨证:脾肾虚寒,中气下陷。

治疗原则:温肾健脾,升阳举陷。

取穴:百会、中脘、气海、关元、太渊、足三里、三阴交。

手法:补法,气海、关元加灸。

按如上方法治疗 6 次,脱出物全部复位,治疗 20 余次,上述症状全部消失而告愈。

9. 肩凝治验

患者于某,男,71 岁,1994 年 2 月初诊。主诉右肩痛不能高举、后背痛 1 年余。患者于 1 年多前曾因着凉而致右肩痛,当时自己以远红外线灯照射 4～5 次,略有好转,但半个月后疼痛复作,并且肩臂不能向后背,再以远红外线灯照射则无济于事,且越来越重,除不能后背外,上举亦受限制。在此期间曾贴伤湿止痛膏和麝香壮骨膏等效均不显。查右肩平举、外展尚可,高举及后背不能。饮食二便调,眠少安。舌淡红,苔薄白,脉象沉弦滑。

法取大椎、肩三针、曲池、外关、合谷、中渚等穴针刺,大椎穴加灸治疗,10 多次疼痛缓解,第 2 疗程结束后肩关节活动正常。

六、谷世喆教授针药并用经验

谷世喆,河北玉田人,出身中医世家,北京中医药大学教授,博士生导师,主任医师,第四批国家级师带徒名老中医;兼任中国针灸学会理事、砭石与刮痧分会副会长,北京第四届针灸学会顾问。其父谷济生先生乃天津名老中医,第一批国家师带徒名老中医,享受国务院津贴,谷教授 1968 年毕业于北京中医学院(现北京中医药大学),致力于针灸教学、科研、临床 40 余年,具有丰富的临床经验,善于用针灸配合中药治疗各种疑难杂症,不论内、外、妇、儿,都具有很好的临床疗效。谷教授治学严谨,医术精湛,对经络理论尤其标本、根结、气街、四海的认识和运用,具有独到的见解。

（一）针药并用治疗抑郁症的经验

1. 病因病机的认识及治则

抑郁症是临床常见的精神疾病,治疗效果不佳,且易反复。随着生活节奏加快,抑郁症患者患病率呈现上升趋势。中医认为抑郁症属于郁病,《金匮要略·妇人杂病脉证并治》记载了属于郁病的脏躁及梅核气两种病证,并观察到这两种病证多发于女性,提出的"甘麦大枣汤"、"半夏厚朴汤"沿用至今。元代《丹溪心法·六郁》提出了气、血、火、食、湿、痰六郁之说,创立了越鞠丸等相应的治疗方剂。明代《医学正传》首先采用抑郁症这一病证名称。自明代之后,已逐渐把情志之郁作为郁病的主要内容。如《古今医统大全·抑郁症门》说:"郁为七情不舒,遂成郁结,既郁之久,变病多端。"《景岳全书·抑郁症》将情志之郁称为因郁而病,着重论述了怒郁、思郁、忧郁三种抑郁症的证治。谷教授通过对中医古典文献的解读、现代研究进展以及自身临床实践的再认识,认为抑郁症治疗当以疏肝解郁,理气安神为主线贯穿始终。同时配合心理疏导,始能取得良好的临床疗效。

2. 临床治疗

（1）中药以疏肝理气,安神化痰为原则

谷教授根据长期临床经验总结出治疗抑郁症的经验方,基本组成为:柴胡、法夏、川楝子、香附、菖蒲、郁金、赤芍、白芍。柴胡、赤芍、白芍以疏肝柔肝;法夏化痰散结;川楝子、香附疏肝理气;菖蒲、郁金宁心安神化痰。诸药共奏疏肝理气,安神化痰之功。

临床上随症灵活加减,胁肋胀满疼痛较甚者,可加青皮、佛手疏肝理气。肝气犯胃,胃失和降,而见嗳气频作,脘闷不舒者,可加旋覆花、代赭石、苏梗和胃降逆。兼有食滞腹胀者,可加神曲、麦芽、山楂、鸡内金消食化滞。肝郁乘脾而见腹胀、腹痛、腹泻者,可加苍术、茯苓、乌药、白豆蔻健脾除湿。兼有血瘀而见胸胁刺痛,舌质有瘀点、瘀斑,可加丹参、红花活血化瘀。另外,老年人抑郁症可加六味地黄丸,更年期抑郁可加逍遥散,产后抑郁可加逍遥散或人参归脾丸。

（2）针灸以疏肝理气,疏通经络,安神化痰为原则

谷教授治疗抑郁症以膻中、四神聪、本神、神庭为主穴。膻中穴是心包募穴(心包经经气聚集之处),是气会穴,又是任脉、足太阴、足少阴、手太阳、手少阳经的交会穴,能理气活血通络,宽胸理气,化痰通络。此外,足厥阴肝经络于膻中,《灵枢·根结》:"厥阴根于大敦,结于玉英,络于膻中。"针刺膻中穴,可调达肝经气机。谷世喆教授通过临床实践证明,针刺膻中穴对改善抑郁症状疗效显著。

谷教授将四神聪、两个本神、一个神庭称之为"七神针",这七个穴有镇静安神的作用。四神聪原名神聪,在百会前、后、左、右各开1寸处,因共有四穴,故又名四神聪。《太平圣惠方》载"神聪四穴,理头风目眩,狂乱疯痫,针入三分"。本神穴是足少阳、阳维之交会穴,有祛风定惊,安神止痛的作用。神庭,出自《针灸甲乙经》,别名发际,属督脉,为督脉、足太阳、阳明之会。神,天部之气也。庭,庭院也,聚散之所也,该穴名意指督脉的上行之气在此聚集,本穴有宁神醒脑的作用。因此谷教授在治疗抑郁症及其他精神情志疾病时经常运用这"七神针"。

随症加减:肝区疼痛者加肝俞、期门、阳陵泉,肝经布胁肋,肝俞、期门为俞募配穴,可疏肝解郁,宽胸理气,配胆经合穴阳陵泉疏理肝胆,调理气血,共奏理气解郁、活血止痛之功。肝肾不足者加肝俞、肾俞、期门、三阴交,肝藏血,肾藏精,取肝肾之背俞穴充益精血以柔肝,取肝之募穴期门和络止痛,三阴交扶助脾胃,以资气血化生之源,充益精血,濡养肝络。伴有失眠,可配合神门、三阴交,不寐病位在心,取心经原穴神门宁心安神,三阴交健脾益气,可使脾气和,肝气疏泄,心肾交通,以达心气安而不寐愈。疏肝解郁,养心安神。如遇更年期抑郁症可加水沟、内关、太冲、神门,更年期以心神躁动为患,水沟苏厥醒神;心藏神,内

关、神门清泻心火以安神;太冲为肝之原穴,清泻肝火以除虚热。痰盛配丰隆,咽部如有物梗配天突。

3. 病案举例

患者齐某,女,50 岁,于 2009 年 5 月 8 日初诊。主诉:情绪低落 2 年余。既往史:2 年前诊断为抑郁症。刻下症:情绪低落,月经不畅,腰痛,寐差,口苦,唇紫,舌有瘀点,苔白厚,脉涩。中医诊断:郁证,肝气郁结兼血瘀。西医诊断:抑郁症。治则:疏肝理气,活血化瘀。中药处方:醋柴胡 12g,法半夏 10g,茯苓 10g,炒白术 10g,赤白芍各 10g,川楝子 10g,香附 10g,川芎 12g,当归 10g,生大黄 6g,瓜络 6g,菖蒲 10g,生龙齿 50g,血竭(分冲) 3g。中药水煎服,一日一剂,分两次服。针刺取:膻中、四神聪、本神、神庭、神门、三阴交、血海、内关、太冲。平补平泻,每次留针 30 分钟,隔日一次。针药并用 1 个月后患者情绪低落及失眠明显好转,自觉咽中堵。前方去川芎、生大黄、生龙齿,加厚朴 6g,苏子梗各 10g,桔梗 10g。针刺加气海、天突、丰隆。针药并用 10 天后自觉咽中堵症状消失,身体无明显不适,恢复正常工作和生活。

按:郁病由精神因素所引起,以气机郁滞为基本病变,是内科病证中最为常见的一种。根据郁病的临床表现及其以情志内伤为致病原因的特点,主要见于西医学的抑郁症、神经衰弱、癔症及焦虑症等。另外,也见于更年期综合征及反应性精神病。《丹溪心法·六郁》:"气血冲和,万病不生,一有怫郁,诸病生焉。故人身诸病,多生于郁。"《景岳全书·抑郁症》:"凡五气之郁,则诸病皆有,此因病而郁也。至若情志之郁,则总由乎心,此因郁而病也";"初病而气结为气滞者,宜顺宜开。久病而损及中气者,宜修宜补。然以情病者非情不解"。理气开郁、调畅气机、怡情易性是治疗郁病的基本原则。正如《医方论·越鞠丸》方解中说:"凡郁病必先气病,气得疏通,郁之何有?"本病例辨证为血行郁滞型,治疗除了疏肝理气,安神化痰,还要活血化瘀。

中药在经验方的基础上加了川芎、当归、生大黄、血竭，因患者失眠较重加了生龙齿 50g，重镇安神。针灸除了基础穴以外还加了三阴交、血海，活血化瘀。

因此，谷教授在治疗抑郁症时除药物治疗外，还运用针灸和精神治疗。解除致病原因，使患者正确认识和对待自己的疾病，增强治愈疾病的信心，可以促进郁病好转、痊愈。

（徐秋玲）

（二）针灸砭石疗法都要重视膻中

膻中的概念在《内经》中与针灸文献记载各不相同，前者多指胸中部位及十二脏腑之一心包络而言；后者则指膻中穴，属任脉，为心包募穴，八会穴之"气会"，宗气之所聚，为临床常用理气要穴，向来被历代医家所重视。它具有宽胸理气、通阳化浊、宣肺化痰，止咳平喘、开郁散结之功；在治疗胸痹心痛、咳嗽、气喘、噎膈等疾病的临床实践中，发挥着巨大的作用。同时，该穴作为八会穴的气会，在经络理论的阐释，扮演着重要的角色；"气"是中国古代哲学的一个概念，《内经》用以分析认识一切医学有关的事物，包括人类在内的天地万物，莫不由气组成，其生、其变、其死，亦皆由于气之聚散。所谓"气聚则生，气散则亡"。因此，在针灸文献中对于膻中的穴性认识多围绕在"气"的主题上。

谷世喆教授非常重视四海、气街、根结理论的联系，临床应用本穴有其独到见解，认为膻中乃"散肝之结"之必用穴，对于肝郁气滞所致的各种精神疾病、失眠、失语等，膻中有针对性的开郁散结之功，据此提出膻中为足厥阴肝之"结"部相应穴。足厥阴肝与情志病变的关系，在《内经》中早有论述，《灵枢·根结》指出："阖折即气绝而喜悲，悲者取之厥阴"；《灵枢·厥病》言："厥头痛，头脉痛，心悲善泣"。可见，对于膻中的穴性认识应该也蕴藏于四海、气街、根结理论体系之中。

膻中作为"气会"之穴，古有"百病生于气"之说，故治疗原则当以"调气"为先，说明其在临床应用上的广泛性具有其他经穴不可取代的地位。因此，针对膻中展开文献的全面梳理，溯经求源，不仅可以解读其深藏的内涵，兼可提炼出对指导临床的精华成分。

《灵枢·根结》言："厥阴根于大敦，结于玉英（玉堂），络于膻中。"本篇论足六经根于四肢末端的井穴，结于头身部位。按马莳之注："结于玉英，即玉堂穴，系任脉经，在紫宫下一寸六分；络于膻中，在玉堂下一寸六分两乳间陷中。"

膻中作为心包络募穴，心包络为心之外围，具有保护心脏作用，为抵挡外邪侵心的第一道防卫，凡邪气犯心，常先侵扰心包络，心包络代其受邪。故临床所见心包络病症，其症状多以心脏之疾为主，以血脉和神志方面的表现为主。清代李漦对心包络之病症言："心包络病，笑不休，手心热，心中大热，面黄目赤，心中动。其余见症与心脏同"（《身经通考·心包络》）。张志聪认为："手厥阴为心脏之胞络，固可合并论"，又曰："所谓六脏六腑者，心主与三焦为表里俱有名而无形，合为六脏六腑，复应天之六气，是以论手心主而兼少阴"。手厥阴心包经和手少阴心经腧穴对心脏特异性作用在现代研究中也得到了充分肯定。

另外，从经脉主病也可以给我们启示："心主手厥阴心包络之脉……是动则病手心热……甚则胸胁支满，心中憺憺大动，面赤目黄，喜笑不休。是主脉所生病者，烦心，心痛，掌中热"。故临床若因痰饮瘀血实邪阻塞于胸中，出现心脉痹阻，胸痹心痛；或因邪入包络，扰乱心君，而出现神昏谵妄、烦躁不安、喜笑不休等神志失常等症，选用膻中穴能调胸中大气，行血散瘀，宽胸利膈，宁心安神。

气街与十二经脉相通，其作用是运行经气，联系体表与内脏，是经络系统的组成部分。气街对十二经脉的直接横向联系，谷世喆教授明确指出："营卫气血不仅有十二经脉阴阳相贯、首尾相接、如环无端的运行形式，还有标本根结纵向的经络树样分布和四气街广泛的横向联系。经气不仅循环转注于十二经脉，而且在根结、标本处升发、结聚，加强了人体纵向上下两极的联系。经气又在气街部位汇合、扩散，加强了人体横向内外、前后、左右的联络，形成了一个互相紧密联系的统一体。它们从不同角度阐述了经气在人体的循行和分布规律"，"横向前后配穴、俞募穴的应用则证明了气街的存在及其重要性，气街的核心是横向通道"。所以气街的分布是横贯脏腑经络，前后相接，按横向的形式将脏腑与其在体表的相应部位紧密联系在一起，从而揭示脏腑经络之气血除了按十四经所描述的如环无端的流注形式以外的横向流注规律。气街不仅解释了标本根结理论中许多经脉的标部与本部不在本经循行部位上的原因，同时也解释了背俞穴全部在膀胱经第一侧线，募穴多在任脉上的现象。因此，气街是沟通俞募与内脏间横向联系的通道，"募皆在阴，而俞在阳。"(《难经·六十七难》)五脏六腑的募穴都在属阴的前胸腹，其俞穴都在属阳的背部，各脏腑的募穴和俞穴是各脏腑精气聚积和转输的关键部位，是气血横向节段性运行的枢纽，也是治疗相关内脏疾病的重要腧穴。

膻中为气之海，与胸气街相通，共同实现了心、肺、心包络募穴、背俞穴与脏腑之间特殊的节段性横向联系，从而使心、肺、心包络三脏所化生的气血既可借经脉如环无端地周流全身，又能依赖经气纵横通行的共同的路径——气街布散于各组织器官。

膻中为手足厥阴交接之处。足厥阴之脉"其支者，复从肝别贯膈，上注肺"，由于足厥阴肝"结于玉英，络于膻中"，肝经分支贯膈之后与手厥阴交会于胸中，一则上注于肺，再次进行十二经脉营卫之气的循环流注周期；二则借肺主肃降，肝主升发，一升一降地调节全身气机，说明膻中为足厥阴之"结"部有其临床意义。虽然对于"厥阴根于大敦，结于玉英(玉堂)，络于膻中"之"结"存在衍文、部位、相应穴的不同见解，认为有必要进行深入研究探讨才能归纳结论。但谷教授的理论已被多方引用，在临床上擅用膻中穴治疗因肝气郁结、情志不畅所致的抑郁、失眠等症颇有效验，可为佐证。一般取 0.30mm 粗，40～50mm 长的毫针向下斜刺，留针 25～30 分钟。

（陈燕芬）

（三）谷世喆教授临床经验用穴介绍

1. 臀三针

臀三针是由膀胱经的秩边穴，胆经的居髎穴、环跳穴所组成的穴对，其形状类似于一个三角形，而环跳穴恰好位于倒置三角形的下顶点。秩边隶属足太阳膀胱经，膀胱之脉夹脊抵腰臀络肾，针刺秩边穴可以激发膀胱经经气，强腰脊，通络而止痛。居髎、环跳位居少阳胆经，环跳是足少阳、太阳经交会穴，晋代皇甫谧所著《针灸甲乙经》中记载，针刺环跳可以"利腰腿，通经络"，宋代马丹阳著《十二穴主治杂病歌》中载："环跳在髀枢，侧卧屈屈足取。折腰莫能顾，冷风并湿痹。腿胯连腨痛，转侧重欷歔。若人针灸后，顷刻病清除"。居髎穴亦可以通利少阳经经气，此三穴相配伍可以很好地缓解臀部的疼痛，对于俯仰不能，转侧不利以及痛连腰腿的患者，都可以明显地改善症状。从解剖学上看，此组穴区有臀上、中、下皮神经，髂腹下神经，坐骨神经，臀上、下神经等，针刺可以消除局部炎症水肿，改善局部供血，调节神经功能，从而很好地缓解股外侧以及臀部周围和下肢的疼痛或不适。谷世喆教授临床常三穴相伍，用于治疗股外侧皮神经炎、腰椎间盘突出引起的根性坐骨神经痛以及梨状肌痉挛等引起的干性坐骨神经痛，以及偏瘫后遗症的运动障碍等。针刺方法：患者取俯卧位，用 3 寸长针，局部常规消毒后，垂直刺入，快速达到皮下深部，行手法使局部有强烈的酸胀感，并以向下肢走窜的麻电感为佳，配穴：双肾俞、大肠俞。

病案举例：杜某，女，54 岁，2009 年 10 月 23 日初诊，主诉腰腿疼痛，症见腰部空痛，向下连及臀部和双下肢，不耐久行久立，小腿酸胀疼痛右侧为甚，伴有足跟剧烈疼痛。某医院 X 线片示:腰部骨质增生,椎管狭窄。因在他处推拿治疗不当,近日加重,患者行走翻身困难,需由家人搀扶,饮食睡眠尚可,脉弱尺甚。经辨证后,穴位选用肾俞、大肠俞、臀三针、承扶、风市、委中、阳陵泉、绝骨、昆仑、太溪,同时结合补益肝肾,通络止痛的中药。针灸治疗6次后(2周),症状大为改善,翻身、短路程行走已基本无困难。

2. 七神针

七神针是头部的四神聪、神庭以及双侧本神所组成的穴组。四神聪属经外奇穴,前后神聪位于督脉的循行线上,左右神聪紧邻膀胱经,神庭和本神分别隶属于督脉和足少阳胆经。督脉为阳脉之海,其循行上入络脑,而"脑为元神之府",故刺激督脉的神庭以及前后神聪可以通督调神,醒脑开窍,平衡阴阳,使神有所主。胆乃"中正之官,决断出焉",而肝胆相表里,同属厥阴风木,因而本神又有息风止痉,安神定志,疏肝利胆的作用。从穴位名称来看,均带有"神"字,顾名思义,该组穴位与人的精神情志以及脑部的功能活动具有密切的关系。谷教授临床上常用七神针治疗原发性或继发性癫痫,取其安神定志,醒神开窍的作用。另外,同时针刺头部多个穴位,可以使气血、针感向头顶部汇聚,从而加强通畅督络、调节元神的作用。谷教授认为在适当的刺激量下,七神针能够很好地调节脑部的功能活动,可以抑制异常的脑电冲动的发放及扩散,减少癫痫发作的时间、频率,使癫痫维持在较稳定的状态。但谷教授也认为如果刺激量过大,有诱发异常脑电活动,引起癫痫发作的可能,故临床应密切观察,掌握好刺激量。

此外,谷教授也认为该组穴位对于长期紧张、压力、不良情绪等刺激造成的皮质下功能异常所引发的焦虑症、抑郁症等都有较好的调节精神情志,缓解压力的作用,同时配合心理疏导,可以明显改善患者的焦虑抑郁症状;与印堂、鸠尾、内关、神门、三阴交等穴位相配伍,可用于治疗严重的失眠患者。针刺方法:

患者仰卧或俯卧,四神聪针刺方向朝向百会,神庭及本神向后平刺2~3分,针至帽状腱膜下,行手法使局部有针感。

病案举例:王某,男,35岁,2008年7月25日初诊,主诉反复癫痫小发作,一年前因脑血管畸形行伽马刀手术,术后遗留有短暂性失神发作,每次持续5~10秒左右,发作前有恶心、头晕等先兆症状,近日发作频繁,来我处就诊。刻下见患者面色偏红,性情急躁,脉弦,舌质红,苔微腻。经辨证论治,穴位选用七神针、印堂、风池、内关、膻中、天枢、阴陵泉、阳陵泉、丰隆、三阴交、太冲、膈俞、心俞、大椎(大椎穴用快针法,行刮针法使针感向上传导)。同时配合活血祛瘀化浊,通络醒神开窍中药。针刺治疗11次后(每周3次),症状较前明显缓解,发作频率减少、持续时间缩短。

3．"三部"穴

所谓"三部"穴,乃指上部之膻中、中部之天枢、下部之关元三穴的简称,是谷世喆教授针灸临床中对患者进行整体调整时常用的穴位配伍组合。膻中乃气会,为心包络经气聚集之处,是任脉、足太阴、足少阴、手太阳、手少阳经的交会穴;《灵枢·海论》曰:"膻中者,为气之海",膻中是宗气汇聚之处,八会穴之一的气会穴,主一身之气,是人体经气之所汇聚的场所,《内经》所云"百病生于气","气"与多种疾病的发生发展都有密切的联系,因此膻中穴对运行贯通周身的无形之气有很好的调节作用,可以治疗多种疾病,不论气虚、气滞或气逆之证,均可辨证使用。天枢穴位于脐旁2寸,属于足阳明胃经,《针灸六集·卷之二·开蒙集》曰:"天枢,足阳明脉气所发,阳明居中土也,万物之母,五脏百骸莫不受其气而母之,故虚损者宜取天枢,刺而灼之可也。"《标幽赋》亦载:"虚损天枢而可取。"天枢乃足阳明脉气所发,与后天之本密切相关,善于治疗虚损性疾病。《素问·六微旨大论》云:"天枢以上,天气主之,天枢以下,地气主之,气交之分,人气从之,万物由之。"天枢位于上下腹的分界处,此乃天地阴阳交互转枢之界,是气机斡旋升降的枢纽,因而天枢穴具有补益虚损,交通上下、通达内外、升清降浊、协调阴阳的作用,不论寒、热、虚、实,均可选用。关元穴是任脉与足三阴经的交会穴,位于脐下三寸丹田之地,乃人身之元阴元阳,肾气之根的所藏之处,经云:"脐下肾间之气,乃人之生命,十二经之根本",刺之灸之可以激发生命活动的原动力,提高人体的正气。谷世喆教授经常膻中、天枢、关元三穴并用,尤其常用于病种较多,病情复杂,或者处于疾病的中后期邪气已不亢盛的患者,可以通达上下内外、疏通经络气血,协调阴阳平衡,具有良好的整体调节的作用。针刺方法:患者取仰卧位,常规消毒后,膻中穴可向上或向下斜刺 0.6~0.8 寸,天枢和关元直刺 0.8~1 寸,行手法使局部有明显的针感。

病案举例:张某,女,54 岁,2009 年 10 月 7 日初诊,主诉头晕、胸闷,2009 年 0 月,其医院诊断为肥厚性梗阻型心肌病,症见头晕头胀、耳鸣,左侧为甚,胸闷气短、喘憋,活动后加重,全身乏力,西药服用倍他乐克,心率为 50~60 次/分,患者面色㿠白,纳可,二便可,睡眠较差,脉沉缓,舌淡红,苔薄白。经辨证后,穴位选用百会、印堂、听宫、风池、内关、神门、中府、膻中、天枢、关元、足三里、三阴交、太溪、太冲、心俞、膈俞、肾俞。同时配合益气养血、滋补心肾中药。针刺治疗 18 次后(每周 3 次),头晕、耳鸣、乏力症状明显改善,胸闷症状亦有改善。

4. 天窗

天窗穴属于手太阳小肠经,位于胸锁乳突肌后缘,平结喉。在《足臂十一脉灸经》上,手太阳小肠经被命名为"肩脉",因小肠经"出肩解,绕肩胛,交肩上",其循行主要绕行肩膀,"经脉所过,主治所及",故而天窗穴可以调节颈、肩周围以及上肢的疾病。另外,谷教授还认为天窗穴对于颈椎病,尤其是神经根型颈椎病,有神经根刺激症状,引发上肢或手部麻木者,在常规取穴的同时,配伍天窗穴,对于麻木症状的改善,具有明显的疗效。

谷教授从解剖的角度分析认为此处约相当于第四颈椎椎体的水平，是颈神经分布较为集中的部位，针刺此处，可以调节神经功能，改善肢体麻木的症状。针刺方法：患者俯卧，常规消毒，针尖可朝向前下或椎体横突的方向，针刺0.8寸左右，注意此处，不可针刺过深。

病案举例：刘某，男，45岁，2007年9月19日初诊，患有颈椎病数年，颈肩部沉重拘紧不适，右手尺侧三指麻木较甚，颈椎X线片显示生理曲度消失，骨质增生，C5～C6椎间孔轻度狭窄，同时伴有左下肢小腿无力，活动困难，某医院怀疑椎管内胶质瘤，舌质红，脉弦滑。经辨证论治穴位选用百会、风池、天柱、大椎、天窗、手三里、曲池、小海、外关、后溪、合谷、中渚、肩中俞、肩外俞、肩井、阳陵泉、绝骨、太溪、丘墟，同时配合祛风通络，凉血养血中药。针灸治疗10次后（每周3次），颈项不舒明显好转，右手指麻木亦有明显改善。

5. 大椎

大椎位于颈后高骨第七颈椎棘突下，隶属于督脉，督脉为"阳脉之海"，统领一身之阳气，大椎为手足三阳与督脉之交会穴，乃一身阳气汇聚之处，因此大椎可以补阳，亦可清热。谷世喆教授还认为大椎穴能够很好地调节脑部的功能活动以及精神神志，是治疗原发性和继发性癫痫的常用穴位之一。《难经·二十八难》载督脉之循行"起于下极之俞……上至风府，入属于脑"，而"脑为元神之府"，督脉之为病，"实则脊强，虚则头重"（《灵枢·经脉》），"大人癫病，小儿风痫疾"（《脉经·平奇经八脉病》）。可见癫痫、狂证的发生与督脉的异常密切相关，而大椎穴可以疏理督脉经气，具有祛瘀通络，安神定志的作用。另外，《素问·生气通天论》云："阳气者，精则养神，柔则养筋"，"阴平阳秘，精神乃治"，《难经·二十难》曰："重阴者癫，重阳者狂"。可见只有阳气充足，运行条达通畅，并且阴阳平衡，阴平阳秘，才能维持人体正常的精神情志活动，而大椎穴可以振奋、宣通人体阳气,调节阳气的运行,从而很好地调整脑部的功能活动。因此大椎穴治疗癫痫等精神情志疾病具有很好的临床疗效。另外,《针灸大成》载大椎亦名"百劳",是治疗虚劳证的要穴。《素问·生气通天论》曰:"阳气者,如天与日,失其所则折寿而不彰",可见阳气对于维持人体正常生命活动的重要性,而大椎穴可以激发阳气,温煦脏腑,具有扶正祛邪的作用,可用于治疗虚损性疾病。从西医学的角度来说,谷世喆教授认为大椎穴可以很好地调节人体的免疫功能,临床上常用大椎穴治疗免疫力低下体弱多病之人,以及免疫功能失调所引发的多种免疫性疾病,如类风湿关节炎,白塞综合征等。针刺方法:患者俯卧,常规消毒后,直刺1~1.2寸,针尖不超过硬脊膜,行手法以患者局部有针感为度,并行刮针法使针感向上、下传导为佳。

病案举例:董某,男,17 岁,2009 年 10 月 5 日初诊,主诉反复口腔溃疡伴左卜肢红色结节 4 年余,2009 年 8 月,某医院确诊为白塞综合征,症见口腔黏膜溃疡两个,舌体溃疡一个,阴囊溃疡一个,左下肢散在黯红色结节红斑,质硬,压痛明显,皮肤温度较高,部分连成片,伴有肢体肿胀,活动不利,寐差,纳尚可,脉弦细,舌胖大有齿痕,质嫩少苔。经辨证后,穴位选用百会、廉泉、风池、曲池、肩井、大椎、心俞、膈俞、肝俞、肾俞、大肠俞、阴陵泉、足三里、三阴交、太溪、丘墟、绝骨,同时在面积较大的结节处配合围刺,同时结合清利湿热,调补肝肾的中药。针灸治疗 5 次后(每周 3 次),口腔、阴囊溃疡已消,继续治疗 16 次后,未有新溃疡出现,同时,左下肢结节红斑明显消退,颜色转淡,已无压痛。

6. 肩井

肩井为手足少阳、阳明经、阳维脉的交会穴,位于大椎与肩峰之间,肩井隶属于胆经,"经脉所过,主治所及",因此,肩井不仅可以缓解颈肩部的拘紧不适,还可以治疗偏头痛,躯干肢体转侧不利等少阳经病症。谷世喆教授认为肝胆互为表里,两者同属厥阴风木,性喜条达而恶抑郁,肩井穴可利少阳经经气,功擅和解疏通,故针刺肩井可以疏散少阳风火之邪,具有行气解郁,疏肝利胆的作用,谷教授临床上常用来治疗郁闷不舒,情志不畅,急躁易怒等肝气郁结,少阳枢机不利的患者。另外,肩井位于人体躯干的高处,针刺肩井有"高屋建瓴"之势,可以通达少阳经气而行气活血,可调畅一身之气血,具有疏经活络,行滞散结的作用,对于女子月经不调的患者有较好的疗效。而肩井亦属阳明,阳明经循面过乳,肩井穴也可以清泻阳明火热,治疗阳明热结的痤疮以及各种乳房结块等。针刺方法:患者仰卧或俯卧位,常规消毒后,向颈部方向或外下方斜刺0.8～1寸,不可针刺过深或向前下方深刺,以免损伤肺尖,造成气胸。

病案举例:张某,女,29岁,2009年10月5日初诊。主诉:面部反复发作过敏性皮疹3年余,面部曾长期应用激素类药膏。患者自认为工作压力较大、劳累或情绪激动着急时会明显诱发,此次发作于2周前。症见:面部丘疹连成发片,基底部弥漫潮红,以眉间、眼睑、鼻部双颊较重,伴有轻度皮肤增厚角化,颜面部虚浮肿胀,瘙痒较甚,搔后滋水,患者自觉面部有干涩感,四肢亦有少量散在性红色丘疹,饮食尚可,寐差烦躁,舌胖大,质红苔中部黯黄微腻,脉细略数。经辨证论治,穴位选用百会、风池、肩井、印堂、四白、曲池、外关、合谷、血海、阴陵泉、足三里、丰隆、蠡沟、三阴交、太冲、丘墟。同时配合清热凉血、利湿止痒的中药。针灸治疗14次后(每周3次),症状明显改善,患者面部明显好转,期间虽仍有再发,但发作的程度以及伴随症状均较治疗前减轻。

(薛　娜)

(四)针药结合治疗面瘫经验

1. 病因病机

面瘫,属于中医"口眼歪斜"、"吊线风"、"口僻"范畴,散发于四季,以冬春之交为多见。若施治不当,迁延日久,易造成面肌抽搐痉挛,进而影响健康及面容。面瘫在古籍中早有记载,《内经》云:"足之阳明,手之太阳,筋急则口目为僻……急者,目不合,热则筋纵,目不开"。结合古代文献及长期的临床观察,谷教授认为,面瘫多为阳明、少阳经脉络空虚,卫气不能固护肌表,风邪乘虚入中经络,以致面部筋脉失于濡润滋养,肌肉纵缓不收而发病。

2. 辨治经验

(1) 针药结合,汤药攻其内,针灸攻其外

谷教授在临床治疗面瘫中,推崇孙思邈《千金翼方》所说:"若针而不灸,非良医也,针灸而不药,药而不灸,亦非良医也。知针知药,固是良医"。谷教授指出:针灸一般长于疏通经脉气血,取效较快;中药一般长于调和气血阴阳,取效和缓而持久。以药辅针则十二经气血通畅后而持久,以针辅药则治疗直接而迅速。谷教授在治疗面瘫时常用中药调理脏腑功能,以治疾病之本;针灸循经取穴,以治疾病之标。在治疗面瘫的临床实践中,他以众多病例对针药结合观点进行了很好诠释。

谷教授凡是遇到初次发病、面瘫急性期发作者,首先针刺,以针刺取效立竿见影,顿挫病势之猛烈。在病邪亢盛而正气不足之时,如老年患者或素体虚弱的患者,先针面部穴位,以求得病势缓解,再予以牵正散、自拟通络散风汤,进行脏腑功能的调节,针药结合,使病势得以控制。

(2) 重视经筋理论在面瘫治疗中的应用

谷教授认为十二经筋是经络系统的重要组成部分,是中医基础理论的核心基础之一,尤其是在面瘫的诊断和治疗中具有重要意义。正如《素问·痿论》所说:"宗筋主束骨而利机关也。"经筋是在经脉以外,但与十二经脉有密切联系的筋肉组织,在某些方面则起到了补充经脉不足的作用,扩大了经络的主治范围。十二经筋就是十二条力线系统,当这些力线群牵拉力超过正常生理的耐受程度就会造成病理损害,并作用于其两端

的应力点,便可导致应力点发生病理性的经筋结聚,表现为疼痛、局部条索、结节等。而后由点到线,再由线到面,再由点、线、面的一维到多维化演进,最后导致经筋病变的形成。

谷教授认为面瘫就属于经筋疾患的一种,治疗面瘫主张根据经筋理论进行治疗,除面部常用穴位外还根据:"手阳明之筋……其支者,上颊,结于頄……上左角,络头","足阳明之筋……上颈,上挟口,结于頄……其支者,从颊结于耳前",手太阳经筋"上颌,结于角"的经筋理论,针刺手三里、合谷或三间、足三里、颧髎,以及颞部的头维、悬颅、悬厘、颔厌等穴。

（3）选穴精当,善用透刺

谷教授临床治疗面瘫擅用透刺。透刺法能够增强刺激量,针感容易扩散、传导,能起到分刺两穴所不能起的作用。对于沟通表里经络、临近经络等有较好的临床效果。

谷教授在治疗上针刺以患侧为主,健侧为辅。患侧通常选取风池、翳风、阳白、印堂、太阳、头维透颔厌、四白、牵正、地仓透颊车、人中、合谷等穴位;健侧选取四白、牵正、合谷、太冲等穴。根据辨证随证配穴:额纹消失者加丝竹空透阳白;人中沟斜向健侧者,由人中向听会方向刺等。临床常用透刺有:地仓透颊车、攒竹透鱼腰、头维透颔厌、迎香透上迎香等,使气至病所,更好地激发经脉之气,从而达到疏调三阳经脉、恢复经脉功能的作用。

（4）注重特点,分期施治

谷教授以祛风通络为大法,结合西医学周围性面瘫的分期将面瘫分为急性期、稳定期、后遗症期三期,且在不同时期选取不同穴位,采取不同刺法,配合不同的药物,效果显著。

急性期:即发病的 1~7 天。患者发病伊始,邪气较盛,且病情呈进行性加重。病位表浅,在表在络。谷教授认为急性期是针灸治疗面瘫的最佳时期,治疗以毫针浅刺络脉为主,取穴不宜过多,手法不宜过重,留针 25 分钟左右即可,不要强求针感,以免损伤患者的正气。一般选取风池、牵正、下关、翳风、地仓、颊车、阳白,针刺不宜过深。同时重视远道取穴,对下肢足三里、三阴交、太冲等穴位施术,尽量使针感上传、扩散。配合中药治疗:双花15g,连翘15g,杭菊花15g,白芍10g,全蝎10g,僵蚕10g,防风10g,荆芥10g,甘草10g。水煎服。

稳定期:即发病的8天~6个月。患者病情已处于稳定状态,外感症状已基本缓解,谷教授在稳定期治疗以祛风祛邪,通经活络法为主。强调面部穴位的选用及刺激量的改变,多用透刺。如透刺丝竹空,沿眉梢平刺0.5~0.8寸,取迎香沿鼻唇沟斜刺0.5寸,以及颊车透地仓、攒竹透鱼腰等。以改善面部的血液循环,促进面神经、肌肉功能的恢复。稳定期宜延长留针时间,针刺治疗宜少针深刺,以疏通、调和经络气血,促使经络功能恢复正常。同时配合汤药口服,以牵正散加味为主:川芎10g,全蝎10g,白附子6g,僵蚕10g,防风10g,生黄芪30g,甘草10g,赤白芍各10g。水煎服。

后遗症期:指患者发病6个月以上。多因患者长时间失治、误治引起,抑或患者素体虚弱、病情缠绵难治,导致正气更加亏虚。患者表现为面部无力、麻木、畏风,甚至面部浮肿、面肌痉挛等症状。谷教授在治疗上以扶正化痰、祛瘀通络为法,强调双侧取穴,激发正气,祛邪外出,刺激量减小,以防出现面肌痉挛及倒错现象。中药治疗予以:赤白芍各10g,钩藤10g,天麻10g,红花10g,桃仁10g,全蝎10g,蜈蚣10g,威灵仙30g,丹参30g,白附子10g,炙黄芪30g,当归10g,甘草10g。水煎服。活血祛瘀、解痉通络以改善患侧的面肌痉挛症状,促进面瘫逐渐恢复至正常。

3. 病案举隅

患者张某,女,65岁。2011年11月初诊。

自诉:左眼闭合不全,口角右歪4天。

现病史:4天前郊游,感受风邪,回家后感觉头痛,鼻流清涕,微发热,恶寒肢冷,翌日漱口时发现口角渗水,左眼不能闭合,左口角下垂,流涎,鼓腮露气,左口眼歪斜,不能皱眉,额纹消失,左面部时有痉挛。进食时食物滞留左颊内,二便正常。寐可。诊脉弦紧,舌质红,苔薄黄。

诊断:风寒犯络,邪中经络之面瘫。

治法:扶正除邪,温经散寒。

取穴:选取左翳风,以2.0~2.5寸毫针深刺,深度达2寸左右,快速捻转提插,幅度不宜过大,1~2分钟,使患者有强烈的麻胀感;左颊车、牵正以平补平泻法捻转;透刺选取阳白透刺丝竹空,四白透地仓;配穴选取左内精明、左攒竹、人中穴;远道取穴为双合谷、双足三里、双三阴交、双太冲。每次留针25分钟。留针间可行针(捻转法),人中穴用快针法治疗。

方药:白附子6g,川芎12g,地龙10g,全虫10g,赤芍10g,白芍10g,白僵蚕10g,茯苓10g,醋柴胡10g,法半夏10g,炙甘草10g,桔梗10g,炒白术10g,连枝10g,白芷10g,当归10g,天麻10g,双花30g,连翘30g。水煎服,10剂。

该患者针2次后左侧眼眉即可抬高,面部不适改善,针5次后口眼歪斜等症状基本消失,继针3次。临床痊愈。

1月后随访复查,面瘫愈。

（王　浩）

(五)针药结合治疗自发过敏性皮炎伴湿疹

患者,孙某,女,2009年10月16日初诊。主诉:皮疹伴瘙痒1周。现病史:患者1周前无明显诱因右手食指、双耳出现数个芝麻大小透明水疱,剧烈瘙痒,搔破后流水,四肢有少量散在红色丘疹,复因感寒后皮疹明显加重,颈面部、躯干、四肢等多处出现红色片状丘疹,瘙痒明显,某医院诊断为湿疹、自发性过敏性皮炎,经开瑞坦、泼尼松治疗后无效,遂来我处就诊。刻下症见:患者右侧面部呈局限性片状黯红色,浮肿明显,双耳黯红、肿胀脱皮伴有瘙痒;颈部、右手背面、腕关节、左侧上臂,均分布有密集粟粒样的红色丘疹,基底部弥漫潮红,与正常皮肤界限清楚,患处有灼热感,瘙痒剧烈,搔抓后成片状浸淫,渗液不甚显著,双下肢内侧亦有少量散在红色粟粒样丘疹。寐差,饮食二便尚可,月经白带正常,平素恶热喜凉,舌质红,边尖甚,苔中部略黄腻,脉数小滑。既往患者乃过敏体质,其母有反复荨麻疹病史。否认近期服用抗生素等药物,否认近期异物接触史。西医诊断:湿疹、自发过敏性皮炎。中医诊断:痒疹;证属风邪袭表,营血内热,兼有湿滞。治则:清热凉血、疏风止痒,佐以祛湿。处方:

中药:大生地 30g,羚羊粉(冲)0.3g,赤白芍各 10g,丹皮 10g,浮萍 10g,土茯苓 30g,川芎 10g,黄芩 10g,黄连 10g,牛蒡子 10g,杏仁 10g,荆芥 6g,薄荷(后入)6g,车前子 10g。7 剂。水煎服,日 2 次。

针灸:取印堂、四白、曲池、外关、合谷、天枢、血海、阴陵泉、丰隆、蠡沟、三阴交、太冲、八风、八邪,对颈部、下肢面积较大的片状皮疹区进行围刺。局部常规消毒后,选用 0.3mm×40mm 毫针快速刺入穴位,得气后采用平补平泻手法,每隔 10 分钟行针 1 次,以捻转手法为主,留针 30 分钟,配合大椎与双侧耳尖放血交替使用。

10 月 19 日二诊:针刺治疗 1 次后,症状改善不明显,诊见右前臂、左上臂浸淫面扩大,双下肢皮肤大片弥漫红色粟粒样丘疹,突起不明显,有轻度糜烂渗液,患者瘙痒较重,夜不能寐,舌脉同前。针刺治疗同前,并嘱咐患者可用药渣煮水外搽瘙痒明显的部位。

10 月 23 日三诊:针刺治疗 3 次后,面部黯红色肿胀已减,皮疹面积未见扩大,皮疹充血、瘙痒减轻,部分已有结痂、色素沉着。舌质红已减,苔黄腻亦有好转。效不更方,故针刺治疗基本同前。药物服用完毕,因患者症状明显好转,且不方便存药,遂停汤药,仅行针刺治疗。

10 月 26 日四诊:针刺治疗 4 次后,面部、耳廓、颈部已基本恢复正常,四肢皮疹红色浸淫明显减退,遗留有黄褐色色素沉着,伴有表层皮肤轻度增厚,触之有粗糙感,瘙痒已消,患者自觉皮肤有轻微干涩感,舌质微红尖较甚,苔微腻。针刺增加气海、足三里。

10 月 30 日五诊:针刺治疗 6 次后,患者皮肤色素沉着已基本消退,肤色随脱屑恢复正常,嘱其平时注意饮食,慎用抗生素、解热镇痛药等药物。患者至今病情未复发。

按:中医学认为本病的发生多因先天禀赋不足,后天饮食失节(洁),脾胃受伤,湿热内生,或心火炽盛,复感风、寒、湿邪,内外两邪相搏,郁于皮毛腠理而发病。谷教授认为皮肤病的发生,乃是内外因共同作用的结果,本例患者是过敏性体质之人,平素恶热喜凉,属阳热偏亢,复因外感,皮疹瘙痒明显加重,此乃内外之邪搏结而发。谷教授治疗本病时主张应兼顾内外,在内应清热凉血解毒,在外则疏风散邪止痒,达到"病在外者必使其邪向入,病在里者必令其邪外出",如此则里热可清,外邪可解,疾病可愈。

谷教授治疗热盛的瘙痒性皮肤病时,善用犀角地黄汤加减以清热凉血和营,取"治风先治血,血行风自灭"之意(现犀角用羚羊角粉代替);方中在犀角地黄汤的基础上佐以白芍、川芎以加强凉血行血之力,使营血调畅;浮萍、牛蒡子、杏仁、荆芥、薄荷其质轻清,功善疏风祛邪以止痒;土茯苓、车前子利湿浊;黄连、黄芩既可清热,又可燥湿,诸药配伍,共奏清热凉血、疏风散邪之功,使热退湿去,风邪消散,故疾病转愈。

针灸治疗中,本例因外有风邪,内有蕴热,故谷教授主张针刺时应以浅刺为主,以发表散邪。其中印堂可镇静安神,去除患者因瘙痒引起的烦躁,四白改善面部的气血运行,促进肿胀的消退。"阳明多气多血",其病多热,故用曲池、合谷清泻阳明火热,外关、太冲以疏风散邪,合谷、太冲相配有"开四关"之意,以调畅气血运行;天枢为大肠募穴,升清降浊;血海、三阴交养血活血,亦有"治风先治血,血行风自灭"之意,阴陵泉、丰隆淡渗利湿化浊,蠡沟、八风、八邪散风止痒,同时配合皮疹局部围刺,可促进其恢复。后期外邪渐退,可适当加气海、足三里益气养血,提高机体正气。

（陈云华　薛娜）

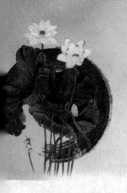

第八讲

实体经络理论分部研究

传统经络理论除第二讲讲述的经脉循行分布和病候外,还包括经络的分部理论。这在临床上很重要。谷世喆教授在学术上非常重视传统中医学的经络理论,尤其重视经络分部研究和经络实质研究。他旗帜鲜明地提出:经络理论是中医学的特有理论,是中医基础理论的主要组成部分。经络系统包括皮部、经筋,是客观存在的实体。人体由三部分组成,其中核心部分是脏腑系统,包括五脏六腑、奇恒之腑及筋、骨、脉、肌、皮五体;第二部分是血、气、津、液、精;第三部分就是经络。经络是体内的网络系统,具有网络、联系、沟通、运输、调节、稳定等重要作用。他认为经络是实体,人死亡消失的是经络现象。古代先贤不仅发现了经络系统,而且还发现在四肢末端的经脉起(止)穴,或是肘膝腕踝以下的经穴应用极广泛,普遍具有特殊显著的治疗作用。营卫气血不仅有十二经脉阴阳相贯、首尾相接、如环无端的运行形式,还有纵向的经络树样分布,据以总结出根结和标本理论。除此之外,经脉彼此之间还有广泛的横向联系,又创立了四气街的概念。这些概念对针灸临床有巨大的指导性意义。

《灵枢·根结》云:"不知根结、五脏六腑折关败枢、开合而走,阴阳大失、不可复取。"《灵枢·卫气》又云:"能别阴阳十二经者,知病所生……能知六经标本者,可以无惑于天下也。"元代《标幽赋》中更明确地说:"更穷四根三结,依标本而刺无不瘥。"可知根结标本在针灸诊断治疗方面的意义非常大。而横向前后配穴、背俞穴和募穴的应用则证明了气街的存在及其重要性。所以谷世喆教授极力倡导学习根结标本气街理论。

1. 根结、标本的概念

"根"即树根,"本"是树的根和树干的下部;"结"和"标"则是树木的枝叶果实部分。古人用取类比象的手法,将每一条经脉纵向上下的气血关系进行了描述。具体而言,根是经脉中"脉气之所起",即十二正经的井穴;本则是包括井穴在内的一段经脉。根和本都在四肢的远端,即肘膝以下,所以称之为四根。结是经脉中"经气的终了","脉气之所归",分布在头、胸、腹的一定部位,犹如树木的果实;标的意义与结相似,范围增大,增加了背俞穴,笼统而言,头、胸、腹即为三结。"更穷四根三结,依标本而刺"即是依经脉纵向上下关系而刺,应用极为广泛,比喻生动而切实。

根结和标本同出于《灵枢》,都是突出强调四肢末端(段)与头面五官和胸腹内五脏六腑的联系,均是查外而知内,是整体诊断的一部分。对此现象,王玉川教授称之为经络树流注形式,见表8-1:

表8-1 《灵枢·根结》足六经根结表

经名	根结		
	井穴	部位	相应穴
足太阳	至阴	命门(目)	睛明
足阳明	厉兑	颡大(钳耳)	迎香(头维)
足少阳	足窍阴	窗笼(耳中)	听会
足太阴	隐白	太仓(胃)	中脘
足少阴	涌泉	廉泉(舌本)	廉泉
足厥阴	大敦	玉英、膻中(胸中)	膻中

谷世喆教授认为《内经》中只有足六经根结,原因是因为根结理论直接源于马王堆汉墓出土的《帛书经脉》。在帛书《阴阳十一脉灸经》和《足臂十一脉灸经》的记载中都缺手厥阴经,但

是其余经脉的经脉之气皆由四肢流向头、胸、腹部,区别于《灵枢·经脉》中的十二经脉如环无端的流注循环。认为由于手三阳与手二阴经不能形成两两相对的表里关系,故未写出手经的根结。为使根结理论更完善和全面,适于临床上应用,谷世喆教授根据文献记载,总结整理并补出手六经根结部位的相应穴位。此举在针灸学界尚属首次,使根结理论得到了完善和发展,见表8-2:

表8-2　手六经根结表(谷世喆补)

经名	根结		
	井穴	部位	相应穴
手太阳	少泽	目	睛明
手阳明	商阳	鼻	迎香
手少阳	关冲	耳	耳门、听会
手太阴	少商	胸中(肺)	中府、天突
手少阴	少冲	胸中(心)	巨阙
手厥阴	中冲	胸中(心包)	膻中

从表8-1和表8-2中可以总结出四根三结相应穴供临床选用,使理论与实践结合起来,如下所示:

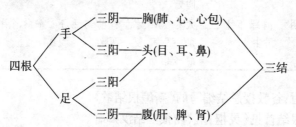

由上可知四根(十二经脉)直接影响到五官和内脏的功能。

《灵枢·卫气》详细地记述了十二经标本部位,从另一角度扩大了背俞穴的实际应用,见表8-3:

表8-3　谷世喆教授总结十二经脉标本及相应穴位表

经名	本部		标部	
	部位	相应穴	部位	相应穴
足太阳	跟上五寸中	昆仑、跗阳五寸间	两络命门（目）	睛明
足少阳	窍阴之间	窍阴、侠溪	窗笼之前（耳）	听会、耳门、听宫
足阳明	厉兑	厉兑	人迎、颊、挟颃颡	人迎、颊车
手太阳	外踝之后	养老、阳谷	命门上一寸（目）	攒竹、鱼腰
手少阳	手次指间上二寸	中渚、液门	耳后上角下外眦	翳风、角孙、丝竹空
手阳明	肘骨中上至别阳	曲池、肘髎、五里、臂臑	颜下、合钳上	迎香
手太阴	寸口之中	经渠、太渊	腋内动脉	极泉、中府
手厥阴	掌后两筋间二寸中	内关、大陵	腋下三寸	天池
手少阴	锐骨之前	神门	背俞	心俞
足太阴	中封上四寸中	中封、三阴交	背俞与舌本	脾俞、廉泉
足厥阴	行间上五寸所	行间、太冲、三阴交	背俞	肝俞
足少阴	内踝下上三寸中	太溪、大钟、水泉、照海、复溜、交信	背俞与舌下两脉	肾俞、金津、玉液

附：谷教授总结编写的《新编根结歌》

根结首见《灵枢》五，四根三结汉卿著。

十二经脉行经气，外络支节属脏腑。

根在肢端各井穴，四根即是四肢部。

结于头面与躯干，三结位在头胸腹。

足太阳经根至阴,结于命门即是目。

足少阳经根窍阴,结于双耳名窗笼。

足阳明经根厉兑,结在颡大鼻额部。

足太阴经根隐白,结是太仓即胃府。

足厥阴经根大敦,结为玉堂膻中处。

足少阴经根涌泉,结在廉泉位颈部。

手经根结今人补,依据经典与俞募。

手太阳经根少泽,结在目旁是两络。

手阳明经根商阳,结是鼻旁之迎香。

手少阳经根关冲,结于耳门应窗笼。

手太阴经根少商,结于肺脏位中府。

手厥阴经根中冲,结在心包巨阙处。

手少阴经根少冲,结在心内膻中干。

十二井穴皆为根,结于器官位三部。

经常离经找结处,根结相配效桴鼓。

总之,根结标本理论主要加强了身体十二正经的纵向联系,四肢末端与头面躯干的联系。它阐明了经气走行、归结、散布于人体上下内外的原理。根结理论始见于《灵枢·根结》,"根"是经气汇聚所起的根源处,为四肢末端的井穴;"结"则在人体头、胸腹的一定部位。金元时代针灸家窦汉卿极为重视根结标本理论的应用,其《标幽赋》云:"更穷四根三结,依标本而刺无不痊"。而标本理论首见于《灵枢·卫气》。"本"在四肢包括了从四肢末端到肘膝部的经脉(其中包含了五输穴、下合穴等内容);"标"在头、胸、腹、背部,可以看出,标本的范围要比根结为广。综合根结标本理论是从纵向上下说明人体末端与头身的关系,有利于指导临床上下取穴治疗。

2. 谷世喆对气街和四海理论的研究

谷教授强调传统气街理论是经络系统在体内的横向联系,是古人不泥于经脉线的实证。气街理论与根结标本理论结合,是特定穴尤其是五输穴原、络、郄、八脉交会穴的产生基础，同时也是经络理论与现代医学的重要结合点。

《灵枢·卫气》对气街有较详细记载："故气在头者，止之于脑。气在胸者，止之膺与背腧。气在腹者，止之背腧，与冲脉于脐左右之动脉者。气在胫者，止之于气街，与承山踝上以下。"由此可见，气街具有横向为主、上下分部、紧邻脏腑、前后相连的特点。横贯脏腑经络，纵分头、胸、腹、胫是其核心内容。气街理论主要阐述人体头、胸、腹部前后联系的径路问题。临床常用的头部病均可取风池、百会，眼病取太阳、攒竹、四白、睛明，膝部痛取阳陵泉、阴陵泉、犊鼻等，以及俞募配穴、前后配穴围刺、偶刺法等，均以气街理论为立法依据。

根据记载的气街理论，谷世喆教授认为背俞穴、百会、天枢、中府、气冲、承山及踝部穴皆为气街气之所通所止处，为通过气街外部所止穴位，主要作用体现在诊断脏腑疾病，调整内部阴阳气血，与现代的神经节段分布极为吻合。

附：谷教授编写的《四气街歌》

经络理论出内经，根结标本树样比。

头胸腹胫四气街，本输卫气论述详。

经气汇聚如街衢，横向连接背腹脏。

头气有街位于脑，上取百会风池乡。

胸气有街膺背俞，肺俞心俞膻中彰。

腹气有街俞与腹，肝脾肾俞夹脐旁。

胫气有街在下肢，气冲以下到踝上。

横向联系配穴活，神经节段可相当。

另外，谷教授还编写了《四海歌》：

脑为髓海主神明，膻中气海能宽胸。

水谷之海即是胃，冲脉血海妇科灵。

具体头气街部，主要部位是在脑和五官，其中脑为髓海，也是元神之府。头部位多条经脉汇聚之所，具体有足三阳、督脉、阳维脉、阳跷脉和阴经中的足厥阴肝经,另外脾经"连舌本,散舌下",手少阴心经"上挟咽,系目系",足少阴肾经"循喉咙,挟舌本",任脉冲脉"至目下",阴维、阴跷间接至头顶。头气街就是由这些经脉汇聚而成。同时,十二正经的经别均出于头项部以上。胸气街、腹气街均是五脏六腑分布的部位,彼此之间相互交通,经络同样四通八达。十二正经、十二经别、十五络脉、奇经八脉均到达于胸腹,形成密集的网络。比较有代表性的如关元、中极为足三阴经与任脉之会之地,大椎为诸阳经之会等,全身交会穴有大约 52 个位于胸背和腹部,约占 47% 。单就全身的交会穴数目而言,胸气街和腹气街的交会穴数仅次于头气街。针灸的实验研究也显示,在胸部和腹部测出的循经感传路线相对与四肢来讲比较宽和比较扩散。由此可以很好地理解背俞穴、募穴是临床上治疗脏腑疾病的要穴。

3. 临床应用

谷教授认为根结标本气街四海理论在临床上主要有以下的几点应用。

(1) 诊断:根据"有诸内,必形诸外"的理论,内脏的疾患可以从经络纵向和横向反映在体表相应的原穴、背俞穴、募穴或下合穴。在临床中,谷世喆教授经常通过检查五脏的背俞穴如心俞、肝俞、脾俞、胃俞、胆俞局部是否有压痛、结节、条索进行疾病诊断。

(2) 治疗:针灸治疗五脏疾患常取背俞穴进行针灸;治疗胃、肠、胆、膀胱等六腑病常取在腹部的募穴进行治疗,都是依据胸腹部的气街理论。遵循了《内经》"五脏之疾取之十二原"和"合治内腑"的原则临床上常用原络配穴,下合穴法治疗常见病,而无论原穴、络穴、五输穴、下合穴还有八脉交会穴都在四肢肘膝关节以下,这同样是根结标本、气街四海理论的具体应用。

4. 历代医家的影响深远

关于根本部穴位的远道治疗作用,后世临床家文献记载中有很多体现,如:《四总穴歌》"肚腹三里留,腰背委中求,头项寻列缺,面口合谷收",《玉龙歌》"头面纵有诸般症,一针合谷效通神",《肘后歌》"肩背诸疾中渚下,腰膝强痛交信凭","顶心头痛眼不开,涌泉下针定安泰",《标幽赋》"必准者,取照海治喉中之闭塞,端的处,用大钟治心内之呆痴",《通玄指要赋》"头项痛,拟后溪以安然"等。

结标部穴位是近部取穴处方的主要应用。临床上主要用于治疗头面、胸背、腹部等病症。如《百症赋》"胸胁支满何疗,章门不用细寻","通天去鼻内无闻之苦","承浆泻牙疼而即移","鼻痔必取龈交,痰气须求浮白",《通玄指要赋》"脑昏目赤,泻攒竹以偏宜","肾俞把腰疼而泻尽","风伤项急,始求于风府。头晕目眩,要觅于风池"等,不胜枚举。

5. 气街与神经节段论

气街的划分与西医学神经节段的划分是极相似的。所谓神经节段,即是在人类胚胎早期,胚胎由一系列均等排列的体节组成。每一体节分为三部分,躯体部形成未来的皮肤肌肉和骨骼;内脏部形成未来的内脏;神经节段即形成未来的神经系统。躯体和内脏的神经分布,保持原来的节段支配。相应的内脏和躯体,形成穴位-经络-内脏间的实质联系。

从解剖学分析,俞募穴与相应内脏的关系,即穴位所属神经节段与其主治内脏病的节段有相当的一致性。如气会膻中是心包募穴,属胸$_4$(T_4)节段,主治呼吸系(治疗范围为$C_2 \sim T_4$)疾患,对心脏疾病、乳腺疾患等亦经常选用;中脘是腑会,又是胃的募穴,属胸$_8$(T_8)节段,主治胃肠病(治疗范围为$T_6 \sim T_8$)及消化系疾病;关元为足三阴经与任脉之交会穴,小肠募穴,系强壮要穴,属胸$_{12}$(T_{12})节段,主治泌尿生殖系的疾患(治疗范围为$T_{10} \sim T_{12}$)等。

根结、标本和气街理论是经络学说的重要内容,源远流长,对针灸临床砭石与刮痧都有重大的指导意义。

（谷世喆）

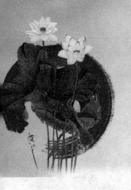

第九讲

针灸歌诀选讲

　　针灸歌赋是历代针灸家智慧的结晶,与药性赋、汤头歌诀、脉诀等一样是中医教学和临床别具特色的重要组成部分,其中还保存了很多著名医学家的学术特点,值得我们挖掘和学习。因为歌诀和歌赋言简意赅、内容突出、朗朗上口又便于记忆,所以传播很广。历来学习针灸者都要背诵许多歌赋,掌握以后指导临床,得心应手,十分方便。学习针灸都要背诵这些歌诀。

一、十四经腧穴分寸歌

　　【出处】选自北京中医药大学针灸推拿系腧穴教研室主编的《针灸歌诀》。本歌以 1991 年 1 月实施的国家标准经穴部位为依据,编入经脉英文和拼音缩写、经穴数目、经脉主治和腧穴分寸。实用性强,易于背诵掌握,应广为推广,为学习针灸必读(1989 年国际针灸学会联合会确定经脉名称英文缩写全部为双字母,不同于 1982 年版。另外,国际标准三焦经为 TE,督脉为 GV,任脉为 CV,与本歌不同。2006 年确定原经外奇穴印堂归于督脉。这样全身经穴为 362 个)。

　　1. 肺经(LU)

　　【歌诀】

　　LU 十一是肺经,起于中府少商停。

　　胸肺疾患咳嗽喘,咯血发热咽喉痛。

　　中府云门下一寸,云门锁骨下窝寻,

　　二穴相差隔一肋,距胸中线六寸平。

天府腋下三寸取，侠白府下一寸擒，

尺泽肘中肌腱外，孔最腕上七寸凭。

列缺交叉食指尽，经渠一寸突脉中，

太渊纹上动脉动，鱼际大鱼骨边中，

少商指甲根外角，去指甲角韭叶明。

【白话解】

LU 十一是肺经，起于中府少商停。

胸肺疾患咳嗽喘，咯血发热咽喉痛。

"LU"是手太阴肺经国际标准命名的英文缩写，本经共 11 个经穴，起于中府穴，止于少商穴。本经经穴主治胸肺部的疾患、咳嗽、喘、咳血、发热、咽喉疼痛。

中府云门下一寸，云门锁骨下窝寻，

二穴相差隔一肋，距胸中线六寸平。

中府穴位于胸前壁外上方、云门穴下 1 寸，距中线 6 寸，平第一肋间隙。而云门恰在锁骨下窝凹陷处，距前正中线 6 寸。

天府腋下三寸取，侠白府下一寸擒，

尺泽肘中肌腱外，孔最腕上七寸凭。

天府穴在臂内侧面，肱二头肌桡侧，腋前纹头下 3 寸处，侠白位于 4 寸处。尺泽穴位于肘横纹中，肱二头肌肌腱桡侧凹陷中，孔最穴在尺泽、太渊连线，腕横纹上 7 寸。

列缺交叉食指尽，经渠一寸突脉中，

太渊纹上动脉动，鱼际大鱼骨边中，

少商指甲根外角，去指甲角韭叶明。

列缺穴位于前臂桡侧缘，桡骨茎突上方，腕横纹上 1.5 寸。简易取法两手交叉食指尽头处即是列缺。经渠位于桡动脉桡侧，腕横纹上 1 寸处，太渊位于桡动脉桡侧当腕横纹桡侧端的凹陷中，鱼际穴位于第一掌骨中点，赤白肉际处，少商穴位于拇指桡侧指甲角 0.1 寸即如一韭叶宽的地方。

2. 大肠经(LI)

【歌诀】

LI 二十手大肠,起于商阳止迎香,

头面眼鼻口齿喉,皮肤身热与胃肠。

商阳食指外侧取,二间握拳节前方,

三间握拳节后取,合谷虎口歧骨当。

阳溪腕上两筋陷,偏历腕上三寸良,

温溜腕后上五寸,池前四寸下廉乡。

池下三寸上廉穴,三里池下二寸长,

曲池尺泽髁中央,肘髎肱骨外廉旁。

池上三寸寻五里,臂臑三角肌下方,

肩髃肩峰举臂起,巨骨肩尖骨陷当。

天鼎扶下一寸取,扶突肌中结喉旁,

禾髎孔外半水沟,鼻旁唇沟取迎香。

【白话解】

LI 二十手大肠,起于商阳止迎香,

头面眼鼻口齿喉,皮肤身热与胃肠。

手阳明大肠经国际标准命名的英文缩写为 LI,共有 20 个穴位。穴位连线起于商阳穴,止于迎香穴。本经经穴主治头面部、眼睛、鼻部、牙齿、口唇、咽喉、皮肤、发热和胃肠道疾病。

商阳食指外侧取,二间握拳节前方,

商阳穴位于食指指甲桡侧角,二间穴半握拳位于第二掌指关节的前方。

三间握拳节后取,合谷虎口歧骨当。

三间穴位于第二掌指关节的后方,半握拳取穴。合谷穴在虎口部第一、二掌骨之间,平第二掌骨中点。

阳溪腕上两筋陷,偏历腕上三寸良,

阳溪穴位于腕背侧拇长伸肌腱和拇短伸肌腱之间的凹陷中。阳溪到曲池划一连线,偏历穴位于线上,距腕横纹 3 寸。

温溜腕后上五寸,池前四寸下廉乡。

温溜穴位于腕横纹上 5 寸,下廉穴在曲池下 4 寸。

池下三寸上廉穴,三里池下二寸长,

上廉穴位于曲池下 3 寸,手三里穴位于曲池下 2 寸。

曲池尺泽髁中央,肘髎肱骨外廉旁。

曲池穴正当尺泽穴(肱二头肌肌腱桡侧陷中)和肱骨外上髁连线的中点,肘髎穴在肱骨外侧缘曲池上 1 寸处。

池上三寸寻五里,臂臑三角肌下方,

曲池上 3 寸是手五里穴,臂臑穴在三角肌下端。

肩髃肩峰举臂起,巨骨肩尖骨陷当。

肩部平举锁骨肩峰端的下缘凹陷中是肩髃穴,锁骨肩峰端与肩胛冈形成肩尖二骨间的凹陷中是巨骨穴。

天鼎扶下一寸取,扶突肌中结喉旁,

天鼎穴位于扶突下 1 寸,扶突穴在胸锁乳突肌的胸骨头和锁骨头之间,平结喉部位。

禾髎孔外平水沟,鼻旁唇沟取迎香。

口禾髎穴在鼻孔外缘直下,平水沟穴取穴。在鼻翼外缘中点旁开 0.5 寸,当鼻唇沟中取迎香穴。

3. 胃经(ST)

【歌诀】

ST 四五是胃经,起于承泣厉兑停,

胃肠血病与神志,头面热病皮肤病。

承泣下眶边缘上,四白穴在眶下孔,

巨髎鼻旁直瞳子,地仓吻旁四分灵。

大迎颔前寸三陷,颊车咬肌高处迎,

下关张口骨支起,头维四五旁神庭。

人迎结喉旁动脉,水突人迎气舍中,

肌间气舍平天突,缺盆锁骨上窝中。

气户锁下一肋上,相去中线四寸平,

库房屋翳膺窗接，都隔一肋乳中停，

乳根乳下一肋处，胸部诸穴要记清。

不容巨阙旁二寸，其下承满与梁门，

关门太乙滑肉门，天枢脐旁二寸平，

外陵大巨水道穴，归来气冲曲骨邻。

髀关髂下平会阴，伏兔膝上六寸中，

阴市膝上方三寸，梁丘膝上二寸呈。

膝外下陷是犊鼻，膝下三寸三里迎，

膝下六寸上巨虚，膝下八寸条口行，

再下一寸下巨虚，条外一寸是丰隆。

解溪跗上系鞋处，冲阳跗上动脉凭，

陷谷跖趾关节后，次中指缝寻内庭，

厉兑次趾外甲角，四十五穴要记清。

【白话解】

ST 四五是胃经，起于承泣厉兑停，

胃肠血病与神志，头面热病皮肤病。

ST 是足阳明胃经国际标准命名的英文缩写，胃经经穴有 45 个，起于承泣，止于厉兑。本经经穴主治胃肠道、头面、牙齿、口唇等病症，还主治热性病、皮肤病和惊悸、癫狂等神志疾患。

承泣下眶边缘上，四白穴在眶下孔，

巨髎鼻旁直瞳子，地仓吻旁四分灵。

目正视瞳孔直下，眶骨下缘和眼球之间是承泣穴，向下至眶下孔凹陷处是四白穴，再向下平鼻翼下缘处是巨髎穴，巨髎穴直下平口角旁 0.4 寸是地仓穴。

大迎颌前寸三陷，颊车咬肌高处迎，

下关张口骨支起，头维四五旁神庭。

下颌角前方 1.3 寸凹陷中，当咬肌附着部前缘是大迎穴，下颌角前一横指咬牙时，当咬肌的高点是颊车穴，耳前方颧弓下与下颌切迹之间的凹陷，张口鼓起来是下关穴，头维在头角部入发际 0.5 寸,距神庭穴 4.5 寸处。

　　人迎结喉旁动脉,水突人迎气舍中,

　　肌间气舍平天突,缺盆锁骨上窝中。

　　人迎穴位于结喉旁,胸锁乳突肌的前缘,颈总动脉搏动处,距中线 1.5 寸。水突穴位于人迎和气舍连线的中点;而气舍和天突相平位于锁骨内侧端上缘,胸锁乳突肌的锁骨头和胸骨头之间;缺盆即在锁骨上窝中距中线 4 寸。

　　气户锁下一肋上,相去中线四寸平,

　　库房屋翳膺窗接,都隔一肋乳中停,

　　乳根乳下一肋处,胸部诸穴要记清。

　　胃经胸部各穴都距中线 4 寸,气户在锁骨中点下缘,第一肋上,库房在第一肋间,屋翳第二肋间,膺窗在第三肋间,乳中恰当第四肋间隙,乳根穴在第五肋间隙。相距都隔一肋间,应该要记清楚。

　　不容巨阙旁二寸,其下承满与梁门,

　　关门太乙滑肉门,天枢脐旁二寸平,

　　外陵大巨水道穴,归来气冲曲骨邻。

　　胃经腹部穴位都距中线 2 寸,不容穴与任脉巨阙穴相平,距脐上 6 寸,其下的承满穴在脐上 5 寸,梁门距脐中 4 寸,关门距脐中 3 寸,太乙穴距脐中 2 寸,滑肉门穴距脐中 1 寸,天枢穴最好记,恰好在脐的两旁 2 寸,至于外陵、大巨、水道、归来、气冲穴也是每穴差 1 寸,气冲平耻骨联合上缘的曲骨穴。

　　髀关髂下平会阴,伏兔膝上六寸中,

　　阴市膝上方三寸,梁丘膝上二寸呈。

　　髀关穴在大腿前面,髂前上棘与髌骨外侧端的连线上,屈股时平会阴;伏兔穴在连线上髌骨底上 6 寸,阴市穴在上 3 寸,梁丘穴在上 2 寸取穴。

　　膝外下陷是犊鼻,膝下三寸三里迎,

　　膝下六寸上巨虚,膝下八寸条口行,

再下一寸下巨虚,条外一指是丰隆。

屈膝当膝部髌骨与髌韧带外侧的凹陷中是犊鼻穴,其下 3 寸距胫骨前缘一横指是足三里穴,其下 6 寸距胫骨前缘一横指是上巨虚穴,上巨虚穴下 2 寸是条口穴,条口再下 1 寸为下巨虚穴,与条口穴相平、外开距胫骨前缘二横指处为丰隆穴。

解溪跗上系鞋处,冲阳跗上动脉凭,

陷谷跖趾关节后,次中指缝寻内庭,

厉兑次趾外甲角,四十五穴要记清。

解溪穴位于足背踝关节横纹的中央,踇长伸肌腱和趾长伸肌腱的中间,恰系鞋带处。冲阳穴位于足背最高处,踇长伸肌腱和趾长伸肌腱之间,足背动脉搏动处。陷谷位于足背第二、三跖趾关节后的凹陷中。在第二、三趾间,趾蹼缘后方赤白肉际处是内庭穴。足第二趾甲外侧角旁 0.1 寸是厉兑穴。足阳明经共 45 个经穴,要分段记清。

4. 脾经(SP)

【歌诀】

SP 二一是脾经,起于隐白大包终,

脾胃肠腹泌尿好,五脏生殖血舌病。

隐白大趾内甲角,大都节前陷中寻,

太白节后白肉际,基底前下是公孙。

商丘内踝前下找,踝上三寸三阴交,

踝上六寸漏谷是,陵下三寸地机朝。

膝内辅下阴陵泉,血海股内肌头间,

海上六寸箕门是,冲门距中三五现。

冲上斜七是府舍,横下三寸腹结连,

脐旁四寸大横穴,适当脐旁四寸见,

腹哀建里旁四寸,中庭旁六食窦全。

天溪胸乡周荣上,四肋三肋二肋间,

大包腋下方六寸,腋中线上六肋间。

【白话解】

SP 二一是脾经，起于隐白大包终，

脾胃肠腹泌尿好，五脏生殖血舌病。

SP 是足太阴脾经国际标准命名的英文缩写，本经共 21 个经穴，起于隐白穴，止于大包穴。本经经穴主治脾胃、大肠、小肠等消化系统疾病，泌尿生殖疾病，脾为后天之本，统血，开窍于舌，所以又主五脏和血液病、口舌病。

隐白大趾内甲角，大都节前陷中寻，

太白节后白肉际，基底前下是公孙。

隐白穴位于趾内侧趾甲角旁约 0.1 寸。大都穴在第一跖趾关节前缘凹陷，赤白肉际处。太白穴在第一跖骨小头后缘，赤白肉际处。公孙穴在第一跖骨基底部的前下缘，赤白肉际处。

商丘内踝前下找，踝上三寸三阴交，

踝上六寸漏谷是，膝下三寸地机朝。

商丘穴在内踝前下方凹陷中。内踝高点上 3 寸，胫骨内侧面后缘是三阴交穴。内踝高点上 6 寸，三阴交上 3 寸是漏谷穴。阴陵泉穴下 3 寸是地机穴。

膝内辅下阴陵泉，血海膝内股肌头间，

海上六寸箕门是，冲门距中三五现。

膝部胫骨内侧髁下缘凹陷中是阴陵泉穴，血海穴在股骨内上髁上缘，股内侧肌中间，取穴法是患者屈膝，医者以左手掌按于患者右膝髌骨上缘，2～5 趾向上伸直，拇趾约呈 45°斜置，拇尖下是穴。血海穴与冲门穴的连线上，血海穴直上 6 寸是箕门穴。冲门穴在耻骨联合上缘中点旁开 3.5 寸。

冲上斜七是府舍，横下三寸腹结连，

脐旁四寸大横穴，适当脐旁四寸见，

腹哀建里旁四寸，中庭旁六食窦全。

冲门穴外上方 0.7 寸，前正中线旁开 4 寸是府舍穴。府舍穴上 3 寸，大横穴下 1.3 寸，距腹正中线 4 寸是腹结穴。肚脐旁开4寸是大横穴。腹哀穴在大横穴上3寸,前正中线旁开4寸。食窦穴在第五肋间隙中,前正中线旁开6寸,平中庭穴。

天溪胸乡周荣上,四肋三肋二肋间,

大包腋下方六寸,腋中线上六肋间。

天溪穴、胸乡穴和周荣穴都在前正中线旁开6寸的直线上,天溪位于第四肋间隙,胸乡位于第三肋间隙,周荣位于第二肋间隙。大包穴在腋中线上,第六肋间隙中。

5. 心经(HT)

【歌诀】

HT九穴是心经,起于极泉止少冲,

神志血病痛痹疮,烦热悸汗皆可用。

极泉腋窝动脉率,青灵肘上三寸觅,

少海骨髁纹头间,灵道掌后一寸半。

通里掌后一寸间,阴郄五分在掌后,

神门豌豆骨外缘,少府小指本节后,

少冲小指桡侧边。

【白话解】

HT九穴是心经,起于极泉止少冲,

神志血病痛痹疮,烦热悸汗皆可用。

HT是手少阴心经国际标准命名的英文缩写,本经共9个经穴。起于极泉穴,止于少冲穴。主治神志病、血病、疮疹、热病、心烦心悸、出汗。

极泉腋窝动脉率,青灵肘上三寸觅,

少海骨髁纹头间,灵道掌后一寸半。

极泉穴在腋窝正中,腋动脉搏动处。青灵穴在少海穴与极泉穴的连线上,少海穴上3寸,肱二头肌的内侧沟中。少海取穴为屈肘,当肘横纹内端与肱骨内上髁连线之中点。灵道穴在腕横纹上1.5寸,尺侧腕屈肌腱的桡侧。

通里掌后一寸间,阴郄五分在掌后,

神门豌豆骨外缘,少府小指本节后,

少冲小指桡侧边。

通里穴在腕横纹上 1 寸,尺侧腕屈肌腱的桡侧。阴郄穴在腕横纹上 0.5 寸,尺侧腕屈肌的桡侧。神门穴在腕横纹的尺侧端,尺侧腕屈肌腱的桡侧凹陷中,豌豆骨外缘。少府穴在第五掌骨头后边,第四、五掌骨之间,取穴时握拳,当小指端与无名指端之间是此穴。少冲穴在小指桡侧指甲角旁约 0.1 寸。

6. 小肠经(SI)

【歌诀】

SI 十九手小肠,少泽听宫起止详,

头项耳目热神志,痒疮痈肿液病良。

少泽小指尺甲角,前谷泽后节前方,

后溪握拳节后取,腕骨腕前骨陷当。

阳谷三角骨上取,养老转手髁空藏,

支正腕后上五寸,小海二骨之中央。

肩贞纹头上一寸,臑俞贞上骨下方,

天宗冈下窝中取,秉风冈上窝中央。

曲垣胛冈内上缘,陶道旁三外俞章,

大椎旁二中俞穴,天窗扶后大筋旁。

天容耳下曲颊后,颧髎颧骨下廉乡,

听宫之穴归何处,耳屏中前陷中央。

【白话解】

SI 十九手小肠,少泽听宫起止详,

头项耳目热神志,痒疮痈肿液病良。

SI 是手太阳小肠经国际标准命名的英文缩写。本经有 19 个经穴,起于少泽穴,止于听宫穴。主治头项痛、耳聋、目黄、热病、神志病、疮疹痛痒、痈肿。

少泽小指尺甲角,前谷泽后节前方,

后溪握拳节后取,腕骨腕前骨陷当。

少泽穴在小指尺侧指甲角旁约 0.1 寸。前谷穴在少泽穴的后边取,握拳,第五指掌关节节前尺侧,横纹头赤白肉际。后溪穴取穴法同前谷,穴在第五指掌关节后尺侧。腕骨穴在后溪穴直上,第五掌骨基底与三角骨之间赤白肉际取之。

阳谷三角骨上取,养老转手髁空藏,

支正腕后上五寸,小海二骨之中央。

阳谷穴在腕背横纹尺侧端,三角骨上边,尺骨茎突前凹陷中。养老穴取穴时,需转掌向胸,当尺骨茎突桡侧缘凹陷中。支正穴在阳谷穴上 5 寸,阳谷穴与小海穴的连线上取之。小海穴取穴时应屈肘,当尺骨鹰嘴与肱骨内上髁之间凹陷中。

肩贞纹头上一寸,臑俞贞上骨下方,

天宗冈下窝中取,秉风冈上窝中央。

肩贞穴在腋后皱襞上 1 寸。臑俞在肩贞穴的上方,从腋后皱襞直上,肩胛骨下缘凹陷中。天宗穴在肩胛骨冈下窝的中央。秉风穴在肩胛骨的冈上窝中,天宗穴直上取之。

曲垣胛冈内上缘,陶道旁三外俞章,

大椎旁二中俞穴,天窗扶后大筋旁。

曲垣穴在肩胛骨冈上窝内侧端,约当臑俞与第二胸椎棘突连线的中点取之。陶道穴是督脉穴位,位于第一胸椎棘突下。此穴旁开 3 寸叫肩外俞。肩中俞穴在第七颈椎棘突下(大椎穴)旁开 2 寸。天窗在喉结旁开 3.5 寸,扶突穴后边,在胸锁乳突肌(大筋就是胸锁乳突肌)之后缘。

天容耳下曲颊后,颧髎颧骨下廉乡,

听宫之穴归何处,耳屏中前陷中央。

天容穴在下颌角后方,耳下,胸锁乳突肌前缘。颧髎在目外眦直下,颧骨下缘凹陷中取之。听宫在耳屏前,下颌骨髁状突的后缘,张口呈凹陷处。

7. 膀胱经(BL)

【歌诀】

BL 六十七膀胱经,起于睛明至阴终,
脏腑头面筋痔腰,热病神志身后凭。
内眦上外是睛明,眉头陷中攒竹取,
眉冲直上傍神庭,曲差庭旁一寸半。
五处直后上星平,承光通天络却穴,
后行俱是寸半程,玉枕脑户旁寸三。
天柱筋外发际凭,再下脊旁寸半寻,
第一大杼二风门,三椎肺俞四厥阴。
心五督六膈俞七,九肝十胆仔细分,
十一脾俞十二胃,十三三焦十四肾。
十五气海六大肠,七八关元小肠分,
十九膀胱廿中膂,廿一椎旁白环俞。
上次中下四髎穴,骶骨两旁骨陷中,
尾骨之旁会阳穴,承扶臀下横纹中。
殷门扶下六寸当,浮郄委阳上一寸,
委阳腘窝外筋旁,委中腘窝纹中央。
第二侧线再细详,以下夹脊开三寸,
二三附分魄户当,四椎膏肓五神堂。
六七谵语膈关藏,九椎魂门十阳纲,
十一意舍二胃仓,十三肓门四志室。
十九胞肓廿一秩,小腿各穴牢牢记,
纹下二寸寻合阳,承筋合阳承山间。
承山腨下分肉藏,飞扬外踝上七寸,
跗阳踝上三寸良,昆仑外踝跟腱间。
仆参跟骨外下方,踝下五分申脉穴,
踝前骱陷金门乡,大骨外下寻京骨。
关节之后束骨良,通谷节前陷中好,

至阴小趾外甲角,六十七穴分三段,

头后中外次第找。

【白话解】

BL 六十七膀胱经,起于睛明至阴终,

脏腑头面筋痔腰,热病神志身后凭。

BL 是足太阳膀胱经国际标准命名的英文缩写。本经共有 67 个穴位。起于睛明穴,止于至阴穴。主治由膀胱病造成的小便不通、遗尿、头痛头晕、目痛见风流泪、鼻塞流涕、鼻衄、痔疮、背腰下肢疼痛麻木、热病、神志病。

内眦上外是睛明,眉头陷中攒竹取,

眉冲直上傍神庭,曲差庭旁一寸半。

睛明穴在目内眦旁 0.1 寸。攒竹穴在眉头凹陷中。眉冲穴从攒竹穴直上,入发际 0.5 寸。曲差穴在神庭穴(督脉穴)旁 1.5 寸,当神庭穴与头维穴连线的内 1/3 与 2/3 连接点取之。

五处直后上星平,承光通天络却穴,

后行俱是寸半程,玉枕脑户旁寸三。

五处穴在曲差穴上 0.5 寸,距头正中线 1.5 寸。承光穴、通天穴、络却穴 3 个穴位从五处穴开始,每个向后 1.5 寸。玉枕穴在后发际正中直上 2.5 寸,脑户旁开 1.3 寸。

天柱筋外发际凭,再下脊旁寸半寻,

第一大杼二风门,三椎肺俞四厥阴。

天柱穴在后发际正中直上 0.5 寸,旁开 1.3 寸,当斜方肌外缘凹陷中。经脉从天柱向下行,旁开督脉 1.5 寸。大杼穴在第一胸椎棘突下,旁开 1.5 寸。风门穴在第二胸椎棘突下,旁开 1.5 寸。肺俞穴在第三胸椎棘突下,厥阴俞在第四胸椎棘突下,均旁开 1.5 寸。

心五督六膈俞七,九肝十胆仔细分,

十一脾俞十二胃,十三三焦十四肾。

心俞、督俞、膈俞、肝俞、胆俞、脾俞、胃俞分别在背部第五、

六、七、九、十、十一、十二胸椎棘突下,旁开1.5寸线上。三焦俞在第一腰椎(从十二胸椎向下数,为第十三椎)棘突下旁开1.5寸。肾俞在第二腰椎棘突下旁开1.5寸。

十五气海六大肠,七八关元小肠分,

十九膀胱廿中膂,廿一椎旁白环俞。

气海穴在第三腰椎棘突下(从十二胸椎向下数,为第十五椎)旁开1.5寸。在此线上,大肠俞平第四腰椎棘突下(十六椎下),关元俞平第五腰椎棘突下(十七椎),小肠俞、膀胱俞、中膂俞、白环俞分别平第一骶椎棘突下(十八椎),第二、三、四骶椎棘突下(第十九、二十、二十一椎)。

上次中下四髎穴,骶骨两旁骨陷中,

尾骨之旁会阳穴,承扶臀下横纹中。

上、次、中、下八髎穴(各两穴),分别在第一、二、三、四骶后孔内。会阳穴在尾骨尖旁开0.5寸,承扶穴在臀横纹中央。

殷门扶下六寸当,浮郄委阳上一寸,

委阳腘窝外筋旁,委中腘窝纹中央。

殷门穴在承扶穴与委中穴的连线上,承扶穴下6寸。浮郄穴在委阳穴上1寸,股二头肌腱内侧。委阳穴在腘窝横纹外端,股二头肌腱内缘。委中穴在腘窝横纹中央。

第二侧线再细详,以下夹脊开三寸,

二三附分魄户当,四椎膏肓五神堂。

膀胱经在背部的第二条侧线距后背正中线3寸。附分穴在第二胸椎棘突下旁开3寸,横向与风门平齐。魄户、膏肓、神堂三穴在附分穴的直线上,分别平第三、四、五胸椎棘突下。

六七譩譆膈关藏,九椎魂门十阳纲,

十一意舍二胃仓,十三肓门四志室。

譩譆穴在第六胸椎棘突下,旁开3寸。膈关穴、魂门穴、阳纲穴、意舍穴、胃仓穴均在此竖线上,分别平第七、九、十、十一、十二胸椎棘突下。肓门穴在胃仓穴下边,第一腰椎棘突下旁开

3寸(从上向下数第十三椎)。第二腰椎棘突下旁开3寸是志室穴。

十九胞肓廿一秩,小腿各穴牢牢记,

纹下二寸寻合阳,承筋合阳承山间。

从上向下数第十九椎骨棘突下(第二骶椎)旁开3寸是胞肓穴,向下第四骶椎棘突下旁开3寸是秩边穴。小腿部的各穴要记牢,腘窝横纹中点的委中穴直下2寸是合阳穴,承筋穴在合阳穴与承山穴连线的中点。

承山腨下分肉藏,飞扬外踝上七寸,

跗阳踝上三寸良,昆仑外踝跟腱间。

承山穴在腓肠肌两肌腹之间凹陷的顶端,飞扬穴在承山穴外下方,昆仑穴直上7寸。跗阳穴在昆仑穴直上3寸,昆仑穴在外踝高点与跟腱之间凹陷中。

仆参跟骨外卜方,踝下五分申脉穴,

踝前骰陷金门乡,大骨外下寻京骨。

仆参穴在昆仑穴直下,赤白肉际处。申脉穴在外踝下缘凹陷中,金门穴在外踝前,申脉穴与京骨穴连线中点,当骰骨外侧凹陷中。京骨穴在第五跖骨粗隆下,赤白肉际处。

关节之后束骨良,通谷节前陷中好,

至阴小趾外甲角,六十七穴分三段,

头后中外次第找。

束骨穴在第五跖骨小头后缘,赤白肉际处。足通谷穴在第五跖趾关节前缘,赤白肉际处。至阴穴在足小趾外侧趾甲角旁约0.1寸处。全经67个穴分三段记忆,头部穴、后背内侧线与外侧线按次序找。

8. 肾经(KI)

【歌诀】

KI廿七肾经属,起于涌泉止俞府,

肝心脾肺膀胱肾,肠腹泌尿生殖喉。

足心凹陷是涌泉，舟骨之下取然谷，
太溪内踝跟腱间，大钟溪泉稍后主。

水泉太溪下一寸，照海踝下四分处，
复溜踝上二寸取，交信溜前胫骨后。

踝上五寸寻筑宾，膝内两筋取阴谷，
从腹中线开半寸，横骨平取曲骨沿。

大赫气穴并四满，中注肓俞平脐看，
商曲又恁下脘取，石关阴都通谷言。

幽门适当巨阙侧，诸穴均在肋隙间，
步廊却近中庭穴，神封灵虚神藏间，
或中俞府平璇玑，都隔一肋仔细研。

【白话解】

KI 廿七肾经属，起于涌泉止俞府，
肝心脾肺膀胱胃，咽腹泌尿出咽喉。

KI 是足少阴肾经国际标准命名的英文缩写。本经共有 27
个腧穴。起于涌泉穴，止于俞府穴。主治肝、心、脾、肺、肾、膀胱
病，泌尿生殖系统疾病，咽喉病，大小肠病，大便秘结或腹泻。

足心凹陷是涌泉，舟骨之下取然谷，
太溪内踝跟腱间，大钟溪泉稍后主。

涌泉穴在足底（去趾）前 1/3 处，足趾跖屈时呈凹陷处。然
谷穴在足舟骨粗隆下缘凹陷中。太溪穴在内踝高点与跟腱之间
的凹陷中。大钟穴在太溪穴和水泉穴中间，太溪穴下 0.5 寸稍
后，跟腱内缘。

水泉太溪下一寸，照海踝下四分处，
复溜踝上二寸取，交信溜前胫骨后。

水泉穴在太溪直下 1 寸取穴。照海穴在内踝下缘凹陷中取
穴。复溜穴在太溪穴上 2 寸。交信穴在复溜穴前约 0.5 寸处，
胫骨内缘后方取。

踝上五寸寻筑宾，膝内两筋取阴谷，

从腹中线开半寸,横骨平取曲骨沿。

筑宾穴在太溪穴上 5 寸,太溪与阴谷的连线上。阴谷穴在屈膝位,腘窝内侧,当半腱肌腱与半膜肌腱之间。横骨穴在耻骨联合上际,腹正中线旁开 0.5 寸处,也就是曲骨穴旁开 0.5 寸。

大赫气穴并四满,中注肓俞平脐看,

商曲又恁下脘取,石关阴都通谷言。

在前正中线旁开 0.5 寸的直线上,脐下 4 寸是大赫穴,脐下 3 寸是气穴,脐下 2 寸是四满穴,脐下 1 寸是中注穴,肓俞穴平脐。商曲在脐上 2 寸,与任脉的下脘穴平齐。石关穴在脐上 3 寸,阴都穴在脐上 4 寸,腹通谷穴在脐上 5 寸。

幽门适当巨阙侧,诸穴均在肋隙间,

步廊却近中庭穴,神封灵虚神藏间,

或中俞府平璇玑,都隔一肋仔细研。

幽门穴在脐上 6 寸,仍在上述的前正中线旁开 0.5 寸的线上,此穴与任脉的巨阙穴平齐。下边的穴进入胸部,在肋间隙中,直线为前正中线旁开 2 寸。步廊穴在第五肋间隙,和任脉中庭穴平齐。神封穴在步廊穴的直线上,第四肋间隙。灵墟穴在第三肋间隙,神藏穴在第二肋间隙,或中穴在第一肋间隙。俞府穴在锁骨下缘,和任脉的璇玑穴平齐,从步廊穴到或中穴,每穴都相隔一肋。

9. 心包经(PC)

【歌诀】

PC 心包手厥阴,起于天池中冲尽,

心胸肺胃效皆好,诸痛痒疮亦可寻。

天池乳外旁一寸,天泉腋下二寸循,

曲泽腱内横纹上,郄门去腕五寸寻。

间使腕后方三寸,内关掌后二寸停,

掌后纹中大陵在,两条肌腱标准明,

劳宫屈指掌心取,中指末端是中冲。

【白话解】

PC 心包手厥阴,起于天池中冲尽,

心胸肺胃效皆好,诸痛痒疮亦可寻。

PC 是手厥阴心包经国际标准命名的英文缩写。本经共 9 个经穴。起于天池穴,止于中冲穴。本经经穴主治心、胸、肺、胃疾患,经脉循行部位疼痛及疮疹。

天池乳外旁一寸,天泉腋下二寸循,

曲泽腱内横纹上,郄门去腕五寸寻。

天池穴在第四肋间隙,乳头外侧 1 寸。天泉穴在上臂掌侧,腋前纹头下 2 寸,肱二头肌长短头之间。曲泽穴在肘横纹上,肱二头肌腱尺侧缘。郄门穴在腕横纹上 5 寸,掌长肌腱与桡侧腕屈肌腱之间。

间使腕后方三寸,内关掌后二寸停,

掌后纹中大陵住,两条肌腱标准明,

劳宫屈指掌心取,中指末端是中冲。

间使穴在腕横纹上 3 寸,掌长肌腱与桡侧腕屈肌腱之间。内关穴也在这两个肌腱之间,但在腕横纹上 2 寸。大陵穴正在腕横纹中央,两条肌腱之间。劳宫穴在手掌心,第二、三掌骨之间,握拳,中指尖下即是。中冲穴在中指尖端的中央。

10. 三焦经(SJ)

【歌诀】

SJ 二三三焦经,起关冲止丝竹空,

头侧耳目热神志,腹胀水肿遗尿癃。

关冲无名指甲内,液门握拳指缝讨,

中渚液门上一寸,阳池腕表有陷凹。

腕上二寸取外关,支沟腕上三寸安,

会宗三寸尺骨缘,三阳络在四寸间。

肘下五寸寻四渎,肘上一寸天井见,

肘上二寸清冷渊,消泺渊臑正中间。

臑会三角肌后下，肩髎肩峰后下陷，

天牖平颌肌后缘，乳突颌角取翳风。

下三分之一瘈脉现，上三分之一颅息取，

角孙入发平耳尖，耳门屏上切迹前，

和髎耳根前指宽，丝竹空在眉梢陷。

【白话解】

SJ 二三三焦经，起关冲止丝竹空，

头侧耳目热神志，腹胀水肿遗尿癃。

SJ 是手少阳三焦经的拼音缩写。本经共有 23 个经穴，起于关冲穴，止于丝竹空穴。主治头侧部、耳、目病，热病，神志病，又治腹胀、水肿、遗尿和小便不利。

关冲无名指甲内，液门握拳指缝讨，

中渚液门上一寸，阳池腕表有陷凹。

关冲穴在第四指尺侧指甲角旁约 0.1 寸。液门穴取穴时握拳，在第四、五指之间，指掌关节前凹陷中。中渚取穴也握拳，在第四、五掌骨小头后缘之间凹陷中，液门穴后 1 寸。阳池穴在腕背横纹中，指总伸肌腱尺侧缘凹陷中。

腕上二寸取外关，支沟腕上三寸安，

会宗三寸尺骨缘，三阳络在四寸间。

外关穴在腕背横纹上 2 寸，尺桡骨之间。支沟穴在腕背横纹上 3 寸，桡骨与尺骨之间，在外关上 1 寸。会宗穴在支沟穴尺侧约 1 寸，于尺骨的桡侧缘取之。三阳络穴在支沟穴上 1 寸，就是腕背横纹上 4 寸，桡骨与尺骨之间取之。

肘下五寸寻四渎，肘上一寸天井见，

肘上二寸清冷渊，消泺渊臑正中间。

四渎穴在肘部尺骨鹰嘴下 5 寸，桡骨与尺骨之间。天井穴取穴时屈肘，在尺骨鹰嘴上 1 寸许凹陷中。清冷渊穴取穴也屈肘，肘上 2 寸，也就是天井穴上 1 寸取之。消泺穴在尺骨鹰嘴与肩髎穴连线上，清冷渊穴上 3 寸，在清冷渊穴与臑会穴中间。

臑会三角肌后下,肩髎肩峰后下陷,

天牖平颌肌后缘,乳突颌角取翳风。

臑会穴在尺骨鹰嘴与肩髎穴连线上,肩髎穴下3寸,当三角肌的后缘。肩髎穴在肩峰后下方,上臂外展,当肩髃穴后寸许的凹陷中。天牖穴平下颌角,胸锁乳突肌后缘取穴。翳风穴在乳突前下方,平耳垂后下缘的凹陷中。

下三分之一瘈脉现,上三分之一颅息取,

角孙入发平耳尖,耳门屏上切迹前,

和髎耳根前指宽,丝竹空在眉梢陷。

瘈脉穴在乳突中央,当翳风穴与角孙穴沿耳轮连线的下1/3与上2/3交界处。颅息穴在耳后,上述连线的上1/3与下2/3交界处。角孙穴在耳尖处的发际上。耳门穴在耳屏上切迹前,下颌骨髁状突后缘凹陷中。耳和髎穴在鬓发后缘,平耳廓根前,当颞浅动脉后缘。丝竹空穴在眉梢外的凹陷中。

11. 胆经(GB)

【歌诀】

GB四十四足少阳,头侧耳目鼻喉恙,

起瞳子髎止窍阴,身侧神志热妇良。

外眦五分瞳子髎,听会耳前珠陷详,

上关下关上一寸,以下五穴细推商。

头维胃经连颔厌,悬颅悬厘在下方,

曲鬓角孙前一指,头维曲鬓串一行,

五穴间隔均相等,率谷入发寸半量。

天冲率后斜五分,浮白率后一寸乡,

头窍阴穴乳突上,完骨乳突后下方。

本神神庭三寸旁,阳白眉上一寸量,

入发五分头临泣,庭维之间取之良。

目窗正营及承灵,相距寸寸寸半量,

脑空池上平脑户,粗隆上缘外两旁。

风池耳后发际陷,颅底筋外有陷凹,
肩井大椎肩峰间,渊腋腋下三寸见。
辄筋腋前横一寸,日月乳下三肋现,
京门十二肋骨端,带脉章下平脐看。
五枢髂前上棘前,略下五分维道见,
居髎髂前转子取,环跳髀枢陷中间。
风市垂手中指尽,其下二寸中渎陈,
阳关阳陵上三寸,小头前下阳陵泉。
阳交外丘骨前后,踝上七寸丘在前,
光明踝五阳辅四,悬钟三寸骨前缘。
外踝前下丘墟寻,临泣四趾本节扪,
侠溪穴与地五会,跖趾关节前后寻,
四趾外端足窍阴,四十四穴仔细吟。

【白话解】

GB 四十四足少阳,头侧耳目鼻喉恙,
起瞳子髎止窍阴,身侧神志热妇良。

GB 是足少阳胆经国际标准命名的英文缩写,本经共有 44
个经穴。起于瞳子髎,止于足窍阴穴。主治头侧部、耳、目、咽喉
疾病,身侧部疼痛,神志病,热病,妇科疾病。

外眦五分瞳子髎,听会耳前珠陷详,
上关下关上一寸,以下五穴细推商。

瞳子髎穴在目外眦旁 0.5 寸,眶骨外缘凹陷中。听会穴在
耳屏间切迹前,下颌骨髁状突的后缘,张口有孔(髁状突摸之略
鼓,张口凹陷)。上关穴在下关穴直上一寸,当颧弓的上缘。以
下的五个穴仔细推敲寻找。

头维胃经连颔厌,悬颅悬厘在下方,
曲鬓角孙前一指,头维曲鬓串一行,
五穴间隔均相等,率谷入发寸半量。

胃经的头维穴和曲鬓穴作为弧形连线的坐标,曲鬓穴在鬓

发内,角孙穴向前平移一横指处。把弧形连线分为 4 等份,上 1/4 与下 3/4 交界处是颔厌穴。连线中点处是悬颅,连线的上 3/4 与下 1/4 交界处是悬厘,这 5 个穴位之间的距离相等。率谷穴在耳尖直上,入发际 1.5 寸处。

　　天冲率后斜五分,浮白率后一寸乡,
　　头窍阴穴乳突上,完骨乳突后下方。

　　天冲穴在率谷穴后上 5 分,在耳根后缘直上,入发际 2 寸处。浮白穴在耳根上缘向后入发际横量 1 寸,离率谷穴 1 寸处。头窍阴穴在浮白穴直下,乳突的根部。完骨穴在乳突后下方凹陷中。

　　本神神庭三寸旁,阳白眉上一寸量,
　　入发五分头临泣,庭维之间取之良。

　　本神穴在神庭穴旁 3 寸,在神庭穴与头维穴连线的内 2/3 与外 1/3 连接点处。阳白穴取穴法为:目正视,瞳孔直上,眉上 1 寸。头临泣穴在阳白穴直上,入发际 5 分处,神庭穴与头维穴中间。

　　目窗正营及承灵,相距寸寸寸半量,
　　脑空池上平脑户,粗隆上缘外两旁。

　　目窗穴在头临泣后 1 寸,正营穴在目窗穴后 1 寸,承灵穴在正营穴后 1.5 寸。脑空穴在风池穴直上 1.5 寸,与督脉的脑户穴持平,在枕骨粗隆上缘外两旁。

　　风池耳后发际陷,颅底筋外有陷凹,
　　肩井大椎肩峰间,渊腋腋下三寸见。

　　风池穴在耳后发际处,胸锁乳突肌与斜方肌之间的凹陷中,与风府穴(督脉)相平。肩井穴在大椎穴(督脉)与肩峰连线的中心。渊腋穴取穴法为举臂,腋中线上第四肋间隙处(腋窝下 3 寸)。

　　辄筋腋前横一寸,日月乳下三肋现,
　　京门十二肋骨端,带脉章下平脐看。

辄筋穴在渊腋穴前 1 寸,第四肋间隙。日月穴在乳头下方,第七肋间隙。京门穴在第十二肋骨端,章门穴在第十一肋端,章门穴直下平脐处是带脉穴。

五枢髂前上棘前,略下五分维道见,

居髎髂前转子取,环跳髀枢陷中间。

五枢穴在侧腹,髂前上棘之前 0.5 寸,约平脐下 3 寸处。维道穴在五枢穴前下 0.5 寸。居髎穴在髂前上棘与股骨大转子高点连线的中点。环跳穴在股骨大转子(古代大转子称为髀枢)高点与骶管裂孔连线的外 1/3 与内 2/3 交界处。

风市垂手中指尽,其下二寸中渎陈,

阳关阳陵上三寸,小头前下阳陵泉。

风市穴在大腿外侧正中,横纹水平线上 7 寸,取穴时患者直立或平卧位,以手贴于腿外,中指尖下是此穴。中渎穴在风市穴下 2 寸。阳陵泉穴在腓骨小头前下方凹陷之中,膝阳关穴在阳陵泉上 3 寸,股骨外上髁上方的凹陷中。

阳交外丘骨前后,踝上七寸丘在前,

光明踝五阳辅四,悬钟三寸骨前缘。

阳交穴在外踝高点上 7 寸,腓骨后缘。外丘穴也在外踝高点上 7 寸,但在腓骨前缘。光明穴在外踝高点上 5 寸,腓骨前缘。阳辅穴在外踝高点上 4 寸,腓骨前缘稍前处。悬钟穴又叫绝骨穴,在外踝高点上 3 寸,腓骨后缘处。

外踝前下丘墟寻,临泣四趾本节扪,

侠溪穴与地五会,跖趾关节前后寻,

四趾外端足窍阴,四十四穴仔细吟。

丘墟穴在外踝前下方,趾长伸肌腱外侧凹陷中。足临泣穴在第四、五跖骨结合部前方,小趾伸肌腱外侧凹陷中。侠溪穴在第四、五趾间缝纹端。地五会在第四、五跖骨间,跖趾关节的后方,小趾伸肌腱内侧缘处。足窍阴穴在足第四趾外侧甲角旁约 0.1 寸处。本经 44 个穴要仔细记读。

12. 肝经(LR)

【歌诀】

LR 十四是肝经,起于大敦期门终,

肠腹诸疾前阴病,五脏可治胆亦灵。

大敦蹬趾外甲角,行间纹端趾缝寻,

太冲关节后凹陷,踝前筋内取中封。

踝上五寸蠡沟穴,中都踝上七寸擒,

膝关阴陵后一寸,曲泉屈膝横纹上。

阴包膝上方四寸,五里气冲下三寸,

阴廉气二动脉中,急脉阴旁二五分,

季肋下缘章门穴,乳下二肋寻期门。

【白话解】

LR 十四是肝经,起于大敦期门终,

肠腹诸疾前阴病,五脏可治胆亦灵。

LR 是足厥阴肝经国际标准命名的英文缩写,本经共有 14
个经穴。起于大敦穴,止于期门穴。主治肠和腹部的疾病(如
泄泻、呕逆、腹痛),前阴病(疝气、遗尿、小便不利、小腹痛),心、
肝、脾、肺、肾五脏的疾患和胆病。

大敦蹬趾外甲角,行间纹端趾缝寻,

太冲关节后凹陷,踝前筋内取中封。

大敦穴在足大趾外侧趾甲角旁约 0.1 寸处。行间穴在足背
第一、二趾间缝纹端。太冲穴在足背第一、二跖骨结合部前凹陷
中。中封穴在内踝前 1 寸,胫骨前肌腱内缘。

踝上五寸蠡沟穴,中都踝上七寸擒,

膝关阴陵后一寸,曲泉屈膝横纹上。

蠡沟穴在内踝高点上 5 寸,胫骨内侧面的中央。中都穴在
同一直线上,蠡沟穴上 2 寸(内踝高点上 7 寸)。膝关穴在阴陵
泉后 1 寸。曲泉穴取穴时屈膝,当膝内侧横纹头上方凹陷中。

阴包膝上方四寸,五里气冲下三寸,

阴廉气二动脉中,急脉阴旁二五分,

季肋下缘章门穴,乳下二肋寻期门。

阴包穴在膝上股骨内上髁上4寸,缝匠肌后缘。足五里穴在曲骨穴旁开2寸的气冲穴再直下3寸的大腿内侧处取。阴廉穴在曲骨穴旁2寸,再直下2寸,足五里穴上1寸处取。急脉穴在耻骨联合下旁开2.5寸,当气冲穴外下方的腹股沟处。章门穴在第十一肋端。期门穴在乳头直下二肋,也就是第六肋间隙处。

13. 督脉(DU)

【歌诀】

DU督脉二九良,起长强止龈交上,

脑病为主次分段,急救热病及肛肠。

尾骨之端是长强,骶管裂孔取腰俞,

十六阳关半髋量,命门十四二悬枢。

十一椎下脊中藏,十椎中枢九筋缩,

七椎之下乃至阳,六灵台五神道穴。

三椎之下身柱藏,陶道一椎之下取,

大椎就在一椎上,哑门入发五分处。

风府一寸宛中当,粗隆上缘寻脑户,

强间户上寸半量,后顶直上又寸五。

百会前五后七量,会前寸五前顶取,

囟会星后一寸长,小儿禁刺当牢记。

上星入发一寸量,神庭五分入发际,

印堂两眉中间取,素髎鼻尖准头乡。

水沟鼻唇沟上取,兑端唇上尖端藏,

龈交上唇系带底,经行背头居中行。

【白话解】

DU督脉二九良,起长强止龈交上,

脑病为主次分段,急救热病及肛肠。

DU 是督脉的英文缩写,起于长强穴,止于龈交穴。本经共 29 个经穴。主治脑病、神志病、热病、腰骶、背、头局部病及相应的内脏疾病、肛肠病。

尾骨之端是长强,骶管裂孔取腰俞,

十六阳关平髋量,命门十四三悬枢。

长强穴在尾骨尖下 0.5 寸,约当尾骨尖端与肛门的中点。腰俞穴当骶管裂孔处。以第一胸椎为一椎从上而下数,腰阳关穴在十六椎下,也就是第四腰椎棘突下(平髋嵴最高点处),命门穴在第十四椎下(第二腰椎棘突下),悬枢穴在第十三椎下(第一腰椎棘突下)。

十一椎下脊中藏,十椎中枢九筋缩,

七椎之下乃至阳,六灵台五神道穴。

脊中穴在第十一胸椎棘突下,中枢穴在第十胸椎棘突下,筋缩穴、至阳穴、灵台穴、神道穴分别在第九、七、六、五胸椎棘突下。

三椎之下身柱藏,陶道一椎之下取,

大椎就在一椎上,哑门入发五分处。

身柱穴、陶道穴分别在第三、一胸椎的棘突下。大椎穴在一椎之上,就是第七颈椎棘突下。哑门穴在后发际,正中直上 0.5 寸。

风府一寸宛中当,粗隆上缘寻脑户,

强间户上寸半量,后项直上又寸五。

风府穴在后发际正中直上 1 寸。脑户穴在枕骨粗隆上缘,风府穴直上 1.5 寸处。强间穴在脑户穴上 1.5 寸处,后顶穴从强间穴直上 1.5 寸。

百会前五后七量,会前寸五前顶取,

囟会星后一寸长,小儿禁刺当牢记。

百会穴从后发际正中直上 7 寸,距前发际 5 寸,在耳尖直上头顶正中。前顶穴在百会穴前 1.5 寸处。囟会穴在前发际正中直上 2 寸,就是上星穴后 1 寸处。小儿前囟未闭者禁刺。

上星入发一寸量,神庭五分入发际,
印堂两眉中间取,素髎鼻尖准头乡。
水沟鼻唇沟上取,兑端唇上尖端藏,
龈交上唇系带底,经行背头居中行。

上星穴在前发际正中直上 1 寸。神庭穴在前发际正中直上 0.5 寸处。印堂在两眉中间,素髎穴在鼻尖正中,水沟穴又叫人中穴,在人中沟的上 1/3 与中 1/3 交界处。兑端穴在上唇尖端,红唇与皮肤相接处。龈交穴在上唇系带与齿龈连接处。督脉行于后背正中及头正中线上。

重要注释:印堂穴在 1990 年颁布的国家标准《经穴部位》和 1991 年 WHO 颁布的《针灸穴名国际标准》中均归在经外奇穴一类。**在 2006 年 9 月 18 日发布的国家标准《腧穴名称与定位》中,印堂穴由经外奇穴归至督脉,定位不变,经穴代码改为 GV29。**

14. 任脉(RN)

【歌诀】

RN 任脉二四呈,起于会阴承浆停,
强壮为主次分段,泌尿生殖作用宏。
会阴两阴中间取,曲骨耻骨联合从,
中极关元石门穴,每穴相距一寸匀。
气海脐下一寸半,脐下一寸阴交明,
肚脐中央名神阙,脐上诸穴一寸匀。
水分下脘与建里,中脘上脘巨阙行,
鸠尾歧骨下一寸,中庭胸剑联合中。
膻中正在两乳间,玉堂紫宫华盖重,
再上一肋璇玑穴,胸骨上缘天突通,
廉泉颔下结喉上,承浆唇下宛宛中。

【白话解】

RN 任脉二四呈,起于会阴承浆停,

强壮为主次分段,泌尿生殖作用宏。

RN 是任脉的英文缩写,全经 24 个经穴。起于会阴穴,止于承浆穴。本经腧穴主治腹、胸、颈、头面的局部病症及相应的内脏器官疾病,有的穴有强壮作用,治泌尿生殖病。

会阴两阴中间取,曲骨耻骨联合从,

中极关元石门穴,每穴相距一寸均。

会阴穴在阴囊根与肛门中间(女性在大阴唇后联合与肛门的中间),曲骨穴在耻骨联合上缘中点处。把曲骨到肚脐正中线等分 5 份,每份为 1 寸。中极穴在脐下 4 寸,曲骨上 1 寸。关元穴在脐下 3 寸,石门穴在脐下 2 寸,每穴都相距 1 寸。

气海脐下一寸半,脐下一寸阴交明,

肚脐中央名神阙,脐上诸穴一寸匀。

气海穴在脐下 1.5 寸,阴交穴在脐下 1 寸,肚脐中间叫神阙,脐上的每个穴均相距 1 寸。

水分下脘与建里,中脘上脘巨阙行,

鸠尾歧骨下一寸,中庭胸剑联合中。

从脐中到胸剑突联合中点正中直线为 8 寸。水分穴在脐上 1 寸,下脘穴在脐上 2 寸,建里穴在脐上 3 寸,中脘穴在脐上 4 寸,上脘穴为脐上 5 寸,巨阙在脐上 6 寸,鸠尾穴在剑突下,脐上 7 寸,中庭穴正好在胸剑联合中点上。

膻中正在两乳间,玉堂紫宫华盖重,

再上一肋璇玑穴,胸骨上缘天突通,

廉泉颌下结喉上,承浆唇下宛宛中。

膻中穴在两乳头之间,前正中线上,平第四肋间隙。玉堂穴在前正中线,平第三肋间隙。紫宫穴在前正中线,平第二肋间隙。华盖穴在前正中线,胸骨角的中点。璇玑穴在前正中线,胸骨柄的中央。天突穴在胸骨上窝正中。廉泉穴在舌骨体上缘的中点处。承浆穴在颏唇沟的中点。

二、募穴^①歌（募穴与俞穴很重要,但十二背俞穴前歌已包括）

【出处】 本歌是在五脏六腑之募穴歌基础上,又加心包经之募穴,故称为"十二经募穴歌"。募穴始见于《素问·奇病论》:"胆虚气上溢而上为之苦,治之以胆募俞",《难经·六十七难》:"五脏募皆在阴,而俞皆在阳者",均无具体穴名。至《脉经》才明确地指出 10 个募穴,《针灸甲乙经》又补充了三焦之募穴石门,后人又补充了心包之募膻中穴,始臻完备。临床上脏腑有病可取其所属的募穴,尤其腑病多取募穴,或俞募相配治疗,效果较显著。募穴应熟记。

【歌诀】

大肠天枢肺中府,小肠关元心巨阙,

膀胱中极肾京门,肝募期门胆日月,

胃募中脘脾章门,三焦募在石门穴,

膻中穴是包络募,从阴引阳^②是妙诀。

【注释】

①募穴:募穴是脏腑经气结聚于胸腹部的腧穴。因此,它全部分散在胸腹部,其位置与脏腑位置高低基本一致,但本脏腑募穴不一定在本经脉上,如胃之募穴中脘在任脉上等。

②从阴引阳:募穴是脏腑经气汇集在胸腹部的穴位,胸腹属阴;阳病,是按邪气的阴阳属性和病证的寒热虚实而言的,阳病可针刺募穴以调整经气而引邪外出。临床上如果六腑发生病变,每每在相关的募穴处出现压痛或敏感等现象。六腑之病,取本腑募穴,治疗效果较好。如大肠病取天枢穴治之,胃脘痛取中脘穴等,即是"从阴引阳"。此外,李杲在《脾胃论》中说:"凡治腹之募,皆为原气不足,从阴引阳,勿误也"。这里的"从阴引阳",指从腹部的募穴中引阳气上行,以达到抑阴扶阳的目的。

【白话解】

大肠的募穴是天枢,肺的募穴是中府,小肠的募穴是关元,心的募穴是巨阙,中极是膀胱的募穴,京门是肾的募穴,肝的募穴是期门,胆的募穴是日月,胃的募穴是中脘,脾的募穴是章门,石门是三焦的募穴,膻中是心包的募穴。使用募穴治病,能够从阴引阳,祛除病邪。

三、八会穴① 歌

【出处】 本歌选自《针灸聚英》,其他书籍只列八会穴,未列歌诀。八会穴首见于《难经·四十五难》。八会穴与其所属的八种脏器组织的生理功能有着密切关系,擅长治疗与脏、腑、气、血、筋、脉、骨、髓分别相关的疾病,如腑病取中脘,气病取膻中等。另外,在《难经·四十五难》中指出:"热病在内者,取其会之气穴也",说明八会穴还治疗脏器组织的热病。临床常与郄穴配合应用。

【歌诀】

脏会章门腑中脘,髓筋绝骨阳陵泉。

骨会大杼脉太渊,血会膈俞气膻中。

【注释】

①八会穴:指脏、腑、气、血、筋、脉、骨、髓的精气会聚之处,共八穴。

【白话解】

五脏之会为章门穴,六腑之会为中脘穴,髓之会为绝骨(即悬钟)穴,筋之会为阳陵泉,骨之会为大杼穴,脉之会为太渊穴,血之会为膈俞,气之会为膻中。

四、八脉交会八穴歌

【出处】 本歌最早见于《医经小学》卷三,题目为"经脉交会八穴一首",其后在《针灸大全》和《针灸聚英》、《针灸大成》等书中均有记载。本歌诀将奇经八脉与十二经脉在四肢相通的八个腧穴及其主治病症编成歌诀,便于诵读和应用。此八穴既能治奇经病,又能治正经病,临床上常采用上下相应的配穴法,如公孙配内关等。熟记本歌诀对临床及研究灵龟八法均有帮助。

【歌诀】

公孙冲脉胃心胸,内关阴维下总同,

临泣胆经连带脉,阳维目锐外关逢。

后溪督脉内眦颈,申脉阳跷络亦通,

列缺任脉行肺系,阴跷照海膈喉咙。

【白话解】

公孙(属脾经而通冲脉)与内关(属心包经而通阴维脉)二穴相配,能治疗心、胸、胃三个部位的病症。

足临泣(属胆经而通于带脉)与外关(属三焦经而通于阳维脉)二穴相配,主要能治目外眦、耳后、颊、颈、肩等部位的病症。

后溪(属小肠经而通督脉)与申脉(属膀胱经而通阳跷脉)二穴相配,主要能治目内眦、颈项、耳、肩、小肠、膀胱等部位的病症。

列缺(属肺经与任脉相通)和照海(属肾经与阴跷脉相通)穴相配,主要能治肺系、喉咙和胸膈三个部位的病症。

五、孙真人针十三鬼穴歌

【出处】 选自《针灸大成》。本歌所介绍的13个穴位,是唐代著名医学家孙思邈(尊称孙真人)通过长期临床实践,总结出来的治疗神志疾患的经验穴,也是当时的"特效穴",称为"十三鬼穴"。近代临床实践证明,这些穴位在治疗神志病方面,确是行之有效的。

【歌诀】

百邪癫狂所为病,针有十三穴须认。

凡针之体先鬼宫,次针鬼信无不应。

一一从头逐一求，男从左起女从右。

一针人中鬼宫停，左边下针右出针。

第二手大指甲下，名鬼信刺三分深。

三针足大趾甲下，名曰鬼垒入二分。

四针掌后大陵穴，入针五分为鬼心。

五针申脉为鬼路，火针三下七锃锃。

第六却寻大椎上，入发一寸为鬼枕。

七刺耳垂下五分，名曰鬼床针要温。

八针承浆名鬼市，从左出右君须记。

九针间使为鬼窟，十针上星名鬼堂。

十一阴下缝三壮，女玉门头为鬼藏。

十二曲池名鬼臣，火针仍要七锃锃。

十三舌头当舌中，此穴须名是鬼封。

手足两边相对刺，若逢狐穴只单通。

此是先师真妙诀，狂猖恶鬼走无踪。

明代杨继洲注：

一针鬼宫，即人中，入三分。

二针鬼信，即少商，入三分。

三针鬼垒，即隐白，入二分。

四针鬼心，即大陵，入五分。

五针鬼路，即申脉（火针），入三分。

六针鬼枕，即风府，入二分。

七针鬼床，即颊车，入五分。

八针鬼市，即承浆，入三分。

九针鬼窟，即劳宫，入二分。

十针鬼堂，即上星，入二分。

十一针鬼藏，男即会阴，女即玉门头，入三分。

十二针鬼臣，即曲池（火针）入五分。

十三针鬼封，在舌下中缝，刺出血，仍横安针一枚，就两口吻,令舌不动,此法甚效。更加间使、后溪二穴尤妙。

男子先针左起,女子先针右起。单日为阳,双日为阴。阳日阳时针右转,阴日阴时针左转。

【白话解】

百邪癫狂所为病,针有十三穴须认。

凡针之体先鬼宫,次针鬼信无不应。

一一从头逐一求,男从左起女从右。

治疗百种邪祟及癫狂病,要针刺13个穴必须认清。首先针刺鬼宫穴(即人中穴),其次针刺鬼信穴(即少商穴)。以下把13个穴的位置叙述一遍。男子先针左边穴,女子先针右边穴。

一针人中鬼宫停,左边下针右出针。

第二手大指甲下,名鬼信刺三分深。

第一针刺叫鬼宫的穴也就是人中穴,用透针法从左边进针,右边出针。第二穴叫鬼信穴,在手大指末节桡侧,距指甲角0.1寸,即少商穴,针刺三分深。

三针足大趾甲下,名曰鬼垒入二分。

四针掌后大陵穴,入针五分为鬼心。

第三针刺叫鬼垒的穴,穴位在足大趾末节内侧,距趾甲角0.1寸,即隐白穴,针刺深度为二分。第四针刺叫鬼心的穴,穴位在腕部掌横纹的中点,即大陵穴,针刺深度为五分。

五针申脉为鬼路,火针三下七锃锃。

第六却寻大椎上,入发一寸为鬼枕。

第五针刺叫鬼路的穴,即申脉穴(位置在足外踝直下方的凹陷中),用火针针刺三下。第六针刺鬼枕穴,即风府穴,穴位在大椎穴的上边,项部,当后发际正中直上1寸处。

七刺耳垂下五分,名曰鬼床针要温。

八针承浆名鬼市,从左出右君须记。

第七针刺叫鬼床的穴,即颊车穴,穴位在耳垂下,下颌角前上方约一横指,咬肌隆起,按之凹陷处,用温针法刺。第八针刺鬼市穴即承浆穴(在面部当颏唇沟的正中凹陷处),针法为透针(从左透右)。

九针间使为鬼窟,十针上星名鬼堂。

十一阴下缝三壮,女玉门头为鬼藏。

第九针刺叫鬼窟的穴,即间使穴(在前臂掌侧,腕横纹上3寸,掌长肌腱与桡侧腕屈肌腱之间)。第十针刺叫鬼堂的穴,即上星穴(在头部,前发际正中直上1寸)。第十一穴叫鬼藏,男子即会阴穴(在阴囊根部与肛门连线的中点),女子为阴蒂处,用灸三壮法。

十二曲池名鬼臣,火针仍要七锃锃。

十三舌头当舌中,此穴须名是鬼封。

第十二针刺叫鬼臣的穴,即曲池(在肘横纹外侧端,屈肘,当尺泽与肱骨外上髁连线中点),用火针刺。第十三针刺叫鬼封的穴,穴在舌下舌系带处,名舌缝。

手足两边相对刺,若逢孤穴只单通。

此是先师真妙诀,猖狂恶鬼走无踪。

如果穴位在手足上,双侧都要针刺,如果只是单穴(如人中、承浆、舌缝、会阴),就用透针法。这是先师治疗癫狂病的真正妙诀。

以下是明代杨继洲注释:

一针鬼宫,即人中,入三分。

二针鬼信,即少商,入三分。

三针鬼垒,即隐白,入二分。

四针鬼心,即大陵,入五分。

五针鬼路,即申脉(火针),入三分。

六针鬼枕,即风府,入二分。

七针鬼床,即颊车,入五分。

八针鬼市,即承浆,入三分。

九针鬼窟,即劳宫,入二分。

十针鬼堂,即上星,入二分。

十一针鬼藏,男即会阴,女即玉门头,入三分。

十二针鬼臣,即曲池(火针),入五分。

十三针鬼封,在舌下中缝,刺出血,仍横安针一枚,就两口吻,令舌不动,此法甚效。更加间使、后溪二穴尤妙。

男子先针左起,女子先针右起。单日为阳,双日为阴。阳日阳时针右转,阴日阴时针左转。

【白话解】明代杨继洲多数针法与前面相同。仅第十三针鬼封穴在舌下中缝,针刺出血,在口两吻处衔针一枚,让舌头不动,这种疗法效果很好。再刺间使穴、后溪穴效果就更好了。

男子针刺先从左起,女子针刺先从右起。单日为阳,双日为阴。阳日阳时(按12时辰,单时为阳,双时为阴)针向右转动,阴日阴时针向左转动。

六、秋夫疗鬼十三穴歌

【出处】出自《凌门传授铜人指穴》。本歌是宋代医家徐秋夫治疗神志病的经验穴。徐秋夫的十三穴与孙真人十三鬼穴相比,大同小异。有九个穴位相同,四个穴位不同。不相同的穴位徐氏是"神庭"、"乳中"、"阳陵泉"、"行间"四穴。孙真人为"申脉"、"上星"、"会阴"、"曲池"四穴。

【歌诀】

人中神庭风府始,舌缝承浆颊车次,

少商大陵间使连,乳中阳陵泉有据,

隐白行间不可差,十三穴是秋夫置。

【白话解】人中穴、神庭穴、风府穴三穴先刺,再刺舌缝、承浆、颊车三穴。刺手、臂的少商、大陵、间使穴,胸部乳中穴(乳中针刺是特殊用法),腿部阳陵泉穴,足部隐白、行间穴,这是徐秋夫治神志病的13个穴位。

七、胜玉歌

【出处】 本歌选自明代著名针灸学家杨继洲编著的《针灸大成》一书，是杨氏在家传《卫生针灸玄机秘要》基础上增辑而成的配穴处方的经验总结。在杨氏行医的时候，元代王国瑞编撰的《扁鹊神应针灸玉龙经》已流行一时，其中《玉龙歌》的原文较长，不易记诵。有鉴于此，杨氏简明扼要地编成了这篇"胜玉歌"。为了表示本篇内容和临床上的实用价值，以及写作方式的精练，颇有胜过《玉龙歌》之处，所以定名为"胜玉歌"，以引起读者的重视。全歌 76 句，38 韵，强调了 66 穴的应用，其内容是以各部疼痛为主，其他病症也多有涉及，共提及 50 余种病症。灸法应用较多是本歌的特点。本歌临床价值很高，宜熟读。

【歌诀】

> 胜玉歌兮不虚言，此是杨家真秘传。
> 或针或灸依法语，补泻迎随随手捻。
> 头痛眩晕百会好，心疼脾痛上脘先。
> 后溪鸠尾及神门，治疗五痫[1]立便痊。
> 髀疼要针肩井穴，耳闭[2]听会莫迟延。
> 胃冷下脘却为良，眼痛须觅清冷渊。
> 霍乱[3]心疼吐痰涎，巨阙着艾便安然。
> 脾疼背痛中渚泻，头风眼痛上星专。
> 头项强急承浆保，牙腮疼紧大迎全。
> 行间可治膝肿病，尺泽能医筋拘挛。
> 若人行步苦艰难，中封太冲针便痊。
> 脚背痛时商丘刺，瘰疬少海天井边。
> 筋疼闭结支沟穴，颔[4]肿喉闭少商前。
> 脾心痛急寻公孙，委中驱疗脚风缠。
> 泻却人中及颊车，治疗中风口吐沫。
> 五疟[5]寒多热更多，间使大杼真妙穴。

经年或变劳怯者,痞满脐旁章门决。

噫气吞酸食不投,膻中七壮除膈热。

目内红痛苦皱眉,丝竹攒竹亦堪医。

若是痰涎并咳嗽,治却须当治肺俞。

更有天突与筋缩,小儿吼闭⑥自然疏。

两手酸痛难执物,曲池合谷并肩髃。

臂疼背痛针三里,头风⑦头痛灸风池。

肠鸣大便时泄泻,脐旁两寸灸天枢。

诸般气症从何治,气海针之灸亦宜。

小肠气痛⑧归来治,腰痛中空穴最奇。

腿股转酸难移步,妙穴说与后人知。

环跳风市与阴市,泻却金针病自除。

热疮臁内⑨年年发,血海寻来可治之。

两膝无端肿如斗,膝眼三里艾当施。

两股转筋承山刺,脚气复溜不须疑。

踝跟骨痛灸昆仑,更有绝骨共丘墟。

灸罢大敦除疝气,阴交针入下胎衣。

遗精白浊⑩心俞治,心热口臭大陵驱。

腹胀水分多得力,黄疸至阳便能离。

肝血盛兮肝俞泻,痔疾肠风长强欺。

肾败腰痛小便频,督脉两旁肾俞除。

六十六穴施应验,故成歌诀显针奇。

【注释】

①五痫:即马、羊、鸡、猪、牛5种痫病,因其发病时,口中所发出的声音似马、似羊等,故以此命名。本病的特征是在发作时突然晕倒,不省人事,手足抽搐,两目上视,喉内发出五畜的声音,在将醒时,口吐涎沫,醒后一如常人。

②耳闭:耳窍闭塞,气机阻滞,轻则重听,重则耳聋,属于听觉障碍的症状。

③霍乱:古代把上吐下泻同时并作的病都包括在霍乱的范围内,认为这是一种胃肠挥霍缭乱的现象,故名。它既包括烈性传染病的"霍乱",也包括一般夏秋间常见的急性胃肠炎。

④颔:位于颈的前上方,相当于颌部的下方,喉结上方软肉处。

⑤五疟:泛指各种不同类型的疟疾。《素问·刺疟论》里有肝、心、脾、肺、肾五疟的提法。这是根据所属五脏的关系而分类。

⑥吼闭:即高声大叫,牙关紧闭,神志不清之症。此证多因邪热、痰浊等病邪闭阻于内所致。

⑦头风:指头痛日久不愈,时发时止,甚至一触即发的病症。由风寒侵入头部经络,或因痰涎风火,郁遏经络,以致气血壅滞所致。症见头部剧烈疼痛,痛连眉梢、眼睛,甚至目昏不能睁开,头不能抬,头皮发麻,有的患者可兼见眼部的症状。

⑧小肠气痛:是属于疝气之类,由于肾脏寒气上冲,或由肝脏气火上逆而发,临床特点是少腹疼痛,阴囊偏坠肿痛,上连腰部或下腹气上冲心胸,直达咽喉。

⑨热疮臁内:一种小腿慢性溃疡。指在外科中最为缠绵的臁疮,又名裙边疮、伤守疮,俗名烂腿。初发先痒后痛,红肿成片,日久溃烂,流出臭秽脓血污水,疮口低陷,肉色黯红或紫黑,四周皮肤僵硬,形如缸口,收口极慢,患肢常伴有青筋暴露(静脉曲张),愈后每易复发,由于湿热下注,气血凝滞而成。内治宜活血通络,清热利湿。

⑩白浊:即指阴茎热痛,时时流出秽浊如脓的浊液。大多为湿热内蕴,或为色欲过度,元气不固所致。

【白话解】

胜玉歌兮不虚言,此是杨家真秘传。

或针或灸依法语,补泻迎随随手捻。

胜玉歌起名"胜玉"并不是妄言,它是杨家的家传秘方。有的病适宜针刺,有的病适宜艾灸,这些都要依照歌中所说的法则来进行,补法或泻法,可以随心所欲,运用自如。

　　头痛眩晕百会好,心疼脾痛上脘先。

　　后溪鸠尾及神门,治疗五痫立便痊。

　　头痛眩晕的病取百会穴治疗;心胸部及胃腹部疼痛时,不论原因如何,均应首先选用任脉的中脘穴。后溪、鸠尾及神门穴结合起来,治疗各种痫病,立刻就能痊愈。

　　髀疼要针肩井穴,耳闭听会莫迟延。

　　胃冷下脘却为良,眼痛须觅清冷渊。

　　由肩部痛延及背腰部,或腰髋痛之类的病,要针刺肩井。听觉障碍,不论属虚属实,在局部疗法中,都应立即取听会穴。脾胃虚寒,选用下脘穴行温针灸,即有良好的效果。实证的眼痛必须选用清冷渊穴。

　　霍乱心疼吐痰涎,巨阙着艾便安然。

　　霍乱,胃脘部疼痛,吐出痰涎和食物,属寒证的,艾灸巨阙穴就能恢复健康。

　　脾疼背痛中渚泻,头风眼痛上星专。

　　出现在中焦部位的疼痛,并牵引心背彻痛,胸满气喘,针泻中渚穴能通阳、散寒、理气、和胃而止痛。上星穴专门治头风眼痛,可迅速缓解疼痛。

　　头项强急承浆保,牙腮疼紧大迎全。

　　由风寒引起的头项强直,筋脉拘急,出现不能前后俯仰或左右回顾等难以活动的症状,取任脉的承浆穴;各种原因引起的口噤不开、牙关紧闭、牙疼、颊肿、不能咀嚼等症,取用大迎穴,疗效颇佳。

　　行间可治膝肿病,尺泽能医筋拘挛。

　　若人行步苦艰难,中封太冲针便痊。

　　膝关节周围肿胀疼痛,可选行间穴而获得消肿止痛的功效。尺泽能医治上肢部筋脉拘紧挛急,不能自由伸屈的病。如果因足踝关节周围及足背部等处发生肿痛而行走艰难,取中封、太冲针刺能养血散瘀,舒筋活络而使患者恢复行动,步履如常。

脚背痛时商丘刺,瘰疬少海天井边。

筋疼闭结支沟穴,颌肿喉闭少商前。

足背部肿胀疼痛时针刺商丘穴,可标本兼治。少海、天井穴适宜治疗瘰疬。腹部疼痛,大便燥结,排便困难,取支沟穴有特殊的功效。咽喉连及颌部发生红肿刺痛,甚至咽喉肿闭,口噤不开,水浆难下,且有痰涎壅塞、呼吸不利等症状,可取少商穴治疗。

脾心痛急寻公孙,委中驱疗脚风缠。

出现在心胸胃腹部急性发作的疼痛,取公孙穴作为主治的要穴。委中能够医治腿游风之类的足病。

泻却人中及颊车,治疗中风口吐沫。

中风病,口吐涎沫,应针泻人中及颊车穴。

五疟寒多热更多,间使大杼真妙穴。

经年或变劳怯者,痞满脐旁章门决。

各种不同类型的疟疾,不论是寒多热少,还是发热时间较长,热比寒多的现象,都可取用间使、大杼穴治疗,能有相得益彰的妙用。经年累月,久疟不愈者,有的发展成为不易治愈的劳疟,或出现胸腹间气机阻塞不舒的症状,可以取脐旁的章门穴治疗,以化痰湿,消痞满。

噎气吞酸食不投,膻中七壮除膈热。

食物下咽时,有气逆梗塞的现象,以及胃中泛酸,食物虽然入咽,仍复吐出的病症,可灸膻中穴,促使气机通畅,脾胃调和。

目内红痛苦皱眉,丝竹攒竹亦堪医。

眼睛红肿疼痛,羞明流泪,隐涩难开,或兼有前额痛、眉棱骨痛等,取丝竹空、攒竹穴相配进行针刺,能取得良好疗效。

若是痰涎并咳嗽,治却须当治肺俞。

更有天突与筋缩,小儿吼闭自然疏。

如果咳嗽有痰，应灸肺俞穴而获得宣肺止咳、化痰祛湿的功效；如再配合天突、筋缩二穴，又可治小儿吼闭。

两手酸痛难执物，曲池合谷并肩髃。

臂疼背痛针三里，头风头痛灸风池。

风寒湿热等外邪侵犯经脉致使上肢部气滞血瘀，伸屈不自如，运动障碍，难以握物，并有酸重疼痛的症状，可取曲池、合谷、肩髃三穴相配治疗，能缓解疼痛，恢复运动。风寒湿邪所引起的上肢及肩背部疼痛，可针刺手三里，以疏通气血，缓解疼痛。头风头痛，风池穴是一个不可少的要穴，可在此穴施灸。

肠鸣大便时泄泻，脐旁两寸灸天枢。

腹内肠鸣，并且不时排泄稀薄大便的泄泻症状，可灸天枢穴，以散寒祛湿，温中健脾，起到标本兼治的作用。

诸般气症从何治，气海针之灸亦宜。

各种气机运行失常引起的病症，取气海穴，实则针刺，虚则艾灸，能鼓动气机，宣通气滞。

小肠气痛归来治，腰痛中空穴最奇。

小肠气痛取归来穴治疗，由此并发的腰脊疼痛，可取中空穴治疗，疗效奇特。中空穴即中髎穴。

腿股转酸难移步，妙穴说与后人知。

环跳风市与阴市，泻却金针病自除。

大腿难以转侧，酸重麻木，不能屈伸，起立步行均感困难，取环跳、风市及阴市三穴相配，针到病除。

热疮臁内年年发，血海寻来可治之。

臁疮一病，针治应选用血海穴，利湿泄热，泄毒生肌。

两膝无端肿如斗，膝眼三里艾当施。

两股转筋承山刺，脚气复溜不须疑。

踝跟骨痛灸昆仑，更有绝骨共丘墟。

膝关节周围肿起如斗大，难以屈伸，可艾灸膝眼及足三里，有扶正祛邪，标本兼治的效果。两腿抽筋（即腓肠肌痉挛），针刺承山穴能缓解。脚气病针刺复溜穴，能下气除湿泻热。各种原因所引起的足踝及跟骨部的肿痛。应取昆仑穴，另外再配以绝骨、丘墟穴，可直达患部，疏调其周围的气血壅滞，缓解疼痛。

　　灸罢大敦除疝气，阴交针入下胎衣。

　　遗精白浊心俞治，心热口臭大陵驱。

　　疝气疼痛，应灸大敦穴。胎衣不下，少腹疼痛，可针刺三阴交穴治疗。遗精、白浊取心俞穴以宁心安神，清心降火。心火上逆，熏蒸于口舌，发出秽臭之气，取大陵穴，可以清心降火，消除口臭。

　　腹胀水分多得力，黄疸至阳便能离。

　　肝血盛兮肝俞泻，痔疾肠风长强欺。

　　腹部胀大如鼓的臌胀病，可取水分穴灸治，以利尿泻下。至阳穴是治疗黄疸的要穴。肝有热邪血盛，或气郁化热引起的病症，应针泻肝俞穴。痔疮便血等一切与肛门有关的疾病，针刺选用长强穴治疗，是具有特效的一种局部疗法。

　　肾败腰痛小便频，督脉两旁肾俞除。

　　肾脏精气亏耗而致的腰痛、小便频数，取督脉两旁的肾俞穴治疗，症状可除。

　　六十六穴施应验，故成歌诀显针奇。

　　这66个穴，用于临床颇有效验，所以编成歌诀，以将针灸的奇妙之处显传于世。

八、标幽赋

　　【出处】本赋作者窦汉卿是金元时期针灸名家。《普济方》、《针灸大全》、《杨敬斋针灸全书》、《针灸聚英》、《类经图翼》及《针灸大成》均收录本赋。本赋学术和艺术价值均高，是针坛文献的奇葩。

　　【歌诀】

　　拯救之法，妙用者针。察岁时于天道，定形气于予心。春夏瘦而刺浅,秋冬肥而刺深。不穷经络阴阳,多逢刺禁;既论脏腑虚实,须向经寻。

原夫起自中焦,水初下漏。太阴为始,至厥阴而方终;穴出云门,抵期门而最后。正经十二,别络走三百余支;正侧仰伏,气血有六百余候。手足三阳,手走头而头走足;手足三阴,足走腹而胸走手。要识迎随,须明逆顺。

况夫阴阳气血,多少为最。厥阴、太阳少气多血。太阴、少阴少血多气。而又气多血少者,少阳之分;气盛血多者,阳明之位。先详多少之宜,次察应至之气,轻滑慢而未来,沉涩紧而已至。既至也,量寒热而留疾;未至也,据虚实而候气。气之至也,如鱼吞钩饵之浮沉;气未至也,如闲处幽堂之深邃。气速至而速效,气迟至而不治。观夫九针①之法,毫针最微,七星上应,众穴主持。本形金也,有蠲邪扶正之道,短长水也,有决凝开滞之机,定刺象木,或斜或正;口藏比火,进阳补羸。循机扪塞以象土,实应五行而可知。然是三寸六分,包含妙理;虽细桢于毫发,同贯多歧。可平五脏之寒热,能调六腑之虚实。拘挛闭塞,遣八邪而去矣;寒热痹痛,开四关而已之。凡刺者,使本神朝而后入;既刺也,使本神定而气随。神不朝而勿刺,神已定而可施。定脚处,取气血为主意;下手处,认水木是根基。天地人三才也,涌泉同璇玑、百会;上中下三部也,大包与天枢、地机。阳跷、阳维并督带,主肩背腰腿在表之病;阴跷、阴维、任、冲脉,去心腹胁肋在里之凝。二陵、二跷、二交,似续而交五大;两间、两商、两井,相依而别两支。足见取穴之法,必有分寸,先审自意,次观肉分。伸屈而得之,或平直而安定。在阳部筋骨之侧,陷下为真。在阴分郄腘之间,动脉相应。取五穴用一穴而必端,取三经用一经而可正。头部与肩部详分,督脉与任脉易定。明标与本,论刺深刺浅之经。住痛移疼,取相交相贯之经,岂不闻脏腑病,而求门海俞募之微,经络滞而求原别交会之道,更穷四根三结,依标本而刺无不痊,但用八法五门,分主客而针无不效。八脉始终连八会,本是纪纲;十二经络十二原,是为枢要。一日取六十六穴之法,方见幽微;一时取一十二经之原,始知要妙。原夫补泻之法,非呼吸而在手指;速效之功,要交正而识本经。交经缪刺,左有病而右畔取;泻络远针,头有疾而脚上针。巨刺与缪刺各异,微针与妙刺相通。观部分而知经络之虚实,视浮沉而辨脏腑之寒温。且夫先令针耀而虑针损;次藏口内而欲针温。目无外视,手如握虎;心无内慕,如待贵人。左手重而多按,欲令气散;右手轻而徐入,不痛之因。空心恐怯,直立侧而多晕;背目深掐,坐卧平而没昏。推于十干十变,知孔穴之开阖;论其五行五脏,察日时之旺衰。伏如横弩,应若发机。阴交阳别而定血晕,阴跷阳维而下胎衣。痹厥偏枯,迎随俾经络接续;漏崩带下,温补使气血依归。静以久留,停针待之。必准者,取照海治喉中之闭塞;端的处,用大钟治心内之呆痴。大抵疼痛实泻,痒麻虚补。体重节痛而俞居,心下痞满而井主。心胀咽痛,针太冲而必除。脾冷胃痛,泻公孙而立愈。胸满腹胀刺内关,胁疼肋痛针飞虎。筋挛骨痛而补魂门,体热劳嗽而泻魄户。头风头痛,刺申脉与金门;眼痒眼疼,泻光明与地五。泻阴郄止盗汗,治小儿骨蒸;刺偏历利小便,医大人水蛊。中风环跳而宜刺,虚损天枢而可取。由是午前卯后,太阴生而疾温;离左酉南,月朔死而速冷。循扪弹弩,留吸母而坚长;爪下伸提,疾呼子而嘘短。动退空歇,迎夺右而泻凉;推内进搓,随济左而补暖。慎之!大凡危疾,色脉不顺而莫针;寒热风阴,饥饱醉劳而切忌。望不补而晦不泻,弦不夺而朔不济。精其心而穷其法,无灸艾而坏其皮;正其理而求其原,免投针而失其位。避灸处而加四肢,四十有九;禁刺处而除六俞,二十有二。抑又闻高皇抱疾未瘥,李氏刺巨阙而后苏;太子暴死为厥,越人针维会而复醒。肩井、曲池,甄权刺臂痛而复射;悬钟、环跳,华佗刺躄足而立行。秋夫针腰俞而鬼免沉疴;王纂针交俞而妖精立出。取肝俞与命门,使瞽士视秋毫之末;刺少阳与交别,俾聋夫听夏蚋之声。嗟夫!去圣逾远,此道渐坠,或不得意而散其学,或愆其能而犯禁忌,愚庸智浅,难契于玄言,至道渊深,得之者有几? 偶述斯言,不敢示诸明达者焉,庶几乎童蒙之心启。

【注释】

①九针:见于《灵枢·九针十二原》,即镵针、圆针、鍉针、锋针、铍针、圆利针、毫针、长针和大针。

【白话解】

拯救之法,妙用者针。察岁时于夫道,定形气于予心。春夏瘦而刺浅,秋冬肥而刺深。不穷经络阴阳,多逢刺禁;既论脏腑虚实,须向经寻。

救治疾病的方法,针刺有绝妙的效果。医者要明察天时、自然界的变化,确定患者的形体和气质分类。在春夏季节对瘦人应浅刺,在秋冬季节对肥胖的人应深刺。如果不研究经络阴阳的变化,就会发生违反针刺禁忌的不当治疗。医者如要探究患者脏腑的虚实,就必须诊察研究经络学说。

原夫起自中焦,水初下漏。太阴为始,至厥阴而方终;穴出云门,抵期门而最后。正经十二,别络走三百余支;正侧仰伏,气血有六百余候。手足三阳,手走头而头走足;手足三阴,足走腹而胸走手。要识迎随,须明逆顺。

经脉运行起始于中焦,气血按时辰流注各经,从手太阴肺经开始至足厥阴肝经一圈终而复始;在外部从中府穴开始,止于期门穴。全身有十二正经脉,三百余络脉。经络在身体的正面侧面和上下部分布,气血有六百余种穴位变化征象。手足三阳经的手三阳经从手走头,足三阳经从头走足。手足三阴经的足三阴经从足走腹,手三阴经从胸走手。要掌握迎随补泻,必须明白经脉流注的顺序和方向。

况夫阴阳气血,多少为最。厥阴、太阳少气多血。太阴、少阴少血多气。而又气多血少者,少阳之分;气盛血多者,阳明之位。

况且了解阴阳经脉气血的多少最为重要。手足厥阴经、手足太阳经少气多血;手足太阴经、手足少阴经少血多气;手足少阳经多气少血;手足阳明经多气多血。

先详多少之宜,次察应至之气,轻滑慢而未来,沉涩紧而已至。既至也,量寒热而留疾。未至也,据虚实而候气。气之至也,如鱼吞钩饵之浮沉;气未至也,如闲处幽堂之深邃。气速至而速效,气迟至而不治。

先了解各经脉气血多少,其次应详察针感的变化,针下轻浮、滑虚、慢迟是气未至,针下觉沉涩紧是气已至。气至有针感后,则考虑寒证留针,热证疾速出针。气未至,应根据虚实而候气。气至,医者手下有如鱼吞钩饵的沉而浮动感。气未至,则手下如闲处幽堂深处没有感觉。气速至则速效,气迟迟不至则没有针效。

观夫九针之法,毫针最微,七星上应,众穴主持。本形金也,有蠲邪扶正之道;短长水也,有决凝开滞之机。定刺象木,或斜或正;口藏比火,进阳补羸。循机扪塞以象土,实应五行而可知。

运用九针治病的方法,毫针最为微妙,它与天上北斗七星相应,在人体有众多穴位相助变化。毫针本身属金,有祛邪扶正的作用;针的长短变化如水,有疏通瘀滞凝结的作用;进针后针有斜正不同,如树木枝干;口中温针法如火,有助阳补虚的作用;抚循经脉,针毕按塞针孔如土之功。可知应用毫针合于五行。

然是三寸六分,包含妙理;虽细桢于毫发,同贯多歧。可平五脏之寒热,能调六腑之虚实。拘挛闭塞,遣八邪而去矣;寒热痹痛,开四关而已之。

虽然毫针只有三寸六分,细如毫发,但能贯通气血之通路,巧运神机,其理极奥妙。能调治五脏的寒热,补泻六腑的虚实。筋脉拘挛气血不通者,可以祛邪气通之,寒热痹痛者,可以通过开(合谷、太冲)四关而治之。

凡刺者,使本神朝而后入;既刺也,使本神定而气随。神不朝而勿刺,神已定而可施。

凡用针刺治疗,应使患者精神集中而后刺入;既刺入,应使患者精神安定,而后施针行气;精神不集中者,不应针刺,神气定而后可以针刺和行针施术。

定脚处,取气血为主意;下手处,认水木是根基。

针刺以调气血为要,下手施术补母泻子是基本方法。

天地人三才也,涌泉同璇玑、百会;上中下三部也,大包与天枢、地机。

百会、涌泉和璇玑穴如天、地、人三才,大包、天枢与地机是上、中、下三部取穴。

阳跷、阳维并督带,主肩背腰腿在表之病;阴跷、阴维、任、冲脉,去心腹胁肋在里之凝。

阳跷脉、阳维脉及督脉、带脉属阳,主治肩背腰腿在表的病症。阴跷脉、阴维脉、任脉、冲脉属阴,主治心、腹、胸、肋在里的病症。

二陵、二跷、二交,似续而交五大;两间、两商、两井,相依而别两支。

阳陵泉、阴陵泉、申脉(阳跷)、照海(阴跷)、三阴交、阳交六穴经气递相交接于两手两足并头部。二间、三间、少商、商阳、天井、肩井六穴相依分布在两上肢。

足见取穴之法,必有分寸,先审自意,次观肉分。或伸屈而得之,或平直而安定。

取穴的方法,必须明了同身寸,根据筋骨肌肉肥瘦长短度量取穴。取穴时根据部位或伸屈肢体或平卧或直立自然安定状态取之。

在阳部筋骨之侧,陷下为真。在阴分郄腘之间,动脉相应。取五穴用一穴而必端,取三经用一经而可正。

在阳部筋骨侧旁取穴,必取夹骨侧指陷中为正确,在阴侧筋骨间隙、腘窝部取穴必有动脉应指而为正确。取穴时以周围五穴相参照而采用一个穴位,则必然端准。取一经经穴,必须用其他两经作比较就可以准确。

头部与肩部详分,督脉与任脉易定。

头部与肩部的穴位繁多应详细分取,督脉任脉直行背腹,按分寸和椎体间隙,容易确定。

明标与本,论刺深刺浅之经。

要明确经脉的标和本部,研究刺深与刺浅。

住痛移疼,取相交相贯之经,岂不闻脏腑病,而求门海俞募之微,经络滞而求原别交会之道,更穷四根三结,依标本而刺无不痊,但用八法五门,分主客而针无不效。

治疗疼痛宜取经脉交会穴,诊察和治疗脏腑的疾病,要仔细扪求期门、章门、京门、气海、血海和十二背俞穴、十二募穴的微细变化。经络气血阻滞应针灸原穴、络穴以及交会穴。更进一步掌握经脉的根结和标本上下关系的理论,按此针刺则治疗疾病的范围就非常广泛灵活。采用迎随、呼吸、提插、捻转、开阖、疾徐等八种针法;在井、荥、输、经、合五门的特定穴上,以正气为主,以邪气为客,辨明邪正,补虚泻实则针效必然良好。

八脉始终连八会,本是纪纲;十二经络十二原,是为枢要。

奇经八脉通八脉交会穴,是人身经脉的纲要,十二经脉连十二原穴,则是气血的枢纽。

一日刺六十六穴之法,方见幽微;一时取一十二经之原,始知要妙。

气血行十二正经,一日中一时辰气旺一经,当此之时按子午流注选取全身六十六个井、荥、输、原、经、合穴中的穴位针刺之法,才显示出针灸的奥妙。按时辰分取十二原穴玄妙深奥。

原夫补泻之法,非呼吸而在手指;速效之功,要交正而在本经。

补泻的方法,不仅仅在调呼吸,而重要的是手指的捻转、提插、轻重、浅深的配合。要取速效还须选用本经和与之相表里的经脉穴位。

交经缪刺,左有病而右畔取;泻络远针,头有疾而脚上针。

缪刺络穴法,即左侧有病而取右侧相应络穴;泻法可采用远部取穴,头上有病取足部穴位。上病下取。

巨刺与缪刺各异,微针与妙刺相通。

巨刺与缪刺都是左病刺右,右病刺左;巨刺深入于经,缪刺浅刺在络;两者不同,但用毫针祛邪的道理是相通的。

观部分而知经络之虚实,视浮沉而辨脏腑之寒温。

根据经络的分布证候可知某经脉的虚实,诊察脉象的浮沉迟数,可分辨出某脏腑的寒证或热证。

且夫先令针耀而虑针损;次藏口内而欲针温。目无外视,手如握虎;心无内慕,如待贵人。

针刺之前要整理好针具,医者集中思想,精神贯注,如擒虎般沉着、果决;如待贵人一样庄重、审慎。

左手重而多按,欲令气散;右手轻而徐入,不痛之因。

然后押手(左手)应重按穴位,刺手(右手)轻而徐缓地刺入,这样可使气散而不痛。

空心恐怯,直立侧而多晕;背目深掐,坐卧平而没昏。

患者饥饿之时或恐惧严重,无论直立位或侧卧位针刺都易发生晕针。押手重掐穴位,不使患者看到进针情况,则坐卧位都不易发生晕针。

推于十干十变,知孔穴之开阖;论其五行五脏,察日时之旺衰。

根据十天干推论气血流注的变化,由五脏的五行分属,判断脏腑疾病的取穴,按时开穴,失其时则为阖。

伏如横弩,应若发机。

针刺如发射弩箭,根据各种情况,适当时机处理,其疗效则如箭发应手而中。

阴交阳别而定血晕,阴跷阳维而下胎衣。

三阴交和任脉上的阴交穴还有三焦经原穴阳池(阳别)可

平定妇人血晕。照海、外关有催产下胎衣的功效。

痹厥偏枯，迎随俾经络接续；崩漏带下，温补使气血依归。

使用迎随补泻的方法，可使经络气血运行复常，治疗各种痹证和中风后的半身不遂。采用温针或灸可温补气血，固摄气血而治疗崩漏证、带下证。

静以久留，停针待之。

治疗上面各病都要留针较长时间，以待正气恢复。

必准者，取照海治喉中之闭塞；端的处，用大钟治心内之呆痴。

取照海穴治疗喉中闭塞的症状，用大钟治疗心神失常痴呆。

大抵疼痛实泻，麻痒虚补。

一般疼痛证属实宜用泻法，麻痒不仁感多属虚应用补法。

体重节痛而俞居，心下痞满而井主。

五输穴中的"输"穴主治体重节痛，"井"穴主治心下痞满证。

心胀咽痛，针太冲而必除。脾冷胃疼，泻公孙而立愈。

心胁部胀痛、咽痛可针肝经太冲穴治疗。脾阳虚而胃痛，针公孙穴则愈。

胸满腹胀刺内关，胁疼肋痛针飞虎。

胸腹胀满不适，针刺内关；胁肋部疼痛，针刺支沟穴（飞虎）。

筋挛骨痛而补魂门，体热劳嗽而泻魄户。

肝病而筋挛骨痛取魂门穴行补法，肺病而体热虚劳咳嗽针魄户用泻法。

头风头痛，刺申脉与金门；眼痒眼痛，泻光明与地五。

头风头痛可刺申脉穴和金门穴；眼睛痒或痛可泻光明穴和地五会穴。

泻阴郄止盗汗，治小儿骨蒸；刺偏历利小便，医大人水蛊。

针刺心经郄穴阴郄可以清内热而治疗盗汗和小儿骨蒸内

热。刺偏历有利小便的作用而治疗腹水症。

中风环跳而宜刺，虚损天枢而可取。

中风半身不遂可取环跳穴针刺，虚损宜补脾胃之阳，故可取胃经的天枢穴治疗。

由是午前卯后，太阴生而疾温；离左酉南，月朔死而速冷。

按照时辰顺序午前卯后是辰时、巳时，此时尤上半月之月亮，人之气血由虚转实，应顺其势而用温补法。离左酉南是未时、申时，即午后，人之气血尤下半月之月亮，由实转虚，这是正常天人相应规律，因此应顺其势而用凉泻之法。

循扪弹弩，留吸母而坚长；爪下伸提，疾呼子而嘘短。

用针之后采用循法、扪针孔法、轻弹针法、留针法、呼吸补法、选母穴补法都可以补虚，而重提、疾去针、选子穴、呼吸泻法都可以泻实。

动退空歇，迎夺右而泻凉；推内进搓，随济左而补暖。

摇针动而速出针，不扪针孔，迎经脉流注顺序而刺，捻针向右皆泻法，可退热。重插进内，搓针法，随经脉流注顺序而刺，捻针向左都是补法，可以令寒转暖。

慎之！大凡危疾，色脉不顺而莫针；寒热风阴，饥饱醉劳而切忌。

要谨慎！凡危重患者，色、脉、症相逆者要谨慎处理，不可草率进针；大寒、大热、大风和阴晦的气候中，过饥、过饱、酒醉、过劳的患者都要注意禁忌审慎用针。

望不补而晦不泻，弦不夺而朔不济。

每月十五日是月望，不宜用补法；初一日是月晦日，不宜采用泻法。上弦月是初七、初八日，不宜用泻法，下弦月是廿二日和廿三日，都不宜用泻法。月朔是初一，不宜用补法。

精其心而穷其法，无灸艾而坏其皮；正其理而求其原，免投针而失其位。

精心地诊断，详尽地掌握各种灸法，不要无谓地灸坏皮肤损伤肌肉,甚至造成坏病。研究医理,寻求疾病的原因和部位,以免针刺的穴位不准确精当。

避灸处而加四肢,四十有九;禁刺处而除六俞,二十有二。

禁灸处记载有四十九穴;禁刺穴除肺心膈肝脾肾俞外还有二十二个穴位,应谨慎。

抑又闻高皇抱疾未瘥,李氏刺巨阙而后苏;太子暴死为厥,越人针维会而复醒。肩井、曲池,甄权刺臂痛而复射;悬钟、环跳,华佗刺躄足而立行。秋夫针腰俞而鬼免沉疴;王纂针交俞而妖精立出。取肝俞与命门,使瞽士视秋毫之末;刺少阳与交别,俾聋夫听夏蚋之声。

古时记载金朝高皇帝重病,李浩医师刺心之募穴巨阙后复苏。秦越人过虢国,太子患尸厥针刺百会、中极使太子苏醒。甄权治鲁州刺史库狄嵚臂痛,刺肩井和曲池穴后立即能援弓射箭。华佗刺悬钟和环跳穴伸下肢瘫痪,跛足之人立时能行走。南宋的徐秋夫,夜闻鬼求治腰痛,便扎草人针腰俞穴,治好了痼疾。宋王纂针刺治一女被狐所惑的精神病,下针妖精即逃,其女病愈。还有针刺肝俞和睛明穴,使盲者复明,刺少阳经听会阳池穴,使聋人复聪的各种记载。

嗟夫!去圣逾远,此道渐坠,或不得意而散其学,或愆其能而犯禁忌,愚庸智浅,难契于玄言,至道渊深,得之者有几?偶述斯言,不敢示诸明达者焉,庶几乎童蒙之心启。

啊!距古时针灸医圣已经很久远了,针灸学逐渐走下坡路,有的人学习针灸未能得其精髓因而学术低下;有的人(华佗)持其高超的技术傲物性恶而犯禁被杀。愚笨的人平庸,智慧的人又偏于浅薄,难于理解和运用针灸玄妙的理论啊!针灸学理论极为深奥,真正得其真传的能有几个人?我上面的这些话对于初学针灸的人有些启蒙的作用吧,还请贤明高人指正。

(谷世喆)